糖尿病
养生药膳

李秀才　编著

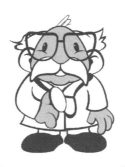

中国医药科技出版社

内 容 提 要

本书共分 10 章，分别对糖尿病的基础知识、糖尿病患者的养生与长寿、糖尿病患者的养生药粥、养生药膳汤羹、蒸煮类养生药膳、炖煲类养生药膳、凉拌菜类养生药膳、主食类养生药膳、汁饮类养生药膳及茶疗养生验方等做了系统介绍。内容科学实用，食疗方剂取材方便，安全可靠，是糖尿病患者养生康复的必备用书，也可供广大的医务人员学习参考。

图书在版编目（CIP）数据

糖尿病养生药膳/李秀才编著 . —北京：中国医药科技出版社，2018. 3
ISBN 978-7-5067-9961-4

Ⅰ. ①糖…　Ⅱ. ①李…　Ⅲ. ①糖尿病-食物疗法-食谱　Ⅳ. ①R247. 1
②TS972. 161

中国版本图书馆 CIP 数据核字（2018）第 017228 号

美术编辑　陈君杞
版式设计　张　璐

出版　中国医药科技出版社
地址　北京市海淀区文慧园北路甲 22 号
邮编　100082
电话　发行：010-62227427　邮购：010-62236938
网址　www. cmstp. com
规格　710×1020mm ¹⁄₁₆
印张　15¼
字数　203 千字
版次　2018 年 3 月第 1 版
印次　2018 年 3 月第 1 次印刷
印刷　大厂回族自治县彩虹印刷有限公司
经销　全国各地新华书店
书号　ISBN 978-7-5067-9961-4
定价　38. 00 元

前 言

据报道，目前我国有 9000 多万糖尿病患者。患了糖尿病之后，如何做到带病长寿、延年益寿是一个十分重要的问题。为了解决这一问题，作者编写了这部著作。

糖尿病是一种以慢性高血糖为特征的代谢紊乱性疾病。血糖升高的原因是由于体内胰岛素分泌不足或胰岛素与胰岛素受体之间的作用存在缺陷，也可能两者同时并存所致。久病可引起人体多系统、多器官损害，出现眼、肾、心脏、血管、神经等重要脏器和组织的病变。直接影响一个人的生活质量，并缩短人的寿命。

饮食习惯及生活方式不仅对糖尿病的发病有重要影响，而且对糖尿病患者的生活质量及寿命均有重要影响。在日常生活中，应注意科学的营养，改变不合理的饮食、生活习惯，注重养生之道，这样不仅有助于减少或者避免糖尿病的发生及发展，而且还有助于提高糖尿病患者的生活质量，延长糖尿病患者的寿命。

本书共分 10 章：第一章糖尿病基础知识；第二章糖尿病患者的养生与长寿；第三章糖尿病患者的养生药粥；第四章糖尿病患者的养生药膳汤羹；第五章糖尿病患者的蒸煮类养生药膳。第六章糖尿病患者的炖煲类养生药膳；第七章糖尿病患者凉拌菜类养生药膳；第八章糖尿病患者主食类养生药膳；第九章糖尿病患者汁饮类养生药膳；第十章糖尿病患者养生茶疗验方。这些养生药膳科学实用，简便易行，就地取材，适合广大的糖尿病患者养生选用。

在本书编写过程中，参阅了大量公开发表的文献资料，在此对有关作者表示衷心的感谢。书中疏漏或不妥之处，敬请读者批评指正。

李秀才
2018 年 1 月

目 录

第 一 章
糖尿病的基础知识

一、糖尿病的基本知识

1. 概念

糖尿病（diabetes mellitus）是一组以慢性血葡萄糖（简称血糖）水平增高为特征的代谢性疾病，是由于胰岛素分泌和（或）作用缺陷所引起。

糖尿病不是单一疾病，而是复合病因引起的综合征，是包括遗传及环境因素在内的多种因素共同作用的结果。胰岛素由胰岛 B 细胞合成和分泌，经血循环到达体内各组织器官的靶细胞，与特异性受体结合并引发细胞内物质代谢效应，这整个过程中任何一个环节发生异常均可导致糖尿病。

糖尿病是常见病，多发病，其患病率正随着人民生活水平的提高，人口老化、生活方式改变而迅速增加，呈逐渐增长的流行趋势。我国 1994～1995 年调查成人糖尿病患病率为 2.5%，另有糖耐量减低（IGT）者 2.5%；1995～1996 年调查成人糖尿病患病率为 3.21%，估计我国现有糖尿病患者超过 4000 万，居世界第 2 位。目前，2 型糖尿病的发病正趋向低龄化，儿童中发病率逐渐升高，糖尿病的防治刻不容缓。

2. 诊断

（1）诊断线索

①三多一少症状。②以糖尿病的并发症或伴发病首诊的患者；原因不明

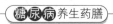

的酸中毒、失水，昏迷、休克；反复发作的皮肤疖或痈、真菌性阴道炎、结核病等；血脂异常、高血压，冠心病、脑卒中、肾病、代谢综合征、视网膜病、周围神经炎、下肢坏疽等。③高危人群：IGR［IFG 和（或）IGT］、年龄超过 45 岁、肥胖或超重、巨大胎儿史、糖尿病或肥胖家庭史。

另外，30～40 岁以上健康体检或因各种疾病、手术住院时应常规排除糖尿病。

（2）诊断标准：目前，我国采用国际上通用 WHO 糖尿病专家委员会提出的诊断标准（1999），要点如下：

①糖尿病诊断是基于空腹（FPG）、任意时间或 OGTT 中 2 小时血糖值（2hPG）。空腹指 8～10 小时内无任何热量摄入。任意时间指一日内任何时间，无论上一次进餐时间及食物摄入量。OGTT 采用 75 克无水葡萄糖负荷。糖尿病症状指多尿、烦渴多饮和难于解释的体重减轻。

FPG 3.9～6.0mmol/L（70～108mg/dl）为正常；6.1～6.9mmol/L（110～125mg/dl）为 IFG；≥7.0mmol/L（126mg/dl）应考虑糖尿病。

OGTT 2hPG＜7.7mmol/L（139mg/dl）为正常糖耐量；7.8～11.0mmol/L（149～199mg/d1）为 IGT；≥11.1mmol/L（200mg/d）应考虑糖尿病。

糖尿病的诊断标准为：糖尿病症状加任意时间血浆葡萄糖≥11.1mmol/L（200mg/dl），或 FPG≥7.0mmol/L（126mg/dl），或 OGTT2hPG≥11.1mmol/L（200mg/dl）。需要重复 1 次确认，诊断才能成立。

②对于临床工作，推荐采用葡萄糖氧化酶法测定静脉血浆葡萄糖。如用全血或毛细血管血测定，其诊断切点有所变动（表 1-1）。不主张测定血清葡萄糖。

③对于无糖尿病症状、仅一次血糖值达到糖尿病诊断标准者，必须在另一天复查核实而确定诊断。如果复查结果未达到糖尿病诊断标准，应定期复查。IFG 或 IGT 的诊断应根据 3 个月内的两次 OGTT 结果，用其平均值来判断。在急性感染、创伤或各种应激情况下出现血糖暂时升高，不能以此诊断为糖尿病，应追踪随访。

④儿童糖尿病诊断标准与成人相同。

表 1-1　糖尿病及其他类型高血糖的诊断标准

（WHO 糖尿病专家委员会报告，1999 年）

	血糖浓度（mmol/L）		
	静脉血浆	静脉全血	毛细血管全血
糖尿病			
空腹	≥7.0	≥6.1	≥6.1
服糖后 2 小时	≥11.1	≥10.0	≥11.1
糖耐量减低（IGT）			
空腹（如有检测）	<7.0	6.1	<6.1
服糖后 2 小时	7.8～11.0	6.7～9.9	7.8～11.0
空腹血糖调节受损（IFG）			
空腹	6.1～6.9※	5.6～6.0	5.6～6.0
服糖后 2 小时（如有检测）	<7.8	<6.7	<7.8

注：mmol/L 转换 mg/dl 为乘以换算系数 18

※2003 年 11 月国际糖尿病专家委员会建议将 IFG 的界限值修订为 5.6～6.9mmol/L

（3）鉴别诊断：注意鉴别其他原因所致尿糖阳性。肾性糖尿因肾糖阈降低所致，尿糖阳性，但血糖及 OGTT 正常。某些葡萄糖的糖尿如果糖、乳糖、半乳糖尿，用班氏试剂（硫酸铜）检测呈阳性反应，用葡萄糖氧化酶试剂检测呈阴性反应。

甲状腺功能亢进症、胃空肠吻合术后，因碳水化合物在肠道吸收快，可引起进食后 1/2～1 小时血糖过高，出现糖尿，但 FPG 和 2hPG 正常。弥漫性肝病患者，葡萄糖转化为肝糖原功能减弱，肝糖原贮存减少，进食后 1/2～1小时血糖过高，出现糖尿，但 FPG 偏低，餐后 2～3 小时血糖正常或偏于正常。急性应激状态时，胰岛素拮抗激素（如肾上腺素，促肾上腺皮质激素、肾上腺皮质激素和生长激素）分泌增加，可以使糖耐量减低、出现一过性血糖升高，尿糖阳性，应激过后可恢复正常。

（4）分型：最重要的是要鉴别 1 型糖尿病（T_1DM）和 2 型糖尿病（T_2DM），由于 T_1DM 与 T_2DM 之间缺乏明确的生化或遗传学标志，主要根据以上所述疾病的临床特点和发展过程，从发病年龄、起病急缓、症状轻重、

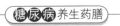

体重、酮症酸中毒倾向、是否依赖胰岛素维持生命等方面，结合胰岛 B 细胞自身抗体和 B 细胞功能检查结果而进行临床综合分析判断。

3. 并发症

2 型糖尿病（T_2DM）的并发症有以下三大种类。

（1）急性严重代谢紊乱：主要指糖尿病酮症酸中毒（diabetic ketoacidosis，DKA）和高血糖高渗状态。

①尿病酮症酸中毒（DKA）：为最常见的糖尿病急症。酮体包括 β-羟丁酸，乙酰乙酸和丙酮。T_1DM 患者有自发 DKA 倾向，T_2DM 患者在一定诱因作用下也可发生 DKA。常见诱因有感染、胰岛素治疗中断或不适当减量，饮食不当、各种应激如创伤、手术、妊娠和分娩等，有时无明显诱因。

②血糖高渗状态：高血糖高渗状态（HHS），是糖尿病急性代谢紊乱的另一种临床类型，以严重高血糖、高血浆渗透压、脱水为特点，无明显酮症酸中毒，患者常有不同程度的意识障碍或昏迷。多见于老年糖尿病患者，原来无糖尿病病史或仅有轻度症状，用饮食控制或口服降糖药治疗。

本病的诱因为引起血糖增高和脱水的因素。急性感染、外伤、手术、脑血管意外等应激状态，使用糖皮质激素、免疫抑制剂、利尿剂、甘露醇等药物，水摄入不足或失水、透析治疗、静脉高营养方法等。

本病起病缓慢，最初表现为多尿、多饮，但多食不明显或反而食欲减退，以致常被忽视。逐渐出现严重脱水和神经-精神症状，患者反应迟钝，烦躁或淡漠，嗜睡逐渐陷入昏迷、抽搐，晚期尿少甚至尿闭。就诊时呈严重脱水、休克，可有神经系统损害的定位体征，但无酸中毒样大呼吸。与 DKA 相比，失水更为严重，神经-精神症状更为突出。

（2）感染性并发症：糖尿病患者常发生疖、痈等皮肤化脓性感染，可反复发生，有时可引起败血症或脓毒血症。皮肤真菌感染如足癣、体癣也很常见。真菌性阴道炎和巴氏腺炎是女性患者常见并发症，多为白念珠菌感染所致。

（3）慢性并发症：糖尿病的慢性并发症可以遍及全身各个重要器官，发病机制极其复杂，尚未完全阐明。

糖尿病的慢性并发症主要有以下几种：

①血管病变：主要包括动脉粥样硬化、冠心病、缺血性或出血性脑血管病、肾动脉硬化，肢体动脉硬化等。

②微血管病变：微血管是指微小动脉和微小静脉之间，管腔直径在 $100\mu m$ 以下的毛细血管及微血管网。微血管病变是糖尿病的特异性并发症，其典型改变是微循环障碍和微血管基底膜增厚。微血管病变主要表现在视网膜、肾、神经和心肌组织、其中尤以糖尿病肾病和视网膜病变最为重要。

③神经系统并发症：神经系统并发症可累及神经系统任何一部分。可分为：a. 中枢神经系统并发症；b. 周围神经病变；c. 自主神经病变。

④糖尿病足：与下肢远端神经异常和不同程度周围血管病变相关的足部溃疡，感染和（或）深层组织破坏。

⑤其他病变：如白内障、青光眼，屈光改变，虹膜睫状体病变等眼部并发症。

二、糖尿病的中医辨证分型

1994 年 6 月由国家中医药管理局发布的《中医病证诊断疗效标准》中，对糖尿病的辨证分型做了以下分类，目前为临床上所通用，内容如下：

（1）燥热伤肺型：烦渴多饮，口干咽燥，多食易饥，小便量多，大便干结，舌质红，苔薄黄，脉数。

（2）胃燥津伤型：消谷易饥，大便秘结、口干欲饮、形体消瘦、舌红苔黄、脉滑有力。

（3）肾阴亏虚型：尿频量多，浑如脂膏，头晕目眩，视物模糊，耳鸣腰酸，口干唇燥，失眠心烦，舌红无苔，脉细弦数。

（4）阴阳两虚型：尿频，饮多少，尿多少，色浑如膏，面色黧黑，耳轮枯焦，腰膝酸软，消瘦明显，阳痿或月经不调，畏寒面浮，舌淡苔薄，脉沉细无力。

（5）阴虚阳浮型：尿频量多，烦渴面红，头痛恶心，口有异味，形瘦骨立，唇红口干，呼吸深快，或神态昏迷，四肢厥冷，舌质红，舌苔灰或焦黑，脉微数疾。

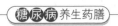
三、糖尿病患者的饮食治疗原则

饮食治疗是糖尿病患者的基础治疗，营养治疗是饮食治疗的核心，只要坚持长期实行营养治疗，平衡膳食。可以使糖尿病患者控制的血糖、血脂水平得到理想的控制，可以使 2 型糖尿病患者带病长寿，可以使 1 型糖尿病患者能够正常的生长与发育。具体来讲，糖尿病患者的饮食治疗原则有以下几条。

1. 合理限制总热量的摄入

合理限制总热量的摄入是糖尿病的一项基础治疗措施。总热量应根据患者的标准体重，生理条件、劳动强度，工作性质而定。对正常体重的糖尿病患者，热量应维持或略低于理想体重。肥胖者应限制在 5020kJ（1200kcal）以内，以减轻体重，使体重逐渐下降至正常标准的±5% 左右。孕妇、乳母、营养不良及消瘦者，伴消耗性疾病而体重低于标准体重者，能量摄入可增加 10%～20%，使患者适应生理需要和适当增加体重。

2. 保证碳水化合物的摄入

每日碳水化合物摄入量宜控制在 250～350 克，约折合主食 300～400 克。肥胖者可酌情控制在 150～200 克，约折合主食 180～250 克。米、面等各类含淀粉属多糖类，可按规定量食用。蔬菜类含少量碳水化合物，含纤维素较多，吸收较慢，可适量多用。含碳水化合物的食物如白糖、红糖等精制糖，这类糖容易吸收，升血糖作用快，故糖尿病患者应忌食。

3. 适量摄入蛋白质

糖尿病的蛋白质消耗量大，应保证摄入。谷类食物含蛋白质大约 7%～10%，是蛋白质的重要来源。如每天食谷类 300 克，相当于摄入蛋白质 21～30 克，占全日供给量的三分之一至二分之一。另外，乳、蛋、瘦肉、干豆及其制品含蛋白质比较丰富可以定量选用。

4. 要注意限制脂肪摄入

为防止或延缓糖尿病患者发生心脑血管并发症，必须限制脂肪的摄入量。如糖尿病合并有动脉粥样硬化冠心病者或者是糖尿病合并肥胖伴血脂蛋白增高者，脂肪摄入量宜控制在总能量的 25% 以下。富含饱和脂肪酸的动物性脂肪如牛油、羊油、猪油、奶油等应尽量少吃；含有较多的不饱和脂肪酸的植物油如花生油、芝麻油、菜籽油等可适当选用。

5. 要注意增加膳食纤维的摄入

膳食纤维每日摄入量大约为 35 克。其中在蔬菜中的含量为 20% ～60%，在水果和谷类中大约含 10% 左右。可在正常膳食基础上多用富含膳食纤维的食品、如南瓜、米糠、麸皮、麦糠、玉米皮等，以利于延缓肠道对葡萄糖吸收以及改善葡萄糖耐量，减少血糖上升的幅度。

6. 注意补充微量元素

现代医学研究认为，微量元素对人体健康十分重要，与胰岛的功能密切相关。例如，锂元素能够促进胰岛素的合成和分泌，能够提高胰岛 B 细胞有丝分裂过程中的 DNA 系列和细胞数目增多，能够改善外周肌肉组织对胰岛素的敏感性。锌是体内多种酶的活性成分，锌缺乏常伴胰岛素分泌减少。镁缺乏时常导致 2 型糖尿病对胰岛素不敏感。铬能增强胰岛素的作用。在日常生活中，富含锌的食物有瘦牛肉、牛奶、牡蛎、鸡蛋等，建议经常食用。

7. 在日常生活中要注意补充各种维生素的摄入量

糖尿病患者每日要保证有足够的维生素摄入量，例如维生素 B_1 建议成年男性每日 1.2mg，成年女性每日 1.1mg；维生素 B_2 建议成年男性 1.2mg，成年女性 1.1mg；维生素 C 建议成年男性，女性均为 60mg。在日常生活中，提倡糖尿病患者食用富含维生素 B_1 和维生素 B_2 的食物，例如芦笋、牛肝、牛奶等。提倡食用富含维生素 C 的食物，如花椰菜、芽甘蓝、枣类、木瓜、草莓、辣椒等。

第 二 章
糖尿病患者的养生与长寿

一、糖尿病患者带病长寿不是梦

糖尿病是一种慢性病、多发病，它对于一个人的寿命有影响，但 2 型糖尿病患者依然可以实现自己的长寿之梦。换句话说，糖尿病患者带病长寿不是梦。

在 2 型糖尿病漫长的防治过程中，"长寿"是每一个糖尿病患者的梦想。虽然，目前糖尿病患者尚不能得到治愈，但却可以控制。可以通过采用包括饮食控制、适当运动、药物治疗等多种综合治疗手段，把血糖、血脂、血压控制在满意的水平，糖尿病患者完全可以拥有和正常人一样的生活质量。

糖尿病的并发症是对糖尿病患者的寿命造成威胁的罪魁祸首。如果我们能够把糖尿病的病情控制好，就可以避免或者推迟糖尿病慢性并发症的发生及其发展。有了正确的认识，就会产生坚定的信念，坚持长期进行糖尿病的综合治疗，坚持就是胜利，2 型糖尿病患者的带病长寿是可以实现的。

对糖尿病患者进行健康教育，是一项十分重要的工作。无论是饮食治疗，还是药物治疗都必须有患者的自觉配合。患者只有更多的了解糖尿病的基本知识及食疗保健知识，才能与医生密切配合，提高疗效。

二、糖尿病患者注重养生乃长寿之道

近几年，"养生"这个词几乎如雷贯耳，家喻户晓。人人渴望长寿，人人重视养生。可以肯定地说，注重养生，遵循养生规律科学地生活，不仅是普通人的养生之道，也是糖尿病患者的带病长寿之道。具体来讲，糖尿病患者的养生措施与方法有以下十点（法）。

1. 四季养生

所谓四季养生就是按照春、夏、秋、冬四季温、热、凉、寒的变化来养生，它和天时气候因素密切相关。具体来讲，分以下四种情况。

（1）春季养生：春季的气候环境最有利于人体气血津液的化生，以充养组织器官。春季里糖尿病患者的饮食应当清淡爽口，可以适当吃一些温性食物如大葱、生姜以保护身体之阳气，以助升春阳之气，但不宜食用羊肉、牛肉、辣椒等太热及过度辛辣食物。

在百花盛开、春光明媚的日子里，要鼓励糖尿病患者多出去散步、郊游、登山或慢跑，去拥抱春天，充分享受阳光和新鲜空气，多进行室外运动和活动，并保证充足的睡眠和休息。只要充分享受大自然赐予人类的三件珍宝——阳光、空气和水，过轻松自如的自然生活，就一定能够获得带病长寿的良好结果。

（2）夏季养生：夏季是一年四季中人体新陈代谢最为旺盛的季节。糖尿病患者在夏季的养生应当注意以下几点：

①在精神调养方面，要注意做到心平气和，使心神得养，气机宣通，使人充满着生机和活力。

②在饮食方面，要注意健脾益气，清热消暑。要注意选择清凉爽口，易消化，少油腻之食物。例如可以适当多喝一些绿豆汤、赤小豆汤等。

③在生活起居方面，要注意避免在烈日当空，酷热气盛之时外出活动，要注意晚睡早起，适当增加和延长午睡（休）时间。还要注意保护皮肤，多洗澡，勤换洗内衣、内裤等。

（3）秋季养生：秋季是一年四季中收获的季节。秋高气爽，天高云淡，在这样的季节，糖尿病患者在养生保健方面要注意以下几点：

①在生活起居和运动方面，糖尿病患者要注意合理安排睡眠，适时增减衣服，预防感冒。在运动时要注意适度原则。忌大汗淋漓以致津气耗伤，水分丢失。运动方式可选用散步、做早操、快步走等形式，并选择在风和日丽、

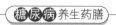

阳光充足的天气到室外活动，去享受阳光，忌在大风或阴雨天气在室外活动，以防感冒。

②在饮食方面，因为秋燥易伤津液，故饮食上糖尿病患者要注意选用那些具有滋阴润肺、生津止渴的食物，例如苹果、山楂、大枣、枸杞子、沙参、麦冬、百合、芝麻、莲藕、蜂蜜等。可以选用并且多食用枸杞粥、莲子粥、百合粥等。忌多食辛辣刺激性食物。可以适当吃一些酸性的果品及蔬菜。

（4）冬季养生：冬季是一年四季中最冷的季节，此时阴气极盛，阳气衰微。糖尿病患者在此季节应保养精神，使情绪安定，可以坚持室内锻炼，欣赏音乐或者与亲朋好友闲谈聊天，使日常生活充实丰富而又充满乐趣。

在饮食方面，原则是保阴潜阳，可以适当吃一些甲鱼、莲藕、兔肉、白木耳、核桃、芝麻等食物。提倡多喝一些热粥，但不要吃燥热耗津之食物，例如各种烧烤、烤羊肉、烤牛肉等。但吃饭时宜温热食用，忌吃生冷食物，以免损伤脾胃。

2. 梳头养生

梳头可以养生延寿。明朝养生家冷谦，所著《修龄要旨》书中提出"养生十六宜"，第一就是"发宜常梳"。

中医认为，头为"诸阳之会，百脉之宗"。人体的十二经脉和奇脉及四肢九窍，大多会合于头部。头部又是气血汇集之处，五脏六腑之精气皆上注于头面，同时与心、肝、脾、肺、肾经络系统关系密切，故有"牵一发而动全身"之功效。

在日常生活中，人们都有这样的体会：在洗头或理发后会感到头脑清醒、全身轻松、精神振奋，原因就在于人在洗头或梳头的过程中，大脑的许多穴位受到梳具或手指的刺激，使经络畅通，阴阳调和。所以，梳头不仅能美发、乌发，而且还具有养生保健功能，常梳头能养生祛病，延缓衰老。

用梳头来防治糖尿病常用的穴位有胰胆穴、内分泌穴、三焦、皮质下等穴；头部治疗区有：本神1区（双侧），囟会2区；头部全息穴区带有：额旁3带（双侧），额顶带前1/3、后1/3。

梳头防治糖尿病的具体方法为：①手持梳子呈90°，梳齿深触本神1区（双侧）、囟会2区，用平梳法上下梳刮，每区梳3分钟，每分钟大约梳80

次。②用梳棒按压胰胆穴，三焦穴，用揉法每穴按摩 2 分钟，每分钟按摩 60 次。③用手指捏揉皮质下、内分泌穴各 2 分钟，每分钟大约 60 次。

最后应当说明的是，①梳头用的梳子应该选用纯自然梳子，如枣木、黄杨木、玉梳、牛角梳等都具有良好的保健作用。②用梳头来养生保健，防病强身必须要做到持之以恒，要长期坚持，不能三天打鱼，两天晒网。

3. 饮茶养生

中医学认为，茶具有清热解毒、利尿消肿、消食解腻、清肝明目、提神解乏等功效。

现代医学研究发现，茶还具有抗衰老、预防癌症、预防心脑血管疾病、抗辐射、防龋齿等功效。

茶的抗衰老功效在于茶中的茶单宁和茶儿茶素两种有效成分。科学研究证实，两种成分均有较强的抗自由基作用，是良好的抗氧化剂，其功效超过维生素 E。国外一项研究表明，接受实验者每人每天喝 2 杯浓茶，结果发现，饮茶后 30 分钟内血液中抗氧化物活性提高了 41% ～48% 不等。国内的一项研究也表明，茶儿茶素能提高消除自由基的过氧化物歧化酶的活性，故有较强的抗衰老功效。日本人认为，每天喝茶 10 杯以上的人，其平均寿命比少于每日喝 2 杯茶的人寿命长 5～7 年。

茶叶不仅是一种醒脑提神，振奋精神的传统饮料，而且也是一种既能延年益寿，又能祛病强身的良药。

近年来研究发现，饮茶可以用来治疗 2 型糖尿病。其科学道理在于：饮茶能够促进人体胰腺中胰液的大量分泌，从而使人体糖代谢功能增强，血糖来源减少，去路增加，从而使血糖降低；其次，饮茶可以生津止渴，降低血脂，这是饮茶治疗糖尿病的另一个环节；第三，茶叶含有多种氨基酸，饮茶后通过增加胰液的分泌，促使氨基酸活化，增加信使核糖核酸和转移核糖核酸的合成，从而有利于蛋白质的合成，这是饮茶降糖的又一个环节。

4. 泡脚养生

泡脚能够养生益寿。俗话说："睡前洗脚，胜吃补药"。每晚用热水泡双脚，不仅是一种良好的个人卫生习惯，而且还能够消除疲劳，预防和治疗糖尿病等疾病。

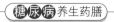

自古以来，人们就认识到了泡脚有益于人的健康长寿。古语曰："春天洗脚，升阳固脱；夏天洗脚，湿邪乃除；秋天洗脚，肺腑润育；冬天洗脚，丹田暖和"。可见，古人在很早以前都已经认识到了泡脚对人体的养生保健功能。

据医学研究证明，人的脚部分布有60多个穴位，经常泡脚可以有效刺激太冲、涌泉，太溪，隐白等足部穴位，能够发挥补气壮腰、延年益寿、活血化瘀等养生保健作用。经常泡脚能够增强记忆力，促进血液循环，疏通经络，改善睡眠，提高人体新陈代谢的能力，辅助降低血糖。

泡脚的水温宜保持在40～45℃，水量以漫过踝部为佳。双脚同时放入热水中，浸泡至少10～15分钟，然后再用双手在脚心及脚趾处揉搓3～5分钟。糖尿病患者每晚临睡前泡一次脚，坚持下去，持之以恒，可收到延年益寿、祛病强身之功效。

糖尿病患者宜采用中药泡脚，既有穴位的刺激作用，又有药物渗透的中药治疗作用，可以促进血液循环，增强人体新陈代谢能力，调节自主神经功能，平衡阴阳，有助于降低血糖。不同证型的糖尿病患者，应选用相应的中药，可发挥滋阴谐阳、滋补肝肾、养阴补肾、活血化瘀等作用，从而达到降低血糖、强身延寿之目的。

5. 运动养生

生命在于运动。对于糖尿病患者来说，运动还是养生康复的法宝。

现代医学研究表明，运动不足是当今糖尿病发病急剧增多的一个重要原因。运动可以给糖尿病患者带来以下三点益处：①可以增强人体对胰岛素的敏感性；②能够降低血糖、血脂和血液黏稠度；③有利于控制糖尿病患者的慢性并发症。

糖尿病患者要想健康长寿，要想增强体质，就必须经常运动，并养成终身运动的良好生活习惯。

运动养生中的"运动"二字，不仅包括体育运动，而且还包括日常体力劳动。古今中外的长寿老人，大多数是体力劳动者。我国百岁老人中经常从事体力劳动的占90%以上。湖北省长寿之乡钟祥县的46位百岁老人中，每个人都有"鸡鸣而起、日落而息"的漫长劳动史。85%以上的长寿老人一生运动不辍，"运动使我长寿"，不少人都认为这是他们得以长寿的"秘诀"。运动养生值得糖尿病患者学习和实践，愿运动这个健康之法宝能保佑每一位糖尿病患者能够带病长寿。

6. 睡眠养生

良好的睡眠是糖尿病患者长寿的天然"补药"。

在人类所有的休息方式中，睡眠是最理想、最完全的休息。良好的睡眠能够消除全身疲劳，对于糖尿病患者来讲，充足的睡眠有助于降低血糖，所以，"睡眠是天然的补药"。

良好的睡眠可以给人们带来以下几点保健作用：①消除疲劳；②增强免疫功能；③保护大脑；④心情愉悦；⑤美容；⑥降低血压和降低血糖；⑦长寿。

据调查报告，长寿者都有自己良好的睡眠。睡眠时间与寿命有密切的关系。每晚睡 7～8 个小时的人，寿命最长。每天平均睡不到 4 个小时的人，死亡率是前者的 2 倍。所以，对于 2 型糖尿病患者来讲，欲长寿，就要重视睡眠养生。

睡眠养生也可以说是一种睡眠疗法。睡眠是一种保护性抑制，是人体恢复健康，养精蓄锐的一种重要方式。糖尿病的发生与患者长期睡眠不足，胰岛细胞得不到充分地休息有一定的关系。所以，糖尿病患者要想顺利康复，要想带病长寿，就必须要在日常生活中重视睡眠养生，要在日常生活中保证每日有充足的睡眠休息时间，按时休息，有规律地安排好每天的饮食，睡眠、起居及日常各项活动。

7. 按摩养生

保健按摩是用双手在身体某些部位或穴位上捏拿、揉搓、拍打，能够促进人体血液循环、强壮筋骨，改善人体消化功能，提高人体抗病能力。

治疗糖尿病按摩常用的穴位有：脾俞、胃俞、肾俞、腹、手、足、胰腺代表区，肝俞、胆俞、膈俞、胰俞。

按摩的主要作用是行气活血，疏通经脉。还可引起人体血液成分改变和功能代谢上的变化，改善抗体的功能。对糖尿病，高血压，偏瘫等疾病也有一定的治疗作用。

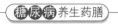

总之，按摩有益于防治糖尿病，也有益于人体保健，有助于人的长寿。建议每一位糖尿病患者学会按摩，以助长寿。

8. 药膳养生

药膳是中华民族的瑰宝，它是以中医辨证论治理论为指导，将中药与食物配伍，再加入调味佐料、制成色、香、味俱佳的特殊食品。

药膳并不是中药与食物的简单相加，而是在中医辨证配膳理论指导下，由中药、食物和调料三者。配合烹制加工而成。药食同用，食助药力，药助食性，相辅相成，相得益彰，可使两者体内发挥更大的作用。

药膳使"良药苦口"变为"美味佳肴"防病健身，因其具有营养保健，益寿延年，强身健体，防病治病等多种功效，而千百年来受到人们的喜爱而久盛不衰。

9. 排毒养生

有研究显示，90%的都市人受到毒素的困扰，在人生路上，生存环境的恶化，不良生活方式的影响，人体垃圾造成的自身中毒，所有因素中，可以毫不夸张地说，毒素是导致人体患各种疾病的罪魁祸首。

排毒是一种全面维护身体健康与平衡的健康观念。它能有效地预防疾病，延缓衰老。

所谓排毒养生，就是通过排除体内毒素来达到维护人体健康，实现延年益寿的目的。排毒养生的方法有多种，如饮食排毒、运动排毒、按摩排毒、精神排毒等。

10. 杂粮养生

所谓杂粮养生，就是指在日常生活中要注意经常食用杂粮，来达到预防疾病，养生保健的目的。

为什么说常吃五谷杂粮，可以养生健身呢？原因是，五谷杂粮对于均衡人体营养有着独特的作用。因为，每一种杂粮都有自己特有的营养功效。五谷杂粮中含有丰富的营养素，是最天然的营养保健品，可以给人体提供多种不同的营养成分。五谷杂粮中含有丰富的蛋白质、维生素 B_1、微量元素和膳食纤维等。它们具有降血脂、降血糖、降血压、软化血管、防止脑卒中的作用。所以，常吃五谷杂粮，可以养生强身，可以延年益寿。

古人早就重视杂粮养生，并能运用杂粮来防病于未然。《素问·脏气法时论》曰："五谷为养，五果为助、五畜为益、五菜为充，气味合而服之，以补精益气。"所以，五谷杂粮是人们每天必吃的天然食物，也是人们预防疾病获得健康长寿的重要保证。

三、糖尿病患者在日常生活中适宜吃的食物

科学研究证明，糖尿病患者在日常生活中适宜常食下列食物。

1. 柚子

柚子又叫文旦，是植物柚的成熟果实。中医认为，柚子性味甘、酸、凉，有化痰止咳、润肠通便、生津止渴、理气开胃之功效。现代医学研究证明，柚子含大量维生素 C、维生素 P，有一定的降压作用。新鲜柚子果汁中含有类胰岛素样成分，有降血糖功效，柚子是 2 型糖尿病患者的理想食品。对中老年 2 型糖尿病患者来说，经常食用柚子果汁，不仅有助于降低血糖，清除尿糖，而且有助于防治糖尿病的并发症——动脉粥样硬化和高血压。值得注意的是，柚子有滑肠致泻作用，便溏泄泻者慎用。

2. 番石榴

番石榴味涩，甘、平。具有燥湿止泻、收敛止血之功效。据测定，每 100 克番石榴果肉中含维生素 C 125 毫克，大约是柑橘的 3 倍，是补充维生素 C 的优质水果。番石榴具有降血糖作用，可用来治疗糖尿病，是糖尿病患者的理想果品。

3. 猕猴桃

猕猴桃酸甜宜人，富含各种营养物质，每 100 克果肉中含维生素 C 100 毫克～420 毫克，在各类鲜果中名列前茅。具有清热止渴，滋养强壮之功效，既是老年人和体弱多病者的滋补佳品，也是高血压，冠心病、糖尿病、肿瘤患者的理想果品。

4. 苹果

苹果是人们常吃的水果之一。它性凉，味甘，微酸，无毒。具有健脾开胃、生津除烦、润肺和胃、益气补心等多种食疗作用。

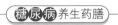

苹果中含有丰富的营养成分。据科学测定，每100克新鲜苹果中含蛋白质0.4克、脂肪0.5克、碳水化合物13克、粗纤维1.2克、钙11毫克、磷9毫克、铁0.3毫克、胡萝卜素0.08毫克、硫胺素0.01毫克、核黄素0.01毫克、尼克酸0.1毫克、维生素C 4毫克、维生素E 2.12毫克、钾119毫克、钠1.6毫克、镁8.1毫克、氯0.8毫克、维生素A 3微克等。

苹果中富含粗纤维，能够吸入大量水分，减慢人体对糖分的吸收，并可刺激胃肠道蠕动，促进排便。所以，糖尿病患者常吃苹果，有利于防治糖尿病患者心脑血管并发症的发生。

注意事项：吃苹果时不宜与海味同食。

5. 山楂

山楂又叫山楂果、红果。为蔷薇科落叶乔木或灌木山楂、野山楂的果实。中医学认为，山楂味酸，甘，性微温。入脾、胃、肝经。具有消食化积、散瘀止痛之功效。糖尿病患者适量食用山楂，一方面可以助消化，降血脂；另一方面可以防治糖尿病心脑血管并发症。所以，对于中、老年糖尿病患者来说，提倡适当吃一些山楂。

6. 橘子

橘子性味甘、酸、凉。具有生津和胃、润肺化痰之功效。富含各种营养物质，糖尿病患者可以在不增加每天热能摄入的情况下，经常食用。

7. 大蒜

大蒜具有降血糖、降血脂的食疗作用。大蒜还可以影响肝糖原合成，增加血浆胰岛素水平，对糖尿病患者具有治疗作用。所以，大蒜是糖尿病患者适宜吃的食物之一。

8. 洋葱

洋葱是一种常食蔬菜。洋葱中含有蛋白质、糖类、维生素C、钙、铁、磷等多种营养成分。现代医学研究证明，洋葱确实具有降低血糖的作用，不论是生食，还是熟食，都同样有效。原因是洋葱里有一种能够降低血糖的化合物，具有刺激胰岛素合成及释放的作用。

9. 蕹菜

蕹菜，又叫空心菜，味甘，性寒，入胃、大肠经。具有清热解毒、润肠通便、凉血止血等功效。蕹菜中含有丰富的胡萝卜素和丰富的钙元素,还含有镁、锌、硒、磷等矿物质元素。蕹菜中还含有丰富的粗纤维,具有通便解毒作用。另外,最新研究结果表明,紫色蕹菜中含有胰岛素样成分,具有降低血糖的作用,适用于糖尿病患者食用。

10. 苦瓜

苦瓜,又叫"凉瓜""癞瓜",具有特殊的苦味。中医学认为,苦瓜能够清热解毒,除烦止渴,适合糖尿病患者食用,另外,苦瓜果实中含有苦瓜苷及多种氨基酸和果胶等活性成分。苦瓜中还含有类似胰岛素的物质,因此,具有明显的降血糖作用,是糖尿病患者的食疗佳品。

11. 冬瓜

冬瓜,又叫白瓜、枕瓜。为葫芦科一年生蔓生草本植物冬瓜的成熟果实。中医认为,冬瓜味甘,淡,性寒。归肺、大肠、小肠、膀胱四经。具有清热利水、解毒、利尿等功效。可用来治疗糖尿病、水肿、脚气病等疾病。

冬瓜又是一种减肥佳蔬。对于 2 型糖尿病伴有肥胖者来说,食用冬瓜,既能降脂,又能减肥,不失为首选佳蔬。

12. 芦笋

芦笋,又叫"长命菜",也叫龙须菜,为百合科多年生草本植物石刁柏的嫩茎。

芦笋的营养价值很高,含有丰富的维生素、蛋白质、无机盐、多种氨基酸等营养成分。现代医学研究证实,芦笋所含有的香豆素等化学成分具有降低血糖的药理作用。临床观察显示,芦笋具有明显的消除糖尿病症状的作用。所以,芦笋非常适合中老年人 2 型糖尿病患者食用。

13. 黄瓜

黄瓜为葫芦科植物。中医学认为,黄瓜味甘,性凉,无毒。归胃,脾,大肠三经。具有利水,清热,解毒之功效。

现代医学研究表明,黄瓜具有降血糖、降血压作用,也具有降血脂及减肥作用。特别适合于胃燥伤津型或燥热伤肺型糖尿病患者食用。常服黄瓜及黄瓜食品,不仅可降低血糖,改善临床症状,而且可防治糖尿病并发的高血脂、高血压等并发症。

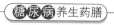

14. 南瓜

南瓜，又叫番瓜、饭瓜、倭瓜等，为葫芦科一年生蔓茎草本植物南瓜的果实。中医学认为，南瓜性温味甘，具有补中益气、消炎解毒、润肺化痰、采虫止痛等功效。

现代医学研究表明，南瓜果肉中营养成分全面而又丰富，含有人体必需的八种氨基酸、可溶性纤维及丰富的人体必需微量元素如钙、磷、锌、钾、镁等，适合糖尿病患者经常食用。

15. 丝瓜

丝瓜味道鲜美，是夏令时节的奇佳蔬菜。中医学认为，丝瓜性味甘、凉，归肝、胃经，具有清热凉血、解毒通便、通经络、行血脉等功效。经常适量食用丝瓜可以治疗燥热伤肺，胃燥津伤型糖尿病，对中老年 2 型糖尿病合并高血压或皮肤病患者尤为适宜。

16. 胡萝卜

胡萝卜又叫红萝卜或黄萝卜，属于伞形科植物，胡萝卜（根、茎）有黄、赤两种；生，熟都可食用。

现代医学研究发现，胡萝卜具有降血糖作用。常食胡萝卜不仅有助于降低血糖，而且有助于防治糖尿病并发症。所以，提倡糖尿病患者经常食用胡萝卜。

17. 白萝卜

白萝卜，又叫萝卜，为十字花科植物莱菔的新鲜根茎。中医学认为，萝卜性味辛，甘、凉，归肺、胃经，具有生津止渴、降脂化痰、消食解毒等功效。

现代医学研究表明，萝卜中所含香豆酸等活性成分具有降血糖作用，萝卜还具有降低血胆固醇，预防冠心病的作用。因此，对于中、老年 2 型糖尿病患者来说，经常服食萝卜，对身体健康大有益处。

18. 韭菜

韭菜，又叫起阳草。为百合科多年生宿根草本植物韭菜的茎叶。中医学认为，韭菜性温，味辛、甘，归肝、胃、肾三经，有温中行气、健胃提神、延年益寿等功效。

韭菜中所含有的挥发油，含硫化合物及钙、锌、镁、磷等元素具有降血糖、降血脂，促进血液循环等作用，对防治糖尿病及其并发症大有益处。

19. 山药

山药是薯蓣科多年生蔓生草本植物薯蓣的块根。

现代医学研究表明，山药主要含有蛋白质，脂肪，胆碱，黏液质，多种氨基酸，钙、磷、铁等多种无机元素以及维生素 B_1、B_2、C 等。常食山药对人体保健十分有益。

中老年 2 型糖尿病患者，大多伴有衰老及体虚症状，而山药具有抗衰老作用，还具有健脾、补肺、滋肾等作用，是抗衰老和医治糖尿病的良药，适宜糖尿病患者经常食用。

20. 海带

海带为大叶藻科植物中大叶藻的全草，性味咸寒，归肝、肾经，具有软坚散结、利水化湿等功效。

最新研究结果证明，海带中含有的有机碘，有类激素样作用，能促进胰岛素及肾上腺皮质激素的分泌，从而发挥降血糖和降血脂作用。但要注意，海带性寒，多食伤脾，脾胃虚寒者不宜服用。

21. 红薯叶

红薯叶又叫甘薯叶或山芋叶，为旋花科多年生草本植物甘薯的茎叶。中医学认为，红薯叶性味甘、平、入脾、肾二经，具有补中和血、益气通便、生津润燥等功效。红薯茎叶中含有丰富的维生素 A 原，黏液蛋白，钙、磷、铁等无机元素。临床观察表明，红薯茎叶治疗中老年 2 型糖尿病患者有较好的治疗效果。

22. 蘑菇

蘑菇中富含微量元素硒，是良好的补硒食品。蘑菇中所含有的大量植物纤维，具有防止便秘，促进排毒，预防糖尿病及大肠癌，降低血胆固醇含量的作用。另外，蘑菇中还含有胰蛋白酶等多种酶类，能够分解蛋白质和消化脂肪，适用于形体消瘦的糖尿病患者食用。

23. 燕麦

燕麦一般分为带稃型和裸粒型两大类。我国栽培的燕麦以裸粒型的为主，

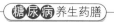

常称裸燕麦。裸燕麦中含粗蛋白质达 15.6%，脂肪 8.5%，还含有钙、磷、铁等元素。燕麦中水溶性膳食纤维分别是小麦和玉米的 4.7 倍和 7.7 倍。燕麦中还含有丰富的维生素 E，每 100 克燕麦粉中高达 15 毫克。

裸燕麦具有高营养、高热能、低淀粉、低糖的特点，适合糖尿病患者食用。

24. 薏苡仁

薏苡仁又叫薏米、薏仁、六谷米等。薏苡仁中富含蛋白质、B 族维生素及维生素 E、钙、锌、铁、硒及食物纤维等成分。薏苡仁的含糖量低于大米，而蛋白质、维生素含量为大米的 3 倍，为"药食兼用"的保健食物，具有抗癌、利尿和降血糖作用，尤其适合糖尿病合并有高血压或肥胖症的患者食用。

25. 魔芋

魔芋，又叫蛇六谷，为天南星科多年生草本植物魔芋的块茎。由于魔芋中含有大量葡甘聚糖，吸水后可以使体积增大 50～80 倍，延缓了食物在肠道内的消化和吸收，可以有效地降低餐后血糖，还有降血脂作用。能增加饱腹感，减轻糖尿病患者饥饿的痛苦，防止大便干燥。因此，对于糖尿病患者来说，适当吃些魔芋是有益的。但必须注意，魔芋有毒性，食用前必须经过加工，内服必须先煎煮 2 个小时，取汁服，勿食芋渣，以防中毒。

26. 香菇

香菇，又叫冬菇，性味甘、平，无毒。具有补气益胃、解毒透疹、止血等功效。香菇中富含钙、磷、钠、维生素 B_1、维生素 B_2、维生素 B_3、丁酸和十几种氨基酸及抗癌物质。具有降血脂和抗癌作用。适合糖尿病、肿瘤患者及年老体弱者食用。

27. 黑芝麻

黑芝麻，又叫胡麻，为胡麻科一年生草本植物芝麻的黑色成熟种子。中医学认为，黑芝麻性味甘、平，入肝、肾经。具有补益肝肾、润养五脏之功效。

现代医学研究表明，黑芝麻中含有丰富的维生素 E。维生素 E 具有清除生物膜内产生的氧自由基的作用，阻止生物膜被氧化。大剂量口服维生素 E，保护胰岛细胞，并且可以缓解糖尿病合并的神经系统症状。

28. 银耳

银耳，又叫白木耳，为银耳科植物银耳的子实体。中医学认为，银耳性味甘、淡、平，无毒。入肺、胃、肾三经。具有养胃生津、补肾益精、滋阴润肺之功效。

研究表明，每 100 克银耳（干品）中含膳食纤维高达 30.4 克，而且是高钾食品，有助于降血糖、降血压、降血脂。对于中老年 2 型糖尿病患者来说，经常食用银耳或者食用由银耳配制的药膳，对于降低血糖和稳定病情大有益处。

29. 蜂胶

蜂胶是工蜂从植物新生枝芽或树皮上采集的树脂，并混入蜜蜂上颚腺分泌物和蜂蜡等加工形成，具有芳香黏性的胶状物质。

蜂胶是一种珍贵的天然产品，也是一种天然的抗氧化剂，能够显著提高超氧化物歧化酶（SOD）活性。蜂胶具有降血糖，降血脂，降血压和抗氧化，调节内分泌、改善血液循环状态等多种作用，适合 2 型糖尿病患者食用。

30. 海参

海参又叫"海黄瓜"，是一种名贵的海产珍品，也是一种滋补佳品。海参对糖尿病具有防治作用，适合糖尿病患者经常食用。

海参有益于防治糖尿病，其科学道理有三条：①海参中富含 18 种氨基酸和多种微量元素、维生素，能为糖尿病患者提供全面的营养。②海参多糖具有强大的修复再生能力，能够缓慢修复受损和失去活力的胰岛细胞，激活和再生胰岛 B 细胞的分泌功能，增加胰岛素的分泌量。最终使胰岛功能逐渐恢复。③海参多糖还具有强大的修复及再生功能，能够快速修复受损的和疲劳的肾细胞，恢复肾脏功能。

31. 猪胰

猪胰即猪的胰脏，猪胰味甘性平，可治消渴。中医认为，人体某脏器虚损可以用相对应的动物脏器补之。现代医学研究证明，猪胰中含有与人胰相似的化学成分。临床观察发现，单味猪胰或用猪胰合用山药、黄芪、黄精、薏苡仁等治疗糖尿病有较好的疗效。

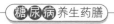

32. 鳕鱼

鳕鱼，又叫大头鱼。主要产于黄海北部，味甘性凉，是一种高蛋白、低脂肪的营养性食物，每100克鳕鱼肉中含蛋白质16.5克、脂肪0.4克，还含有多种无机盐和维生素。鳕鱼的胆囊上部呈鲜红色的胰岛，可提取胰岛素，用于治疗糖尿病。

33. 蛤蜊

蛤蜊是生活在浅海泥沙中的贝类。蛤蜊肉富含各种营养，味道鲜美。中医学认为，蛤蜊味咸，性寒，具有清热滋阴、止渴明目等功效。蛤蜊肉煮熟，经常食用，能辅助治疗糖尿病。

34. 牡蛎

牡蛎是名贵海珍，它味道鲜美，具有滋补保健作用。牡蛎是含锌量最多的天然食物之一。常食牡蛎对糖尿病患者具有良好的食疗作用。

35. 草菇

草菇又叫兰花菇，具有肉质脆嫩，味道鲜美，香味浓郁等特点，草菇性凉，味甘，无毒，具有补脾益气、清热解毒、强身等食疗功效。草菇还能够减慢人体对碳水化合物的吸收，是糖尿病患者适宜吃的食物。

36. 平菇

平菇又叫凤尾菇、鲍鱼菇等，性微温，味甘，无毒，具有滋养、补脾胃之功效。

平菇富含营养，肉质肥厚，富含膳食纤维，适宜糖尿病患者经常食用。

四、糖尿病养生药膳中常用的原料

糖尿病养生药膳中常用的原料有以下几种：

1. 泥鳅

泥鳅，又叫鳅鱼，为鳅科动物泥鳅的肉或全体。泥鳅为小型食用鱼类，肉质肥嫩，营养价值极高。它属于高蛋白、低脂肪的高级营养滋补品，被称为"水中人参"，它补而能清，诸病不忌。

中医学认为，泥鳅性味甘、平，归肺、脾二经，有补中气、祛湿邪、治消渴之功效。

最新研究资料表明，泥鳅中含大量钙、磷、锌、硒。泥鳅中所含有的这些重要成分，不仅有助于降低血糖，而且可以有效地遏制或阻断糖尿病酮症酸中毒的发生及发展。临床观察证明，泥鳅对肾阳气虚所致的糖尿病有较好的疗效。民间有人用泥鳅 250 克、豆腐 500 克，蒸熟后食之，可治疗糖尿病、阳痿等。

2. 草鱼

草鱼又叫鲩鱼，属于鱼纲鲤科，是一种食草性鱼，具有很高的食用价值。

草鱼味甘性温，有补益脾胃、平肝祛风、强壮身体之功效。适用于治疗脾气虚弱所致的糖尿病，临床表现为疲乏消瘦，便溏，苔薄白而少，脉细缓。草鱼秋季最肥，肉白色，质细嫩，有弹性，味鲜美。草鱼有较强的滋补功效，非常适合于老、幼及病后体虚者身体调养。

3. 鲤鱼

鲤鱼属鱼纲鲤科，它肉质细嫩，味道鲜美。中医认为，鲤鱼性味甘平，有利尿消肿，安胎通乳，清热解毒之功效。鲤鱼 1 尾加生黄芪 10 克、苍术 10 克、山药 15 克、党参 12 克同煮、喝汤吃肉，可治疗气滞血瘀、气阴两虚所致的糖尿病患者。

4. 鲫鱼

鲫鱼，又叫鲋鱼，属鱼纲鲤科。属于杂食性淡水鱼类，为全国各地最普遍的食用鱼类之一。鲫鱼是高蛋白低脂肪的滋补佳品，中医认为，鲫鱼性平，味甘，具有利尿消肿、益气健脾、清热解毒、通脉下乳之功效。适用于治疗脾气虚者所致的口渴、疲乏、消瘦、便溏、苔薄白而少、脉细缓者。民间也有人用鲫鱼 1 条，去肠留鳞，以茶叶填满鱼腹，纸包煨熟食之治疗糖尿病。

5. 黄鳝

黄鳝，又叫长鱼、鳝鱼。味甘性温。能补虚损、祛风湿、强筋骨、通血脉、壮肾阳。

自古以来，黄鳝一直被列为鱼中上品。它肉质细嫩，味道鲜美，肉多刺少，是一种低脂肪、高蛋白的滋补佳品。

日本学者发现黄鳝对糖尿病有良好的治疗作用。黄鳝体内含有两种能够

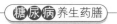

显著降低血糖的物质——黄鳝素 A 和黄鳝素 B，可以治疗糖尿病。

对糖尿病患者来讲，经常适量食用黄鳝及其药膳，有助于降低血糖和改善临床症状。最后，值得重视的是，吃黄鳝只能吃活的，不能吃死的，吃死黄鳝可致人中毒。

6. 鹅肉

鹅肉性味甘平，有益气补虚，和胃，止渴之功效。鹅肉营养成分有蛋白质、脂肪、维生素、无机盐等。用鹅肉煮粥，不仅营养丰富，而且可以治疗糖尿病。但须注意，鹅肉为发物，患皮肤疮、毒、瘙痒者忌用。

7. 鹌鹑肉

俗话说："要吃飞禽，还数鹌鹑。"鹌鹑肉营养丰富，肉质细嫩，容易消化吸收。据测定，每 100 克鹌鹑肉含蛋白质 22.2 克，另外，还含有多种人体必需氨基酸、磷脂酰胆碱及多种维生素、无机盐及少量激素等，是典型的高蛋白、低胆固醇、低脂肪的滋补佳品。

中医认为，鹌鹑肉性味甘、平，有补五脏、益中气、利水消肿之功效，对气虚所致糖尿病有辅助治疗作用。

8. 兔肉

兔肉肉质细嫩，容易消化吸收，是滋补佳品，据测定，每 100 克兔肉中含蛋白质 21.5 克，含脂肪 3.8 克，还含有丰富的磷脂酰胆碱和少量的胆固醇。

中医认为，兔肉性味甘平，有补中益气、凉血解毒、止渴健脾、清热生津之功效。

取野兔 1 只，去毛及内脏，与山药 50 克同煎煮，熟烂后调味，吃肉喝汤，治糖尿病。

9. 鸽肉

鸽肉是鹁鸽的肉。鸽肉肉质细嫩，味道鲜美，是一种高蛋白，低脂肪的上等滋补佳品。据科学测定，鸽肉蛋白质的含量高达 24.49%，而脂肪含量仅为 0.73%，另外，鸽肉中还含有维生素 A、B_1、B_2、E 及铬、锌、镁等微量元素。

中医学认为，鸽肉性味甘，咸、平，有益气滋肾、祛风解毒之功效。特别适用于治疗老年人因肾精不足所致的消渴、衰老等症。

取白鸽 1 只，去毛及内脏，切小块，另取淮山药、玉竹各 30 克，共炖熟，调味后喝汤吃肉。或者取白鸽 1 只，切成小块，与胡萝卜同煮，调味后喝汤吃肉，可治疗糖尿病。

10. 芹菜

芹菜，又称旱芹，为伞形科一年或二年生草本植物芹菜的全草。芹菜为药食两用之品。

中医学认为，芹菜性味甘，苦、凉，归胃、肝二经，具有平肝清热、祛风利湿等功效。

现代营养学研究资料表明，芹菜中含有大量的粗纤维，并且含有丰富的钙、磷、铁等无机盐和多种维生素及芫荽苷、甘露醇、挥发油等活性成分。另有研究资料报道，芹菜能加速脂肪分解作用。芹菜中含有一种能促使脂肪加速分解、消失的化学成分，后者使吃芹菜受试者的体重在 1 周内减轻 3.6～4.9 千克。这一研究发现，对中老年 2 型糖尿病患者伴肥胖者来说，无疑是一个福音。而且，经常食用芹菜及其食品，不仅有助于降低血糖，同时兼有防治糖尿病并发症（如高血压、肥胖症、高脂血症）的积极作用。

注意事项：芹菜偏凉，脾胃虚弱、大便溏薄者不宜多食。

11. 玉米须

玉米须为禾本科一年生草本植物玉蜀黍的花柱。玉米须味甘、性平，有利尿消肿、平肝利胆、清热降压功能。

现代药理研究已证实，玉米须具有降血糖作用。每次可用玉米须 50～100 克，玉米须无不良反应，无特殊禁忌。

12. 麦麸

麦麸，俗称麸皮，为各种麦加工时脱下的麸皮。麦麸中含有丰富的膳食纤维和微量元素。以甘肃临夏所产麸皮为例，每 100 克麦麸中含蛋白质 15.8 克、脂肪 4 克、膳食纤维 31.3 克、糖类 30.1 克、维生素 B_1 0.3 毫克、维生素 B_2 0.3 毫克、尼克酸 12.5 毫克、维生素 E 4.47 毫克，且为高钾食物，并含钙 206 毫克，磷 682 毫克，镁 382 毫克，硒 7.12 微克。

流行病学研究发现，糖尿病、高脂血症、动脉粥样硬化的发生均与膳食

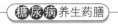

纤维的摄入不足有关。糖尿病患者常食麦麸等高纤维食物，有明显的治疗作用。

麦麸中上述所含维生素及微量元素，经现代医学研究证实，具有降血糖、降血压作用。有人应用麦麸按每日 0.4 克/千克体重和等量的面粉制成小馒头，加入糖尿病患者饮食中，4 周后的血糖、糖化血红蛋白及 24 小时尿糖明显下降，从而表明麦麸能改善糖代谢和胰岛素分泌；并发现肠内锌的净吸收率和锌平衡值显著增加。而且，麦麸对钙、铜、镁的肠净吸收率和平衡值无显著影响。

13. 莜麦面

莜麦，又称"裸燕麦"，古时称"雀麦"。莜麦面，也称油麦面，为禾本科一年生草本植物莜麦的成熟子实，经加工磨制而成。

中医学认为，莜麦性味甘平，无毒，具有补虚止汗、益肝和脾等功效。

莜麦中所含淀粉与大麦相近，而蛋白质、脂肪含量高于大麦，超过大米 2 倍。另外，莜麦中还含有维生素 B_1、维生素 B_2 等。就营养价值而言，莜麦面在谷类作物中占有较高地位。莜麦面营养丰富，含蛋白质 12.2%、脂肪 7.2%、糖类 67.8%，且为高钾食物。每 100 克莜麦中含镁量高达 146 毫克，含锌 2.21 毫克、锰 3.86 毫克，并且含有钙、磷、铁、硒等无机盐和微量元素。

现代医学研究证实，莜麦面具有降血糖、降血压等功效，最适合糖尿病或合并高血压患者食用。临床观察报道，莜麦麸中含大量纤维素，对维持血糖正常平衡和抑制胆固醇的吸收有明显效果，对于糖尿病合并高脂血症的患者来说，经常适量服食莜麦及其莜麦面制成的食品对病情的控制无疑是大有益处的。

莜麦经加工，可磨制成莜麦面，食用时加沸水调成糊状即可。脾胃虚弱者不宜多食。

14. 粟米

粟米，即小米，古代称谷子、稷子等。粟米为禾本科一年生草本植物的种仁。

中医学认为，粟米性味甘咸、凉，有和中、益肾、除热、解毒等功效。

《本草纲目》记载，粟米"煮粥食益丹田，补虚损，开肠胃"。元代吴瑞在《日用本草》中记载，粟米"和中益气，止痢，治消渴，利小便，陈者更良。"

现代营养学研究表明，小米营养丰富，与大米（粳米）相比，维生素 B_1 高 1.5 倍，维生素 B_2 高 1 倍，膳食纤维高 2～7 倍，而且为高钾食物。另外，小米中含有丰富的钙、镁、磷、锌、硒等无机盐和微量元素，均有助于降低低血糖，并具有较好的降压、利尿作用。专家认为，陈粟米可作为糖尿病患者的有益食品，经常适量煮粥食用，对治疗胃燥津伤型糖尿病患者尤为适宜。

注意事项：粟米发霉变质后不宜食用。

15. 豆腐

豆腐是将大豆加水浸泡后磨浆，过滤加水煮沸，再加蛋白沉淀剂（盐卤或石膏）使蛋白质凝固沉淀，然后加压去水而成。据有关资料报道，把豆浆中的蛋白质凝固变性，制成豆腐及其他豆制品，其消化率可高达 96%。近几年来，在美国就有 150 多家制作豆腐的公司，全美国有 95% 以上的家庭食用豆腐。可以毫不夸张地说，大豆及豆腐、豆浆等豆制品已经风靡全世界，成为理想的美容健身、延年益寿的食疗佳品。

中医学认为，豆腐性味甘凉，归脾、胃、大肠经，具有益气和中、生津润燥、清热解毒等功效。《本草求真》中记载，豆腐"治胃火冲击，内热，郁蒸，症见消渴，胀满。"《随息居饮食谱》中也记载：豆腐"清热，润燥，生津，解毒，补中，宽肠，降浊"。

豆腐与糖尿病防治密切相关。由于豆腐中蛋白质的消化吸收率高达 90%～98%，而且，豆腐中的蛋白质，脂肪及各种无机盐等营养素均高于牛乳，且价格低廉，故可用豆制品来代替乳制品，供糖尿病患者经常食用。

值得注意的是，老年糖尿病患者及糖尿病合并肾病、肾功能出现异常者应慎食豆制品。

16. 枸杞子

枸杞子，又叫红耳坠、血杞子等，为茄科落叶灌木植物枸杞或宁夏枸杞的成熟果实，为药食两用佳品。

枸杞子是中国古代养生学家十分重视的一味滋补强壮抗衰老中药。《神农

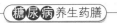

本草经》中将其列为"上品"，称枸杞子"久服坚筋骨，轻身不老，耐寒暑"。元代王好古在《汤液本草》中记载，枸杞子"主渴而引饮，肾病消中"，明确指出枸杞子可治消渴症及阴虚劳嗽等。

现代药理研究证实，枸杞子有降血糖作用。动物实验研究发现，宁夏枸杞提取物可引起大鼠血糖显著而持久的降低及糖耐量升高。其降血糖作用是由于其中含有胍的衍生物；另外，枸杞子还可以降低血压，并且具有降低血脂、保护肝脏的作用，可以降低血液中胆固醇，并有轻度抑制脂肪在肝细胞内沉积和促进肝细胞新生的作用，这为枸杞子防治糖尿病及并发高血压、高脂血症等提供了科学依据。

17. 绞股蓝

绞股蓝，又叫五叶参、甘茶蔓等，为葫芦科多年生藤本攀援植物绞股蓝的根茎或全草。

中医学认为，绞股蓝性味苦寒，归脾、胃、肺三经，具有消炎解毒、止咳祛痰、清热润燥等功效。

现代中药研究结果证实，绞股蓝具有降低血糖和改善糖代谢的作用。临床研究资料表明，绞股蓝对高血压、冠心病、血脂异常及肥胖症等均有较好的防治效果。

注意事项：中医学认为，绞股蓝性寒，脾虚便溏者不宜多食。

18. 葛根

葛根，又叫粉葛、甘葛等，为豆科植物野葛或甘葛藤的干燥根，是一味药食两用之品，主产于河南、湖南、四川、浙江等地。

中医学认为，葛根味甘，辛性凉，具有解肌、退热、生津、透疹、升阳、止泻等功效。适用于防治发热、头痛、口渴、消渴、高血压等症。

大量实验研究证实，葛根具有降血糖作用。葛根中提取出的有效成分之一葛根素可能还是治疗糖尿病慢性并发症的物质基础之一。

临床观察发现，应用葛根粉等制剂治疗糖尿病及其合并高血压、冠心病等病症有较好的疗效。作为食疗，日用量宜在15～30克。

注意事项：中医学认为，葛根"性凉，易于动呕，胃寒者当慎用。"

19. 蚕蛹

蚕蛹为蚕蛾科昆虫家蚕蛾的蛹。家蚕又称"桑蚕"，幼虫有 13 个环节，胸腹部有足八对，体色青白或微红，有斑或无斑。家蚕以桑叶为主要饲料，一经经 4 次脱皮，成熟时停止进食，吐丝作茧。茧可缫丝。在蚕内化蛹，即蚕蛹。

蚕蛹是缫丝业缫丝过程中的副产品，但是蚕蛹的营养价值很高，油炸后，香酥可口。

中医学认为，蚕蛹（包括僵蛹）味甘、辛咸，性温，归肺、肝二经，具有化痰散结、祛风泻火、止消渴等功效。李时珍在《本草纲目》中记载，蚕蛹"煎汁饮，止消渴"。《医林纂要》认为，蚕蛹"和脾胃，去风湿，长阳气"。

现代临床观察表明，蚕蛹有降低血糖的作用，单味蚕蛹或僵蛹用于治疗糖尿病均有效。

20. 蚂蚁

蚂蚁为节肢动物门昆虫纲，膜翅目蚁科昆虫。据报道，世界上蚂蚁有 260 属 15000 多种，药用、食用多选用拟黑多刺蚁。

蚂蚁含有丰富的蛋白质和 70 多种营养物质，其中包括人体新陈代谢必需的重要元素钙、铁及必需的 8 种氨基酸、磷、硒、锌等微量元素和多种维生素（B_1、B_2、B_{12}、E）；可调节人体的内分泌系统，激活脏器组织，增强人体新陈代谢能力，激发胰岛 B 细胞的功能，提高胰岛素的活性和抑制胰岛素抗体产生。

糖尿病的内分泌糖代谢紊乱是肾亏的一种表现。以蚂蚁为主要成分配制的食疗方、药膳方，可以促使紊乱的内分泌功能逐渐恢复正常。临床观察显示，用蚂蚁治疗糖尿病可以收到显著疗效。

注意事项：过敏体质者慎食蚂蚁。

21. 荞麦

荞麦具有防治糖尿病的作用。临床观察表明，糖尿病患者食用荞麦后，血糖、尿糖都有不同程度的降低。但需要指出的是，糖尿病患者荞麦一次不可食用太多，否则易引起消化不良。脾胃虚寒、消化功能不佳、经常腹泻的

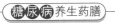

人也不宜食用。过敏体质者宜慎用。

22. 西瓜皮

削去红肉和外层绿皮，剩下的白肉部分即为西瓜皮。西瓜皮能除烦热，止消渴，解暑热，利小便。《现代实用中药》中记载，西瓜皮可"治肾炎水肿、糖尿病、黄疸，并能解酒毒"。西瓜皮还具有利尿、排钠、降血压作用。临床上用西瓜皮治疗糖尿病合并高血压，效果较好。

23. 马齿苋

马齿苋是一种野菜，中医学认为，马齿苋茎叶味酸性寒，归心、大肠经，具有清热解毒之功效。临床观察表明，用马齿苋治疗糖尿病，有较好的治疗作用。

24. 龙须菜

龙须菜富含海藻多糖、碘、钙、铁等多种人体必需的微量元素和维生素A、维生素B_1、维生素C等。明代李时珍的《本草纲目》中记载，龙须菜具有清热、排毒、化痰、通便等功效。经常食用龙须菜可以把人体内的有毒物质转化为无毒物质，起到净化血液的作用，具有预防癌症的功效。

现代研究表明，龙须菜具有降血糖作用，经常食用龙须菜可以改善糖尿病症状。另外，龙须菜还具有较好的防治高血压、心脑血管病的作用，是中老年糖尿病患者的理想食品。

25. 黄豆

黄豆，又叫大豆，有"豆中之王""营养之花"之美誉。

黄豆具有益气养血，健脾宽中，解毒利湿等功效。黄豆中的蛋白质含量占40%～50%，比鸡蛋中的蛋白质含量高2.5倍，有植物肉之美誉，若加工成豆腐、豆浆，其蛋白质的消化吸收率可达90%，黄豆的脂肪含量为18%～20%，其中胆固醇含量低，不饱和脂肪酸含量达85%，并含有较多的磷脂酰胆碱。

临年观察证实，每日服用煮熟的黄豆或豆浆，可以使糖尿病患者的血糖、尿糖降低，并可以减少胰岛素或口服降血糖药的用量。这是因为黄豆对胰腺分泌功能有刺激作用，它能促进胰岛素的分泌，从而降低血糖。

26. 绿豆

绿豆是消暑解毒之良药。中医认为，绿豆性寒、味甘、无毒；入心、胃经、具有清热解毒、消暑除烦、止渴健胃、利水消肿之功效。

绿豆中含有丰富的营养成分。据科学测定，每 100 克绿豆中含蛋白质 22.1 克，脂肪 0.8 克，碳水化合物 59 克，粗纤维 4.2 克，钙 49 毫克，磷 268 毫克，铁 3.2 毫克，胡萝卜素 1.8 毫克，维生素 B_1 0.52 毫克，维生素 B_2 0.12 毫克，烟酸 1.8 毫克。

绿豆具有增强食欲、降血脂、降胆固醇、抗过敏、保护肾脏、抗菌、抗病毒等食疗作用。糖尿病患者经常食用绿豆，对身体健康大有益处。注意事项：脾胃虚弱者不宜过多食用绿豆。

27. 黑豆

黑豆，又叫乌豆，具有高蛋白、低热量的特性，蛋白质含量高达 36% ～ 40%，具有"豆中之王""营养之花"之美称。

黑豆的营养价值很高，据科学测定，每 100 克黑豆中含有蛋白质 36 克、脂肪 15.9 克、碳水化合物 23.4 克、膳食纤维 10.2 克、维生素 A 5 微克、胡萝卜素 50 微克、尼克酸 2 毫克、维生素 E 17.36 毫克、钙 224 毫克、磷 500 毫克、钠 3 毫克、镁 243 毫克、铁 7 毫克、锌 4.18 毫克、硒 6.79 微克、铜 1.56 毫克、锰 2.83 毫克、钾 1377 毫克等。

黑豆中富含维生素 E_1、花青素及异黄酮，这些成分具有抗氧化能力，具有防癌及预防骨质疏松症的作用。另外，黑豆中含有 5% 的粗纤维及寡糖，具有调整肠道蠕动、防治便秘的作用。糖尿病患者食用黑豆有益于增强体质，防治并发症。

28. 豇豆

豇豆含有丰富的蛋白质、脂肪、糖类、钙、磷、铁、维生素 B_1、维生素 B_2、烟酸、维生素 C 等。由于豇豆提供了易于消化吸收的优质蛋白质，适量的糖类及多种维生素、微量元素等，可补充机体的营养成分。

中医学认为，豇豆具有益气健脾、补肾益精的功效，可治疗脾胃虚弱、呃逆呕吐、小便频数等病症，对糖尿病有一定的辅助治疗作用。

据科学测定，每 100 克豇豆中含蛋白质 22 克、脂肪 2 克、碳水化合物

25.5 克、钙 100 毫克、磷 546 毫克、铁 7.6 毫克、硫胺素 0.33 毫克、核黄素 0.11 毫克、尼克酸 2.4 毫克、钾 500 毫克、锌 1.61 毫克、镁 41 毫克、钙 67 毫克、膳食纤维 6.9 克、维生素 E 11.42 毫克。

豇豆具有增强免疫功能、帮助消化、补充营养成分等食疗作用。豇豆中所含有的磷脂有促进胰岛素分泌、参与糖代谢的作用，是糖尿病患者的理想食品。

注意事项：豇豆多食则性滞，故气滞便结者应慎食豇豆。

29. 白扁豆

白扁豆性平，味甘，具有健脾暖胃、化湿祛暑之功效。现代研究表明，白扁豆含热量低，是上好的高钾食品，而且还富含镁、磷、钙等常量元素，经常食用有助于保护胰腺，并可防止引发糖尿病慢性血管神经并发症等，对糖尿病尤其是中老年糖尿病患者合并高血压尤为适宜。

30. 猪肚

猪肚为猪科动物猪的胃，俗称猪肚。中医认为，猪肚性味甘，微温，入脾、胃经。有补虚损、健脾胃之功。适用于治疗消渴、虚劳羸瘦、泄泻下痢、小便频数等病症。适合 2 型糖尿病合并便秘或泄泻的患者食用。

31. 赤小豆

赤小豆，又叫红豆、赤豆、红饭豆等。中医认为，赤小豆味甘，微寒，归心、脾、小肠经，有清热解毒、利水除湿之功效。现代医学研究证明，赤小豆营养丰富，富含维生素 E 及钾、镁、磷、锌、硒等无机盐类，是典型的高钾食物，含膳食纤维较高，含热能偏低，具有降血糖、降血脂、降血压作用，是糖尿病患者的理想降糖食物，经常喝一些赤小豆粥，不仅可以降低血糖，而且对糖尿病常见的并发症例如高血压、高脂血症也有防治作用。

五、糖尿病患者的食疗养生细节

2 型糖尿病患者要实现长寿的目的，在日常生活中就必须要重视饮食养生细节，科学的饮食有助于糖尿病患者控制病情和得到长寿。

1. 糖尿病患者要熟知"水果五不吃"的原则

要想吃得安全，糖尿病患者必须掌握"水果五不吃"的原则。

（1）含糖量高的水果不吃：在严格限制总热量的前提下，适当进食一些含糖量较低的水果是允许的。

（2）血糖未控制不吃：当糖尿病患者的空腹血糖>7.8mmol/L时，说明血糖未控制好，则暂时不要吃水果。

（3）餐前餐后不吃：即使空腹血糖<7.8mmol/L，也不能随心所欲地吃水果。一般来讲，饭前和饭后半个小时内，糖尿病患者血糖波动比较大，这个时间段不要吃水果。

（4）不减食不吃：进食水果后，需要相应地扣除主食量，例如，200克橘子或苹果相当于25克主食。一般情况下，在午餐和晚餐主食均按标准控制在50克或75克时，下午3点时可进食一块西瓜或一个苹果或其他水果（200～250克）以顶替加餐。

（5）不监测血糖不吃：对于糖尿病患者来说，需要定期监测血糖，即使空腹血糖<7.8mmol/L，也不能大量吃水果。

2. 糖尿病患者吃水果的最佳时期

两餐之间是进食水果的最佳时期。一般可以在每天上午9:00～10:00及下午3:00～4:00进食。正常人每日进食1～3次水果均可，种类和数量并无严格限制；糖尿病患者在血糖稳定的前提下，每日可在两餐之间摄取1～2次水果。

糖尿病患者还应该选择血糖生成指数较低的水果，例如苹果、梨、桃、李子、樱桃、柚子、猕猴桃等。

3. 糖尿病患者要知道喝茶时"6个不宜"

对于糖尿病患者来讲，饮茶是可以的，而且有宜于病情控制和长寿，但要掌握饮茶的原则总的说来有以下6个不宜。

（1）不宜饮浓茶：浓茶的兴奋作用较强，可以使人心跳加快而感到心慌意乱、焦虑不安，甚至头目眩晕，有"喝醉"的感觉。适当喝些淡茶，可以解毒利尿，清心除烦，健胃消食，润肺生津，化痰止咳，兴奋大脑，增强记忆。茶叶中含有的鞣质具有收敛作用，可以防治肠炎、痢疾等疾病。如果茶汁过浓，还可以引起大便秘结，这对糖尿病患者很不利。

（2）不宜饮热茶：茶叶中含有能促进胰岛素合成的物质，还含有能降低

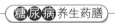

血糖的多糖类物质。这些物质在温度高的沸水里浸泡会被分解破坏，失去治疗作用。要使这类物质能起到治疗的作用，就不能用沸水浸泡，而只能用凉开水浸泡2～3小时后再饮用。

（3）不宜多饮茶：大量饮茶可以增加体内水分，加重心肾负担；饮茶后过度兴奋，则可出现血糖升高，尿糖增加。

（4）不宜晚上饮茶：茶叶中含有的咖啡因可兴奋大脑皮质，早饮可以提神醒脑，提高工作效率，如果喝得过晚，会影响晚上睡眠，造成夜间失眠，这样对糖尿病患者很不利。

（5）不宜饮隔夜茶。

（6）不宜饮用长时间泡的茶。

4. 食用全麦食品对糖尿病患者有益

在日常生活中，食用全麦食品有益于控制血糖、血脂，对糖尿病患者有益。

所谓全麦系指谷物种子的全部，包括胚芽、胚乳以及富含营养成分的最外层"糠麸"，而通常加工过的麦子和面粉都不含有糠麸和胚芽成分。

全麦食品是指真正采用"全麦"制作的各种食品，例如全麦面包、全麦饼干、燕麦粥等等。

全麦食品富含可降低血液中低密度脂蛋白并可预防便秘的可溶性纤维以及B族维生素、维生素E和锌、铁、硒等微量元素，营养学家早就指出这些营养成分对身体具有重要作用。科学家们已经发现这些营养成分有助于预防心脑血管疾病和糖尿病。近年来的流行病学研究资料已经表明，经常食用"全麦食品"的人患心脏病、糖尿病以及癌症的危险性和机会大大降低。

全麦食品还是一种非常好的低脂肪热量来源。因为"全麦食品"富含粗纤维（例如一杯燕麦片粥含有8克食物纤维），这样一来食用全麦食品就可以保证在摄入较少热量的情况下达到饱腹的效果，有利于保持血糖稳定。

5. 糖尿病饮食治疗的十大法则

（1）控制每日摄入总热量，以维持健康的体重。

（2）平衡膳食，每天选择食用谷类，尤其是全谷类食物。

（3）食物选择多样化，每天选择不同的水果和蔬菜食用。

（4）限制脂肪摄入量，选择低饱和脂肪、低胆固醇和总脂肪含量中度的食物。

（5）选择低盐食物。

（6）选择高膳食纤维食物。

（7）适量选择优质蛋白质食物。

（8）减少或禁食单糖及双糖食物。

（9）坚持少量多餐，定时、定量、定餐。

（10）如果饮用酒精性饮料，应适量。推荐高纤维、健康和未经加工的碳水化合物以及适量的新鲜水果和蔬菜，鼓励食用含蛋白质的健康食物。

6. 糖尿病患者应当注意适当从食物中摄取铬、铜、锌、镁、硒及钙元素

近年来的研究发现，在治疗糖尿病的过程中，一些微量元素具有加强胰岛素的作用，而胰岛素要发挥降血糖作用也必须依赖某些微量元素。研究资料表明，糖尿病患者不同程度地存在铬、铜、锌、锰、镁、硒及钙元素低水平状态，需要适当补充这些微量元素。

（1）补锌：锌参与胰岛素的合成与分泌，能稳定胰岛素的结构与功能。人体缺锌发现血胰岛素水平下降，经补锌后可增加机体对胰岛素的敏感性，对减轻或延缓糖尿病合并症的发生有益。

（2）补硒：硒的主要功能是构成含硒酶，如谷胱甘肽过氧化物酶，此酶能将有毒的过氧化物还原为无害的物质，发挥抗氧化作用。

（3）补钙：糖尿病患者易患骨质疏松，这是由于持续性高血糖导致渗透性利尿，使大量的钙从尿中排出，进而引起血钙降低。血钙持续降低时，甲状旁腺长期受缺钙的刺激，可发生继发性甲状腺功能亢进症，持续过量地分泌甲状旁腺素，导致破骨细胞活性增强，使骨组织中的钙游离进入血液，可发生"钙迁徙"，出现骨质疏松。同时，游离的骨钙进入血液，易沉积在血管壁上，使血管失去弹性，发生动脉粥样硬化，导致骨供血不足，加重骨质疏松。所以，糖尿病患者不仅要加强体育锻炼，而且要注意增加钙的摄取。在日常生活中，要注意吃些如牛奶、海产品、大豆、豆腐等含钙丰富的食物。

（4）补镁：镁参与葡萄糖跨膜转运和葡萄糖氧化。镁缺乏与胰岛素抵抗、碳水化合物不耐受、心律失常、视网膜病变和高血压相关。补充镁元素可以

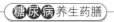

改善血糖和增加胰岛素敏感性。血糖控制较差者，接受利尿剂治疗者，肠道吸收不良者均应该常规补镁。粗粮、豆类、硬壳果类和绿叶蔬菜中含镁比较丰富，可以选择食用。

（5）补铬：铬是人体必需的微量元素，在动物和人类研究中，铬缺乏均与高血糖和高血脂相关。许多食物中含铬，但精制的食品中几乎不含铬。动物肝脏、蘑菇、绿豆、海产品中含铬较多，不妨注意选用。

（6）补铜：铜元素是人体中独特的催化剂，人体中有 30 种以上的蛋白质和酶中都含有铜，其和血浆铜蓝蛋白均能参与胰岛 B 细胞特殊蛋白质的合成。当机体缺铜时，胰岛素的分泌就会减少，糖尿病患者血铜水平较正常人明显降低。

7. 糖尿病患者要重视和注意防癌

糖尿病患者比较常见的肿瘤包括肝癌、肾癌、胰腺癌、直肠癌、膀胱癌、肺癌。在男性糖尿病患者中，通常患前列腺癌时危险性增加。在女性糖尿病患者中，患乳腺癌和子宫颈癌的危险性增加。

由于糖尿病患者本身机体免疫力和抵抗力较正常人偏低，这类人群患某些癌症的概率可能相对高一些，但并非所有的糖尿病患者都会患癌症。

日本的一项研究结果发现，糖尿病患者更容易患上癌症，特别是某些特殊的器官和组织，例如肝脏和胰腺。研究人员对 9.8 万名糖尿病男性患者进行了调查，发现他们患癌症的概率比无糖尿病的男性高 27%。同时，患有糖尿病的女性也有可能容易患某些癌症。

专家指出，2 型糖尿病可以产生过量的胰岛素（高胰岛素血症），可能会促使肝脏或者胰腺的癌细胞生长，同时，糖尿病也可以改变性激素的水平，易引发女性的卵巢癌和男性的前列腺癌。所以，糖尿病患者对此要提高警惕，注意预防。

8. 糖尿病患者食醋延年益寿

醋是一种常用的酸味调料。醋性温，味酸苦，具有开胃、养肝、散瘀、止血、解毒等食疗作用。现代医学研究认为，醋具有软化血管、降低血压、消脂减肥、降低血糖、防癌抗癌、延缓衰老等多种食疗功效。对于糖尿病患者来讲，多吃醋少吃盐是健康长寿之道。

9. 五谷杂粮吃出健康

"五谷"最早记载于《论语》，指稻子、谷子、豆子、麦子、黍子，是我国人民传统的主食。谷物含有丰富的蛋白质、脂肪、糖分、维生素、矿物质等，其中的维生素 E 对调节人类内分泌功能是必不可少的。

营养学家认为，多食五谷杂粮蔬菜有利于保障人体健康。糖尿病患者要想健康长寿，在日常生活中就必须要讲究食物营养合理搭配，主食以粗粮为主，粗、细粮搭配；副食以素为主，荤素搭配。从食品营养学来讲，五谷杂粮对人体健康至关重要，要引起糖尿病患者的高度重视。

10. 糖尿病患者在饮食上坚持"三多三少"有益健康和长寿

（1）多粗少精：现在的家庭主食大多是由精细面粉制作，有的甚至加了奶油、白糖、肉末、果酱等升糖物质。由于精面粉血糖生成指数很高，其血糖生成指数高达 80 以上，食用后血糖很快升高，所以，在日常生活中要注意少用。

相反，在日常生活中要注意多食用一些富含膳食纤维素，低血糖生成指数的粗粮，如全麦面粉、莜麦、荞麦、煮玉米、高粱米、粟米等制作的食物，这些食物具有饱腹、延缓葡萄糖吸收、通便、减肥、降脂等食疗功效，有益于控制血糖和延缓糖尿病并发症的发生。

（2）多素少荤：由于含油脂高的膳食食用后不仅会降低体内胰岛素敏感性，升高血糖，而且还会诱发高脂血症、脂肪肝、心脑血管疾病，所以，糖尿病患者要少吃油炸食品和高脂肪食物。要多吃素食，如豆类食物及豆制品（如大豆、赤小豆、扁豆、豆腐）等；多吃菌菇类食物（如香菇、蘑菇、平菇、草菇、黑木耳、银耳等）；多吃蔬菜类食物（如萝卜、胡萝卜、芹菜、白菜、黄瓜、丝瓜）等。因为这些食物中含有丰富的食物纤维、维生素、微量元素，营养丰富，含热量又低，有益于糖尿病患者控制血糖和健康长寿。

（3）多尝少吃：糖尿病患者在日常饮食中必须坚持控制总热量，一般以低热能、低脂肪、低糖、高食物纤维膳食为主。在宴席上，面对丰富的高脂肪食物，要少吃多尝，选择性地少吃一些，多样化地品尝一点，这样做既饱了口福，又不至于脂肪摄入过量，以免引起血糖升高和波动。

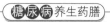

11. 糖尿病患者的饮食方式要做到"四忌四宜",在日常生活中坚持这样做,日积月累会减轻病情,有益长寿

（1）四忌

①忌吃熏烤食物：熏烤类食物有致癌作用,主要是由于燃料在不完全燃烧时,产生大量的多环芳烃污染食物所致。所以,糖尿病患者在日常生活中要忌吃熏烤食物。

②忌吃腌渍食物：因为腌渍食物一般含盐量高,盐吃多了会给心脏、肾脏增加负担,容易引起血压升高,所以老年人不宜食用。

③忌晨起后立即进食：糖尿病患者早晨刚起床,胃还处于半休眠状态,至少需要半小时才能"苏醒"。在这种情况下,如果糖尿病患者立即进食,容易引起消化不良。所以,在早晨起床后最好要先喝一杯温开水,休息半小时后再进食。

④忌不吃早餐：研究表明,不吃早餐的人,血液中胆固醇比吃早餐的人要高33%左右;吃早餐的人比不吃早餐的人,心脏病发作的可能性要小。所以,糖尿病患者要吃早餐,一日三餐不能少,心平气和过日子。

（2）四宜

①进食宜乐：糖尿病患者进食时宜保持乐观情绪,怒后勿食。在进食过程中,多想一些令人高兴、愉快的事,也可以听一些欢快的音乐,有助于人的消化吸收。

②宜细嚼慢咽：吃饭时如果速度快,由于食物没有得到很好的磨碎,久而久之对人体的消化功能产生不良影响,损害人体健康。而进餐时细嚼慢咽容易产生饱腹感,既可以防止进食过多,又可以防止血糖升高,有利于控制病情和健康长寿。

③宜定时就餐：一日三餐,食之有时,脾胃适应了这种进食规律,到时候便会做好消化食物之准备,使得消化功能的效率提高。人们每餐进食在较为固定的时间,这样才可以保证消化吸收能够正常地进行。所以,糖尿病患者要注意养成定时就餐的生活习惯。

④过节时宜节制饮食：糖尿病患者在过节时,面对满桌的美味佳肴,要注意节制饮食,不加节制地摄取食物,会产生意料不到的后果,弄不好会乐

极生悲。

12. 糖尿病患者在吃饭时要养成细嚼慢咽的好习惯

吃饭时细嚼慢咽是一种有益于人的健康的良好生活习惯。医学研究证明，吃饭时细嚼慢咽对人体有以下十大益处。

（1）有益于糖代谢：细嚼慢咽能够促进体内胰岛素的分泌，调节体内糖的代谢，有助于糖尿病病情的控制。

（2）有益于营养吸收：细嚼慢咽，食物嚼为浆液，机体可充分吸收营养。

（3）有益于抗癌：咀嚼食物会产生唾液，经科学测定具有很强的消毒能力，能够杀灭食物中的致癌物质。

（4）有益于减肥：进食过快，当大脑发出停止进食的信号时，往往已经吃了过多的食物，而细嚼慢咽则有利于节食减肥。

（5）有益于胃肠功能：细嚼慢咽可以使唾液的分泌量增加；容易消化食物，对胃肠功能起到保护作用。

（6）有益于保护大脑：细嚼慢咽可以使面部肌肉得到充分运动和锻炼，还能增加大脑皮质的活力，起到预防大脑老化和阿尔茨海默病的作用。

（7）有益于保护心脏：因为进食过快，容易引起心律失常；细嚼慢咽时心情舒畅，心跳有节奏，心情平稳，有益于保护心脏。

（8）有益于保护视力：长期细嚼慢咽，可以使面部肌肉，尤其是眼部肌肉群调节功能增强，有益于恢复视力和防治眼病。如果进食过快，长期进食少，孩子的下颚不发达，面部的肌肉力量变弱，眼球睫状肌调节功能减弱，就会造成视力减弱。

（9）有益于保护食管：细嚼慢咽，食物通过食管时顺畅舒适，对保护食管大有益处。

（10）有益于保护口腔：细嚼慢咽有益于口腔保健，使口腔肌肉组织功能加强，防治口腔炎症。如果吃饭速度过快，会有损口腔、牙齿和牙床，甚至会引起口腔溃疡。

13. 糖尿病患者要重视吃早餐

俗话说："早吃好，午吃饱，晚吃少"。早餐对糖尿病患者的病情控制和健康长寿均有十分重要的作用。

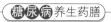

现代医学研究表明，早餐吃得科学、吃得合理对于维持机体正常的生理状态和活动对于预防低血糖、减轻胰岛素抵抗以及控制总热能和体重均有良好作用。

美国的研究人员发现，与经常不吃早餐的人相比，每天吃早餐的人发生胰岛素抵抗的可能性要降低 35%～50%，有助于控制血糖，也有助于降低心脏病的患病率。

养成吃早餐的习惯，可以帮助人们控制饥饿感，避免在一天中的其余时间因为饥饿而进食过多。与偶尔吃早餐或根本不吃早餐的人相比，每天坚持吃早餐的人患糖尿病和肥胖症的概率降低一半。如果不吃早餐，会对人们的身体健康造成以下危害：①营养不均衡；②影响热能供应；③影响血糖控制；④容易发胖。

14. 糖尿病患者吃好早餐的关键是营养均衡

糖尿病患者吃好早餐的标准应该是既要吃饱又要吃好。即热能应该达到全日总热能的 20%～35%，还要注意科学搭配。

根据均衡营养的要求，通常把食物分为四类：即谷物类、肉类、奶豆类和水果蔬菜类。如果早餐中上述四类食物都有，则早餐营养充足、均衡，属优质早餐。

有些糖尿病患者早晨特别喜欢吃面条、稀饭，要注意在面条中加些鱼片和蔬菜，稀饭中加些麦片和鸡蛋，这样的搭配比较合理，避免了纯谷类食物对血糖波动的影响。

15. 糖尿病患者秋季饮食应注意的细节

秋季气候干燥。秋燥又容易耗伤津液，所以，糖尿病患者的秋季饮食调养主要以滋阴润燥为主。秋季应多食芝麻、核桃、糯米、乳品等具有滋阴润燥作用的食物。在餐后血糖控制好的情况下，老年人还可以食用玉米粥等食物来益胃生津，并且要尽可能的少食姜、葱、蒜等辛味之品，以防止耗伤津液而加重口唇干燥的感觉。秋天鱼类、肉类、蛋类食物比较丰富。各种蔬菜水果也很丰富。糖尿病患者选择食物要根据"秋冬养阳"的原则，注意平衡搭配合理营养。

16. 糖尿病合并皮肤瘙痒应当注意的饮食细节

糖尿病皮肤瘙痒患者在日常饮食方面，要忌食鱼、虾、蟹、海味、葱、蒜、韭菜、酒等辛、辣刺激性食物。要加强摄取各种营养物质。另外，糖尿病皮肤瘙痒症患者多为血虚、阴虚所致，若血脂正常，可适当吃一些含油质的食物。夏季糖尿病皮肤瘙痒症患者要尽量避免吃烤、炸食物。

17. 糖尿病患者在日常生活中要禁忌过量饮酒

酒精能使血糖发生波动，当空腹大量饮酒时，可以发生严重的低血糖反应，而且醉酒往往能掩盖低血糖的表现，所以，如果发生低血糖，不容易发现，十分危险。糖尿病患者在过年过节需要饮酒时，应遵守如下建议：如果血糖控制不稳定，就不要喝酒；血糖控制良好时，可适量饮酒，但应避免饮有甜味的酒。饮酒前后要监测血糖，了解饮酒对血糖的影响。从长远考虑，有饮酒嗜好的糖尿病患者要逐渐戒掉不良的饮酒生活习惯。

18. 糖尿病患者要合理搭配主食摄入量

糖尿病患者的主食应当定量，主食品种以食用各种杂粮为主，尽量少吃精米细面。糖尿病患者的主食也应当经常以多种食物搭配为佳，例如吃平衡面（荞麦面、玉米面、豆面、全麦面粉）、三合面（玉米面、豆面、标准面粉）、二合面（玉米面与豆面或荞麦面与豆面）等；另外，糖尿病患者要在主食定量范围内尽可能多吃些杂粮（如玉米、燕麦、荞麦）及豆类，蔬菜以绿叶菜为好，如油菜、小白菜、韭菜、菠菜、芹菜等。这些食物中既含有丰富的维生素和无机盐，又含有较多的膳食纤维，能够有效地防止血糖吸收过快，防止血糖升高，而且还具有降低血胆固醇、防治便秘及预防动脉硬化等作用。

19. 妊娠期糖尿病患者的饮食原则

妊娠期糖尿病患者的饮食控制目标为：提供母体与胎儿足够的热能及营养素，使母体及胎儿均能适当地增加体重，预防早产、流产与难产的发生。

妊娠期糖尿病患者的营养需求与正常孕妇相同，但必须要更加注意热能的摄取，营养素的分配比例及餐次的分配。还应当避免甜食及高油质食物的摄取，并增加膳食纤维的摄入量。总体来讲要特别注意如下三点：

（1）注意蛋白质的摄取：在妊娠中期，后期每天需要增加蛋白质的量各为 6 克、12 克，其中一半需要来自高生理价值蛋白质，如鸡蛋、牛奶、鱼类

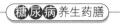

及黄豆、豆腐、豆浆等。

（2）要适当多摄取含纤维素高的食物：如以糙米或五谷米饭取代大米饭，增加蔬菜的摄入量，如芹菜、豆角、茄子、油菜、萝卜、白菜等。

（3）要注意餐次分配：为维持血糖平稳，餐次的分配很重要。建议少量多餐，将一日三餐改为4~5餐。

六、糖尿病患者常用的养生方法

长寿是每一个人的梦想。长寿有方法，需要每一个人认真地去学习和实践。在日常生活中，糖尿病患者要努力学习和实践下列长寿之法，以达带病长寿之目的。

1. 药膳养生

药膳可以养生，可以益寿，可以强身健体。俗话说："民以食为天"。也可以这么说，科学饮食，科学地在日常生活中运用药膳来强身健体，是一个人取得长寿的基础。本书全面、科学、系统地介绍了糖尿病的养生药膳，希望广大的糖尿病患者能够学而习之，定能受益良多。

2. 四季养生

一年有春、夏、秋、冬，四季更替。根据中医"天人合一"的理论，一个人要健康长寿，就要顺应四季的规律，科学地生活。从而预防疾病，减少疾病的发展，有益于自己的身体健康和长寿，具体来讲，糖尿病患者的四季养生有以下几个要点：

（1）春季：春天是万物生发的季节，也是人体新陈代谢开始旺盛的季节。春季里糖尿病患者的饮食应该清淡爽口，但不宜食用大热及过度辛辣的食品，如牛肉、羊肉及辣椒等。

在春光明媚的日子里，糖尿病患者应多出去散步、郊游或慢跑，去拥抱大自然，去吸取大自然的活力，去充分享受阳光和新鲜空气，过轻松自如的自然生活，获取带病长寿的美好结果。

（2）夏季：夏季是一年四季中阳光最强，万物繁荣，呈现出勃勃生机的季节，也是人体新陈代谢最旺盛的季节。此时，人体内存在着阳气外发、阴精伏于内的特点。此时，养生应注意以下几点：

①在精神调养方面：要注意做到心平气和，快乐欢畅，使心神得养，气机宣通，使人充满着生机和活力。

②在饮食方面：要注意益气健脾，清热消暑。适当多喝一些绿豆汤、赤小豆汤，吃一些西瓜等，少吃苦寒食物发防损人之胃气和阳气。

③在起居调养方面：应注意保护皮肤，多洗澡，勤换洗衣衫、内裤。洗澡应该用热水或温水淋浴，既可消除疲劳，又能使人感到身体舒畅。

（3）秋季：秋季是一年四季中收获的季节，天高云淡，秋高气爽，田野里果实累累，五谷丰登。在这样的季节里，糖尿病患者若能走向田野，登高远望，定有心旷神怡之感，拥有丰收喜悦之欢。对生活充满着自信和乐观，对人生充满着幸福和自豪，这将非常有利于糖尿病患者的康复。

从中医的观点来讲，秋季气候干燥，容易损耗津液，也容易使人心绪烦躁，情绪不稳定。这对于糖尿病患者病情的稳定会带来一定的不利影响。糖尿病患者的秋季养生应注意以下几点：

①在起居和运动方面：要注意合理安排睡眠，要注意预防感冒。日常运动要适度，忌大汗淋漓，以防津气耗伤。运动可选用散步、快步走等运动形式。勤晒被褥，多到室外运动。忌在大风或阴雨天气在室外运动，以防感冒。

②在饮食方面：要注意选用生津止渴、滋阴润肺的食物（例如苹果、山楂、枸杞子、麦冬、百合，沙参等），忌食辛辣刺激性食物等。

（4）冬季：冬季是一年四季中最冷的季节，此时阳气衰微，阴气极盛。糖尿病患者在养生保健方面要注意以下几点：

①在饮食方面：要注意保阴潜阳，可以多吃一些藕、兔肉、银耳、芝麻、核桃等食物。多吃一些蔬菜，如胡萝卜、白萝卜、菠菜、大白菜、绿豆芽等。但不要吃燥热生痰之食物（如各种烧烤、烤羊肉、烤牛肉等）。

②在生活起居方面：要注意保养精神，使情绪安定，可以坚持室内锻炼，欣赏音乐或常与亲友闲谈聊天，使日常生活充实丰富而又充满快乐。

③在日常生活中，要注意生活轻松愉快，不要过度紧张，不要过度疲劳，营养要均衡，合理。

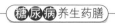

3. 运动养生

俗话说："生命在于运动"。对于糖尿病患者来讲，运动不仅是康复的法宝，也是养生和带病长寿的法宝。现代医学研究表明，经常适量运动能给糖尿病患者带来如下益处：

（1）可以有效降低血糖、血脂和血液黏稠度。运动锻炼可以增加糖尿病患者对血糖和血脂的利用，增强组织细胞对胰岛素的敏感性，从而有效地降低血糖、血脂和血液黏稠度。

（2）能够增强人体对胰岛素的敏感性。运动锻炼可以通过消耗能量等多种途径使人体脂肪量减少，体重减轻，使人体内胰岛素与受体的结合力增强，从而提高胰岛素受体对胰岛素的敏感性。

（3）有益于控制糖尿病的慢性并发症。运动可以增强红细胞的变应性，改善人体内各个重要脏器的血液供应，有效地控制糖尿病慢性并发症的发生及发展。

值得注意的是，运动要注意持之以恒，要注意动静结合，要注意掌握适度原则，要注意选择适合自己的运动项目。比较实用的运动的项目有散步、快步走、慢跑、练太极拳、踢毽子等。

4. 睡眠养生

睡眠对于维护人体健康非常重要。睡眠不好会影响血糖稳定。对于糖尿病患者来讲，合理、科学、有效的睡眠是糖尿病患者科学养生、带病长寿的重要疗法。

现代医学研究表明，一个人如果长期睡眠缺乏，会引起人体应激系统激活，还可能影响糖类代谢，这两点都是引发糖尿病的重要因素。所以，长期睡眠不好或太少的人都容易患糖尿病。而糖尿病患者往往失眠越重，血糖越居高不下。

人的一生，大约1/3的时间是在睡眠中度过的。良好而又充足的睡眠是保证一个人身心健康的重要因素。糖尿病患者要以醒来全身舒适、精力恢复、疲劳清除为准。

糖尿病患者的睡眠要根据季节进行有规律的调节：春夏早起迟睡，秋天早睡早起，冬天早睡迟起。糖尿病患者还要制订合理的作息方案，无论老年人或是中年人，每天睡眠都不应少于 8 小时，午饭后 1～2 小时内，另加 1 小时午睡。这样才有益于身体健康，有利于养生健身。

5. 情态调养养生

糖尿病的发生及发展与不良情绪密切相关。良好的精神状态有益于维持人体正常生理功能的发挥，防止病情发展，有益于糖尿病患者的顺利康复和带病长寿。

对于糖尿病患者来讲，在日常生活中，要少一分忧愁和烦恼，多一分自信和乐观。要知道：自信和乐观、坚强和勇敢永远是战胜疾病的法宝。

糖尿病患者要想使自己早日康复，除了适当饮食控制、科学用药、运动锻炼之外，还必须要高度重视情志调养这种养生方法在糖尿病康复中的重要作用。要自觉克服患病后长期用药所产生的种种烦恼、沮丧等不良情绪，树立起积极、乐观、健康向上的生活态度，这样才能够使自己早日康复，也只有这样才能够使自己延年益寿，带病长寿，生活幸福。

6. 垂钓养生

所谓垂钓养生就是指利用钓鱼活动来达到养生目的的一种养生方法。垂钓可以养生，这是有其科学道理的。首先，钓鱼时心静如水，专心致志，排除杂念和烦恼，这种心境本身就有益于人的健康长寿；第二，钓到鱼后，内心快乐，充满着成就感，这种快乐的心态，十分有益于人的健康长寿；第三，钓鱼的环境，一般都是风景如画，青山绿水，空气清新，身临其境，心旷神怡。经常处在这样的生活环境下，十分有益于人的健康长寿。

对于糖尿病患者，尤其是中老年 2 型糖尿病患者来说，在漫长的糖尿病防治过程中，"长寿"是每一位糖尿病患者的梦想和追求目标。虽然，目前糖尿病尚无法治愈，但采用包括饮食控制、适当运动等综合治疗方法，配合降血糖、降血压、降血脂药物，把血糖、血压、血脂控制在满意的水平，使糖尿病患者享有和正常人一样的生活质量，那么，糖尿病患者的带病长寿是可以实现的。

7. 排毒养生

人体内毒素蓄积，会引发许多慢性病变，使人体新陈代谢所需要的各种生物酶的活性降低，这也是糖尿病患者病情进展甚至恶化的重要原因。因此，

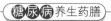

对于糖尿病患者来讲，日常生活中要注意定期排便，防止便秘，排出体内毒素。排毒可以养身健体，这一定要成为糖尿病患者的共识。排毒的方法有以下几种：

（1）常吃排毒食物。如苹果、海带、黑木耳、蘑菇、绿豆、新鲜蔬菜等。

（2）每天清晨喝两杯凉开水。

（3）每周两天完全素食。

（4）每月饮用 3～5 次大黄水（即大黄 5～10 克加沸水 250 毫升泡制的水）。

（5）在日常生活中，要保持心情愉快，避免情绪压力。

8. 音乐养生

音乐可以治病，音乐可以养生。音乐与人的身心健康有密切的关系。音乐通过调节人的情绪，稳定人的心境，帮助糖尿病患者形成一个乐观自信、奋发向上的积极心境。这种健康的心境可以对人的神经和内分泌系统产生良好的调节作用，从而达到治疗糖尿病、延年益寿、强身健体的目的。

对于糖尿病合并身心倦劳者，可以在日常生活中，适当多听一些节奏鲜明，激情奔放的优美乐曲。

9. 浴足养生

在日常生活中，养成每晚临睡前用热水浸泡双足的良好习惯，不仅可以清洁双足，清除疲劳，而且还可以预防多种疾病，包括被人称为"不死之症"的糖尿病。

泡脚对人体有重要的强身健体和抗衰老作用。俗话说："树枯根先竭，人老脚先衰"。对于糖尿病患者来讲，一年四季坚持每天晚上临睡前用热水泡足，不仅对于降低血糖，控制病情有益，而且对人体具有十分重要的养生保健作用，非常有益于糖尿病患者带病长寿。其科学道理为：用热水浸泡双足，具有促进气血运行、温灼脏腑、通经活络的作用，从而起到调节内脏器官功能，促进全身血液循环、改善毛细血管通畅、改善全身组织的营养状况、加强机体新陈代谢的作用。

10. 梳头养生

梳头不仅能乌发、健发，而且能治疗疾病，强身健体。梳头不仅能治病，而且能养生。其科学道理为：梳头养生是以经络全息学说和大脑功能定位学说为理论依据，使用梳具刺激头部穴位和脏腑相对应于头部体表的全息区，将操作所产生的生物信息，通过经络和全息的传感关系，使头部的毛孔开泄，邪气外排，同时可以疏通经络，振奋阳气，宣通气血，祛淤生新，调理脏腑，提高机体的抗病能力，防病治病，健身养生。

第 三 章
糖尿病患者的养生药粥

一、什么是药粥

药粥是由谷物为主，配合水果或蔬菜、鱼肉蛋奶、杂粮、药物等组成。用来制作药粥的果品类有荔枝、山楂、大枣、桑椹、板栗、松子、莲子等，蔬菜类有韭菜、荠菜、山药、藕、萝卜、胡萝卜、香菇、蘑菇、南瓜、大蒜、百合等；杂粮有绿豆，赤小豆、蚕豆、黄豆、山芋、花生、芝麻等。

药粥对糖尿病患者具有良好的营养作用，因为药粥中含有丰富的蛋白质、碳水化合物、脂肪、维生素、微量元素等。药粥除了可以果腹止饥、易于消化吸收、补充水分外，还具有延年益寿、医治疾病、病后调理、预防疾病等作用。

二、熬制药粥的注意事项

制作药粥时应当注意以下 6 个问题：

1. 熬制器具

按照中医熬制中药汤的传统做法，最好选用砂锅，其次为搪瓷锅。不可用铁锅煎煮。因为药粥中药中所含有的鞣酸等成分会同铁产生化学反应，降低药膳养生药膳。

2. 原料

制作药粥的药材和米谷在煮熬煎要筛选，剔除出虫蛀、霉烂变质之物，并防止使用假冒伪劣之品。

3. 水

煮药粥的水应当洁净卫生，符合国家饮用水标准，不要用贮存过久的水或雨水、池塘水。

4. 用火应注意安全

凡使用煤气煮药粥，必须有专人看管，随时调节火候。防止粥汤外溢扑灭火源，导致煤气外泄而中毒。亦要当心粥汤烧干而焦化，以致不能食用。

5. 要注意掌握火候

煮粥时一般宜先用武火（旺火）加热煮沸，然后用文火（小火）熬煮成粥。

6. 煎药方法

若要煎药提取药汁，一般应先加水浸泡药物大约半小时，以使药物充分吸收水分，以利有效成分的溶解。加水量的多少和煎药时间的长短根据中药的种类来定。一般来讲，属于滋补调理一类的中药煎头煎药汁大约需要加水800～1200毫升，二汁400～500毫克，煎药的时间，一般头汁煮沸后文化煎半小时至 1 小时，二汁煮沸后再煎半小时左右。凡用药汁煮米粥，若药汁的水量不够，可适当加些水再煮。

三、糖尿病患者常用的养生药粥

1. 南瓜粥

【原料】南瓜 350 克，粳米 80 克。

【制作及用法】先将南瓜洗净，去除外皮和内瓤南瓜子，切片。再与淘洗干净的粳米一起入锅，加水，熬煮成稀粥，作早、晚餐食用。

【功效】补中益气，降糖养生。

【适应证】适用于治疗轻型糖尿病患者。

2. 萝卜粥

【原料】大白萝卜 6 个，粳米 120 克。

【制作及用法】先将大白萝卜洗净，加水煮熟，绞取汁。然后把米淘净，同萝卜汁并水煮粥。早晚餐食用。

【功效】消食化痰，养生，降血糖。

【适应证】适用于治疗消渴症并发食积胀满者。

3. 玉米须粥

【原料】玉米须 60 克，粳米 80 克。

【制作及用法】先煎玉米须，文火煎煮 20～30 分钟，煎取浓汁 500 毫克，去渣。然后把淘洗干净的粳米，熬煮成稀粥。早、晚餐食用。

【功效】降血糖，利尿、利胆、养生。

【适应证】适用于糖尿病合并肾炎水肿或胆囊炎的患者养生、调养，康复之用。

4. 苦瓜粥

【原料】苦瓜 180 克，粟米 80 克。

【制作及用法】先将苦瓜洗净，去蒂及籽，连苦瓜的瓤、皮切碎，再与淘净的粟米一起放入砂锅中，加水适量，大火煮沸后，改为文火煨煮至粥稠即成。佐餐食用，每日 2 次。

【功效】降低血糖，清暑除热。

【适应证】适用于各型糖尿病患者。

5. 南瓜山药粥

【原料】山药 60 克，南瓜 80 克，粳米 120 克。

【制作及用法】将上述三种原料洗净，再将南瓜切丁与山药、粳米一起煮成粥。佐餐食用，每日 3 次。

【功效】健脾、益气、止渴、养生。

【适应证】适用于治疗 2 型糖尿病患者。

6. 芦笋红枣粥

【原料】鲜芦笋 120 克，红枣 20 枚，粳米 120 克。

【制作及用法】先将鲜芦笋洗净，切段备用。再将红枣洗净，与淘洗干净的粳米一起放入锅内，加水适量。再用旺火煮沸后改用文火煨煮成稠粥。粥将熟时，加入备好的新鲜芦笋段，再继续煨煮 5～10 分钟即成。早、晚餐服食。

【功效】平肝降压，滋阴清热。

【适应证】适合于治疗高血压合并糖尿病的患者。

7. 马齿苋粥

【原料】新鲜马齿苋 80 克，大米 120 克。

【制作及用法】将马齿苋洗净，切成小段，备用。把大米淘净放入锅内适量加水，并加入洗净的马齿苋，先用武火烧沸，再用文火熬煮成粥。每日将粥分成 2 次，温服。

【功效】清热消肿，延年益寿。

【适应证】适用于 2 型糖尿病并发腹泻、肠炎或消化不良患者的饮食治疗。

8. 大蒜粥

【原料】紫皮大蒜 30 克，大米 100 克。

【制作及用法】先将紫皮大蒜去皮放入沸水中煮 1～3 分钟捞出（以大蒜表面熟，里面生为宜）备用。然后把淘净的大米放入煮大蒜的水中，加水适量，煮粥。待粥熟时，把大蒜倒入稀粥内搅匀即可食用。每日 1 剂，分早、晚 2 次服用。

【功效】降低血脂，消炎止痢。

【适应证】适用于治疗糖尿病合并高脂血症及急、慢性痢疾的患者。

9. 山药八珍粥

【原料】山药 60 克，玉米粉 60 克，生黄芪 100 克，荞麦、绿豆、核桃仁、枸杞子、薏苡仁各 30 克。

【制作及用法】先将黄芪先煎煮半小时后去渣，加水适量，再放入山药、荞麦、绿豆、核桃仁、枸杞子、薏苡仁，待将绿豆煮烂煮熟后，再拌入玉米粉煮成粥。早、晚餐温热服用。

【功效】益气养阴，清热利湿，健脾补肾。

【适应证】适用于糖尿病患者。

10. 山药燕麦粥

【原料】山药 60 克，燕麦 150 克。

【制作及用法】将山药研碎，燕麦洗净，一起放入锅内加水适量，用文火

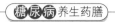
煮成稀粥。早、晚两餐食用。

【功效】健脾益气，补虚降糖。

【适应证】适用于 2 型糖尿病体质虚弱者。

11. 山药麦麸菠菜粥

【原料】山药粉 60 克，麦麸 30 克，红根菠菜 35 克，薏苡仁、芹菜各 100 克，生姜 10 克。

【制作及用法】先将锅内加水适量，放入薏苡仁，用文火煮 20 分钟。将菠菜洗净，连根切成段，放入沸水锅内一下捞出，放入薏苡仁锅内，开锅后把山药粉、麦麸放入搅匀，粥成即可。另将生姜切成薄片，芹菜洗净切段，把姜投入沸水锅中煮 3 分钟后，把芹菜放入再煮 3 分钟捞出，放盘内拌凉菜。喝粥，吃菜，佐餐，每日 1～2 次。

【功效】补肾养胃，健脾润肺，生津止渴。

【适应证】适用于 2 型糖尿病患者。

12. 山药薏杞糯米粥

【原料】山药 50 克，枸杞子 45 克，薏苡仁、糯米各 30 克。

【制作及用法】上药分别淘洗干净后，放入砂锅内，加水适量，煮粥。每天早、晚各吃 1 次，连用 3 个月。

【功效】降血糖，养肾阴，养生健脾。

【适应证】适用于糖尿病肾病患者康复养生。

13. 芹菜红枣粥

【原料】芹菜 120 克，红枣 30 枚，大米 120 克。

【制作及用法】先将芹菜洗净，切碎，再将大米、红枣洗净与芹菜一起放入砂锅内，加水适量，共煮成粥。早、晚食用，每日 2 次。

【功效】降压降脂，通便排毒，养生降糖。

【适应证】适用于治疗 2 型糖尿病伴有高脂血症或便秘者。

14. 黑豆黄精蜂蜜粥

【原料】蜂蜜 20 克，黄精 60 克，黑豆 60 克。

【制作及用法】将黄精、黑豆洗净，一起放入锅中，加清水 1200 毫升浸泡 15 分钟后，再用文火炖 2 个小时，熄火后加蜂蜜拌匀。每次 15 克，每日早、晚各服用 1 次。

【功效】降血糖，降血脂，降血压。

【适应证】适用于糖尿病合并高血压或高脂血症患者养生康复之用。

15. 枸杞子粥

【原料】枸杞子 40 克，大米 120 克，冰糖适量。

【制作及用法】将上述三种原料一起放入砂锅中，加水大约 1500 毫升。文火烧至水沸腾，待米开花粥稠时，停火焖 15 分钟即可食用。每日早、晚 2 次食用。

【功效】滋补肝肾，益精明目，养阴清热。

【适应证】适用于中老年糖尿病患者康复养生。

16. 菠菜根粥

【原料】新鲜菠菜根 250 克，大米 120 克，鸡内金 10 克。

【制作及用法】先将新鲜菠菜根洗净切碎，再与鸡内金加水适量煎煮半小时，再加入淘净的大米和水适量，先用大火煮沸，后用文火煮至米烂粥稠，即可食用。每日 1 次，顿服。

【功效】安利五脏，止渴润肠。

【适应证】适用于中老年糖尿病患者养生康复。

17. 桂黄浆粥

【原料】肉桂 3～5 克，熟地黄 5～15 克，韭菜 50 克，大米 100 克，精盐少许。

【制作及用法】将肉桂、熟地黄煎取浓汁，分 2 份与大米煮粥。粥沸后再加入鲜韭菜或韭菜汁，精盐少许，煮熟食用。每日服 1～2 次。

【功效】温阳补肾。

【适应证】适用于治疗糖尿病下消证，症见小便频，量多，浑浊。舌质淡，舌苔白，脉沉细无力。

18. 山药萸肉粥

【原料】淮山药 60 克，山茱萸 20 克，大米 120 克。

【制作及用法】先将淮山药、山茱萸煎取浓汁，去渣，再与大米煮成稀粥。每日用 1～2 次，连续服用 7～10 天。

【功效】滋阴固肾。

【适应证】适用于治疗糖尿病中医辨证为下消证者。症见小便频、量多、浑浊，口干舌燥，舌质红，脉细数者。

19. 地骨皮粥

【原料】地骨皮30克，桑白皮、麦冬各15克，大米100克。

【制作及用法】将上述3味中药，先煎，去渣取汁，再加水适量与大米共煮成粥。每日2次食用。

【功效】生津止渴，养阴清肺。

【适应证】适用于糖尿病，症见多饮、身体消瘦者养生之用。

20. 蚕蛹粥

【原料】带蚕蛹茧10个，大米适量。

【制作及用法】用带蚕蛹茧煎水，取汁去茧，然后与大米共煮成粥。早、晚餐食用。

【功效】止渴益肾。适用于治疗糖尿病以小便频数为主要症状者。

21. 莲藕粥

【原料】莲藕350克，大米120克，冰糖20克。

【制作及用法】先将莲藕洗净切成薄片，再同大米一起放入砂锅中加水适量煮成稀粥，再放入冰糖调味食用。每日早、晚餐食用。

【功效】健脾开胃，消脂止渴。

【适应证】适用于治疗糖尿病，临床表现为脾虚、食欲欠佳者。

22. 葛根粉粥

【原料】葛根粉30克，大米120克。

【制作及用法】先将大米淘洗干净放入砂锅中，加入适量清水，用武火煮沸后，改为文火煮至米半熟，加入葛根粉，继续用文火煮至半烂粥稠即可。每日2次，食用10天为1个疗程。

【功效】清热解毒，生津止渴。

【适应证】适用于治疗糖尿病患者。

23. 南瓜麦麸

【原料】南瓜250克，麦麸50克，粟米80克。

【制作及用法】先将南瓜洗净，切成小方块入砂锅，加水煮至六成熟时，加入洗净的粟米，煮沸后，再加入麦麸，充分搅拌均匀，煮至粟米熟烂。此粥可作为主食，早、晚 2 次服用。10 天为 1 个疗程。

【功效】健脾补肾，滋阴补渴、降低血糖。

【适应证】适于中、老年糖尿病患者食用。

24. 猪肚二粉粥

【原料】山药 80 克，猪肚 100 克，天花粉 30 克，粟米 80 克，陈皮、杭白菊、料酒、葱、姜碎末适量。

【制作及用法】先将山药、天花粉分别洗净晒干或烘干，共研成细粉备用。猪肚用陈皮、杭白菊、葱碎末等反复搓揉，洗净腥味，切成 2 厘米长、1 厘米宽的小块，放入砂锅中，加水适量，用大火煮沸后，撇去浮沫，加料酒，并加入淘洗干净的粟米，煮沸后，再放入山药、天花粉，煮至猪肚熟烂，粥黏稠即可食用。佐餐食用。分早、晚 2 次服用。10 天为 1 个疗程。

【功效】生津止渴，健脾益肾，降低血糖。

【适应证】适用于中老年糖尿病患者食用。

25. 红薯粥

【原料】红薯 120 克，小米 80 克。

【制作及用法】将甘薯去皮切成小块，与淘净的小米一起入锅，加水适量，煮为稀粥。每日 2 次食之。

【功效】养胃益肾，生津润燥。

【适应证】适用于中老年糖尿病患者食用。

26. 胡萝卜粥

【原料】新鲜胡萝卜 2～3 根，大米 80 克。

【制作及用法】先将胡萝卜洗净切成丁，与淘洗干净的大米一起放入砂锅内，加清水适量，煮至米烂粥稠。早、晚餐温热服食。

【功效】健脾和胃，润肠通便，降压利尿。

【适应证】适用于糖尿病合并高血压或便秘的中、老年患者食用。

27. 枸杞子萝卜粥

【原料】枸杞子 30 克，胡萝卜 3 根，大米 80 克。

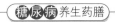

【制作及用法】先将胡萝卜洗净，切成小丁，与枸杞子和淘洗干净的大米一起放入砂锅，加水适量，文火煮粥，粥稠米烂即成。每日早餐食用。

【功效】滋阴补血，降糖降压。

【适应证】适用于中老年糖尿病伴高血压或动脉粥样硬化的患者食用。

28. 地黄花粥

【原料】粟米 100 克，地黄花适量。

【制作及用法】将地黄花阴干，捣碎为末，每次用 60 克粟米煮粥，待粥煮熟时，将地黄花末加入，搅匀，再煮至沸即可。早、晚餐随量服食。

【功效】清热除烦，滋肾止渴。

【适应证】适用于糖尿病以肾虚腰痛为主要症状者。

29. 竹笋米粥

【原料】大米 100 克，鲜竹笋 1 个。

【制作及用法】将鲜竹笋脱皮切片，再与洗净的大米同煮成粥。每日 2 次食用。

【功效】清肺除热，兼能利湿。

【适应证】适用于糖尿病兼有久泻久痢者。

30. 天花粉粥

【原料】天花粉 30 克，大米 100 克。

【制作及用法】先煎天花粉，去渣取汁，再与淘洗干净的大米一起煮成稀粥。每日 1 次食用。

【功效】清肺，生津，止渴。

【适应证】适用于糖尿病伴有肺热咳嗽者。

31. 冬瓜粥

【原料】新鲜连皮冬瓜 100～150 克，洗净的大米适量。

【制作及用法】先将冬瓜洗净，切成 4 块，同洗净的大米适量一起煮为稀粥。每日 2 次服用，10～15 天为 1 个疗程。

【功效】利尿消肿，清热止渴。

【适应证】适用于糖尿病伴有水肿胀满、小便不利、肺热咳嗽者。

32. 莱菔粥

【原料】莱菔籽 10～30 克，大米适量。

【制作及用法】先炒莱菔籽，再与洗净的大米一起煮粥。每日 1～2 次，温服。

【功效】消积除胀，治消渴，养脾胃。

【适应证】适用于糖尿病伴有腹胀者食用。

33. 生地黄益母草粥

【原料】鲜益母草汁 30 克，鲜生地黄汁 60 克，鲜藕汁 60 克，大米适量。

【制作及用法】先以洗净的大米煮粥，待米熟时，加入上述诸药汁，煮成稀粥即可。每日 2 次，温服，病愈即停。

【功效】滋阴消瘀，解渴除烦。

【适应证】适用于糖尿病伴月经不调者食用。

【备注】大便溏薄者、脾虚腹泻者忌用。吃粥期间忌食葱白、薤白。

34. 沙参玉竹粥

【原料】沙参、玉竹各 15～20 克（鲜品用 30～60 克）大米 100 克，冰糖少许。

【制作及用法】先将新鲜沙参，玉竹洗净，去掉根须，切碎煎取浓汁后去渣，或者用于沙参，玉竹煎汤去渣，再加入洗净的大米和水适量煮为稀粥，粥成后放入冰糖，稍煮 1～2 沸即可。每日 2 次服用，5～7 日为 1 个疗程。

【功效】滋阴润肺，生津止渴。

【适应证】糖尿病合并心脏病患者。

【备注】口腻多痰、消化不良、舌苔厚腻者忌服。

35. 生地黄粥

【原料】生地黄汁大约 60 毫升（或干地黄 60 克），洗净的大米 100 克。

【制作及用法】取新鲜生地黄适量；洗净后切段，每次榨取生地黄汁大约 50 毫升。或者用干地黄 60 克煎取药汁，洗净的大米加水煮沸后加入地黄汁，煮成稀粥。每日早、晚空腹食用。

【功效】清热生津，凉血止血。

【适应证】适用于糖尿病口渴、口鼻出血、低热不退、阴液耗伤者。

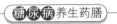

【备注】服此药粥时，忌食葱白、韭菜、薤白及萝卜。

36. 猪胰乌鸡膏粥

【原料】猪胰1具，乌鸡膏30克，大米100克，葱、姜、精盐适量。

【制作及用法】将猪胰洗净切片，备用。再将大米加水煮粥；粥熟后加入猪胰片、乌鸡膏、葱、姜、精盐，稍煮2～3沸即可。每日2次，服食。

【功效】养阴补中，清虚热。

【适应证】适用于糖尿病伴老年耳聋、消渴烦热、骨蒸潮热者食用。

37. 枸杞叶粥

【原料】新鲜枸杞叶100克，糯米80克，白糖适量。

【制作及用法】取枸杞叶洗净加水500毫升，煮至300毫升时去叶。入糯米、白糖，再加水300毫升，煮成稀粥。早、晚餐趁温热时食用。

【功效】清热明目，补虚益精。

【适应证】适用于糖尿病并发虚劳发热、头晕目赤者食用。

38. 莲枣山药粥

【原料】山药100克，莲子50克，红枣50克，大米100克。

【制作及用法】莲子泡发后去皮、芯，煮烂；大枣洗净，去核切成碎丁；山药去皮煮熟压碎；大米放在锅中热水中，常法煮粥；将熟时，加上莲子、红枣、山药、再煮10分钟，即成。早、晚食粥每次服用1碗。

【养生功效】补脾胃，止泄泻，补养心气，益肾涩精。

【适应证】适用于糖尿病患者并发肾炎者养生康复。

39. 淮山枸杞粥

【原料】枸杞子30克，淮山药30克、大米80克。

【制作及用法】先把枸杞子、淮山药洗净，将淮山药切薄片；大米淘洗干净。锅上放水500～600毫升，并把大米、淮山药、枸杞子放入锅内。锅置于武火上，先用大火烧沸，再用文火煮35～45分钟，米烂熟即成。每日吃粥150克，每日早、晚餐各食用1次。

【功效】补肾益精，补脾和胃。

【适应证】适用于糖尿病患者养生康复之用。

40. 玉米木耳粥

【原料】玉米糁 100 克，黑木耳 12 克、植物油、精盐、味精各适量。

【制作及用法】先将木耳洗净，用清水泡发，撕碎。锅内加水，上火，放玉米糁，煮至将烂时，加入黑木耳，同煮为粥，加油、盐、味精调味、即成。可作早餐或晚餐食用。

41. 薄荷粥

【原料】新鲜薄荷 30 克（干品 10 克），粳米 80 克，冰糖少量。

【制作及用法】先将薄荷洗净，煮沸 5 分钟，去渣取汁。再将粳米淘洗干净，按常规下锅加水煮粥。待粥熟后，对入薄荷汁，再煮片刻，加入少量冰糖，即成。早、晚餐食用。

【功效】疏散风热、清头目。

【适应证】适用于糖尿病并发风热型感冒为宜。

42. 百合粥

【原料】百合 30 克，葛根 25 克，大米 120 克。

【制作及用法】先将百合洗净，撕成瓣状；将葛根洗净，切片；大半淘洗干净，去泥沙。先将葛根入锅内，加水 600 毫升，煎煮 30 分钟，除去葛根，汤内放入大米、百合，再用武火烧沸，改用文火煮半小时即成。每次食粥 150克，每日食 1 次。

【功效】补肺清热，滋阴止渴。

【适应证】适用于糖尿病患者养生食用。

43. 燕窝粥

【原料】燕窝 10 克，大米 100 克。

【制作及用法】先将燕窝用清水发透，用镊子夹去燕毛、杂质；大米淘洗干净。把大米放入电饭煲内，加水 800 毫升，放入燕窝，通电，用常法煲熟即成。每次食粥 150 克，每日吃 2 次。

【功效】补虚劳，益脾胃，滋阴润肺，止烦渴。

【适应证】适用于糖尿病患者养生保健之用。

44. 番石榴粥

【原料】番石榴 30 克，大米 100 克。

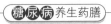

【制作及用法】把大米洗净，去泥沙；番石榴洗净，去皮，切成薄片。把大米，番石榴放在锅内，加水大约 600 毫升，将锅置于武火上烧沸，再用文火煮 40 分钟左右即成。每日吃 1 次，作早餐为宜。

【功效】生津止渴，益气健胃。

【适应证】适合糖尿病患者食用。

45. 山药猪肚粥

【原料】山药 30 克，猪肚 100 克，大米 80 克，紫苏粉、陈皮粉、杭菊粉、葱末、薄荷粉、食盐各适量。

【制作及用法】把猪肚用紫苏粉、陈皮粉、杭菊粉、葱末、薄荷粉、食盐反复搓揉，洗净腥味，切成 3 厘米长、2 厘米宽的块。大米淘洗干净。再把猪肚、大米同放电饭煲内，加水 850 毫升，煲熟即成。每次吃猪肚 30～50 克，每日食用 1 次，早餐食用。

【功效】补虚损，健脾胃。

【适应证】适用于糖尿病患者养生食用。

46. 水鸭扁豆粥

【原料】水鸭肉 100 克，白扁豆 50 克，盐 5 克，白菜 120 克，葱花 15 克，绍酒 10 克，酱油 10 克。

【制作及用法】先将水鸭肉洗净，切成 2 厘米见方的块；白菜洗净，切成 3 厘米长的段；葱切成葱花，盐、绍酒、酱油腌制半小时。把白扁豆放入锅中，加水 1200 毫升，放入水鸭肉、姜、葱、锅置武火上烧沸，再用文火炖煮 1 个小时即成。每日吃 1 次，每次吃鸭肉 60 克左右，随意吃白扁豆、喝汤。

【功效】滋阴养胃，补脾益气。

【适应证】适用于糖尿病患者养生康复之用。

47. 山药粥

【原料】山药 60 克，粳米 150 克。

【制作及用法】将山药去皮，切成片，粳米淘洗干净。锅内加水适量，放入山药，粳米，用旺火烧沸。再用文火熬熟成粥即成。作早、晚餐食用。

【功效】健脾益气。

【适应证】适用于糖尿病患者养生康复之用。

48. 首乌芝麻粥

【原料】何首乌 15 克，黑芝麻 25 克，大米 80 克。

【制作及用法】将大米淘洗干净；黑芝麻洗净，去杂质；何首乌润透，切片。把大米放入锅内，加水 600 毫升，稍泡加入何首乌、黑芝麻。将锅置武火上烧沸，再用文火煮 45 分钟即成。早餐食用。

【功效】补益肾精，降糖降脂。

【适应证】适用于糖尿病兼高脂血症患者养生保健之用。

49. 淮山北芪粟米粥

【原料】淮山药 10 克，北黄芪 12 克，粟米（小米）120 克。

【制作及用法】先把粟米淘洗干净；淮山药、北黄芪切片。再把粟米、北芪、淮山药一起放入砂锅内，加水 600 毫升，再将锅置于武火上，先烧开，再用文火煮 45 分钟即成。每日吃 1 次，当早餐食用。

【功效】健脾胃，补气血，止消渴。

【适应证】适宜糖尿病患者食用。

50. 田螺桑椹粥

【原料】桑椹 15 克，田螺肉 60 克，大米 60 克，精盐 4 克。

【制作及用法】把桑椹洗净，去杂质；田螺肉洗净，切成小颗粒；大米淘洗干净。再把桑椹、田螺肉、大米同放电饭煲内，加水 600 毫升，如常规煲熟加盐拌匀即成。每日早餐食用。

【功效】补肝肾，清烦热。

【适应证】适用于糖尿病患者食用。

51. 莲子萝卜苡仁粥

【原料】莲子 50 克，薏苡仁 15 克，萝卜 120 克，大米 80 克。

【制作及用法】先把莲子去芯，洗好；薏苡仁，大米淘洗干净；萝卜切块，一起放入电饭煲内，加水适量，用中火煲熟即成。早餐食用。

【功效】除湿健脾，降糖止渴。

【适应证】适用于糖尿病患者养生食用。

52. 麦冬生地粥

【原料】麦冬 30 克，生地黄 30 克，大枣 20 克，大米 80 克。

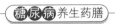

【制作及用法】先把大米淘洗干净；生地黄洗净切片，麦冬洗净去心，再把大米生地、麦冬一直放入锅内，加水1200毫升。再将盛有原料的锅先置武火上烧沸，再改用文火烧煮30分钟即成。早餐食用，每日1次。

【功效】滋阴凉血，生津止渴。

【适应证】适用于糖尿病口干肺燥者食用。

53. 猪胰粥

【原料】猪胰1具，大米100克，绍酒10克，葱花15克，精盐4克。

【制作及用法】先把猪胰洗净，切成3厘米见分的块；大米淘洗干净。再把大米，猪胰放入锅内，加水约180毫升，加入葱、盐、绍酒。再把盛有原料、调料的锅置武火上烧沸后，再改用文火煮半小时把米煮烂即成。早餐食用。

【功效】清肺热，止消渴。

【适应证】适用于糖尿病患者养生保健之用。

54. 山药薏苡仁粥

【原料】山药粉60克，薏苡仁60克。

【制作及用法】锅内加水，烧开，下入山药粉、薏苡仁按常规煮粥。至粉熟米烂即可出锅食用。早、晚餐温热食用。

【功效】益肾健脾，降血糖，增强免疫功能。

【适应证】适用于糖尿病患者养生保健之用。

55. 薏苡仁赤小豆粥

【原料】薏苡仁、赤小豆、泽泻各60克。

【制作及用法】先将泽泻入砂锅，加水适量，分2次煎汁，并把汁用纱布过滤，澄清，赤小豆、薏苡仁洗净。然后把赤小豆、薏苡仁、泽泻汁合在一起入锅，加水适量，按常规煮粥。晚餐食用，每日1碗。

【功效】清热，利湿，泻浊。

【适应证】适用于肥胖型糖尿病患者食用。

56. 仙人粥

【原料】何首乌60克，麦饭石100克，大米120克，红枣50克。

【制作及用法】先将麦饭石捣碎，用清水浸泡半小时左右，加水适量，入锅内煮成麦饭石水，用纱布过滤出石渣；何首乌入锅内加水，煎出浓汁，也用纱布滤出渣；大米淘洗干净；大枣洗净去核。再把麦饭石水、首乌液、大米、红枣一起放入锅内，以文火煮至米烂成粥，即成。早晚餐食用。

【功效】养肝补肾，健脾和胃，补气养血。

【适应证】适用于糖尿病患者养生保健之用。

57. 花生乌鸡肉粥

【原料】花生仁 60 克，乌鸡肉 120 克，大米 120 克，植物油、酱油、精盐、味精各适量。

【制作及用法】先将乌鸡肉用清水洗净，切成极薄片，放入净碗中，加入植物油，酱油，精盐腌至入味；把花生仁用开水烫一下，去外皮，有清水洗净。大米用水淘洗干净，与花生仁一起放入煮锅内，加水适量，置于旺火上煮沸，加入乌鸡肉片，锅加盖，用文火煮至粥成肉熟，点入味精拌匀即成。趁热食用。

【功效】补肾固精。

【适应证】适用于男性糖尿病合并肾虚者养生保健食用。

58. 乌鸡桑椹糯米粥

【原料】乌鸡肉，新鲜桑椹各 100 克，糯米 150 克，精盐适量。

【制作及用法】先将乌鸡肉洗净，切碎；桑椹洗净，糯米淘净。乌鸡肉、桑椹、糯米一起入锅，加水适量，同煮成粥。加精盐调味。空腹温热食用，每日 1～2 次。

【功效】滋补肝肾。

【适应证】适用于糖尿病合并肝肾阴虚者养生食用。

59. 海参乌鸡粥

【原料】水发海参、乌鸡肉、大米各 120 克，精盐适量。

【制作及用法】将水发海参，乌鸡肉分别洗净，均切成片，一同下锅，放入淘洗干净的大米，加水适量，置旺火上煮沸，改文火煮成粥，撒入精盐调味。随意食用。

【功效】补肾益精，滋阴生血。

【适应证】适用于糖尿病合并精血亏损、体质虚弱者养生食用。

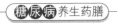

60. 乌鸡参芪熟地粥

【原料】乌鸡肉 100 克，党参、黄芪各 10 克，熟地黄 15 克，红枣 10 枚，糯米 60 克，精盐适量。

【制作及用法】先将乌鸡肉洗净后切丁；将党参、黄芪、熟地黄洗净后入锅，加水 600 毫升，浸透，用文火煎至 250 毫升，去渣取汁。乌鸡肉、糯米、红枣一起下锅，加水适量，煮至米烂开花，加入药汁，再煮 5 分钟，调入精盐。早、晚空腹食用。

【功效】补气养血。

【适应证】适用于糖尿病气血两虚者养生食用。

61. 乌鸡牡丹花粥

【原料】牡丹花（阴干者）6 克（鲜者用 10～20 克），乌鸡肉、大米各 100 克，精盐适量。

【制作及用法】将乌鸡肉洗净后切成丁，与大米一起入锅，加水煮粥，煮至大米将熟时，加入牡丹花再煮，撒入适量精盐，搅匀。空腹食用。

【功效】养血调经。

【适应证】适用于女性糖尿病合并月经不调者养生食用。

62. 乌鸡黄芪山药粥

【原料】净乌鸡肉 120 克，生黄芪 30 克，山药 60 克，精盐适量。

【制作及用法】将乌鸡肉洗净，切碎；将山药研粉，黄芪水煎取汁。再将乌鸡肉下锅，加水适量，置火上煮熟。将黄芪药汁倒入山药粉中，搅拌成糊，加入乌鸡肉汤中，搅匀煮成粥，精盐调味即可。温热食用，每日 1～2 次。

【功效】益气生津，健脾固肾。

【适应证】适用于糖尿病合并气虚体弱、倦怠乏力者养生食用。

63. 乌鸡玉米扁豆粥

【原料】乌鸡肉 120 克，玉米 60 克，白扁豆 35 克，大枣 10 枚，大米、精盐各适量。

【制作及用法】将乌鸡肉洗净，切成碎丁；将玉米、白扁豆、大枣洗净，大米淘净。乌鸡肉丁、玉米、白扁豆、大枣与大米一同下入锅内，加入适量清水，置大火上煮沸，改用文火煮粥，待乌鸡肉、白扁豆、玉米熟烂时，加入精盐调味即成。随意食用。

【功效】健脾利水。

【适应证】适用于糖尿病合并脾虚水肿、小腹胀满者养生食用。

64. 黄芪熟地乌鸡粥

【原料】乌鸡 1 只，黄芪 30 克，熟地黄 30 克，大米 100 克，精盐、味精各适量。

【制作及用法】先将乌鸡宰杀，去毛，开膛，除内脏，洗净，与黄芪、熟地黄一同放入炖锅内，加入适量清水，置旺火上烧沸，改用文火炖至乌鸡肉熟烂，去除黄芪、熟地黄，并去鸡骨，分次取乌鸡汤及乌鸡肉和大米煮粥，入精盐、味精调味。食乌鸡肉，喝粥。

【功效】大补气血。

【适应证】适用于中老年糖尿病合并五脏虚损者养生食用。

65. 黄精乌鸡瘦肉粥

【原料】黄精 60 克，乌鸡肉，大米，猪瘦肉各 100 克，葱、姜、精盐、味精各适量。

【制作及用法】先将乌鸡肉、猪瘦肉分别洗净，均切成碎末；大米淘净；葱，姜分别洗净，均切成末。黄精放入砂锅内，加水煎煮，取汁去渣，放入大米及适量水煮粥，待粥将熟时，放入乌鸡肉末、猪瘦肉末，煮至粥成肉熟，放入葱末、姜末、精盐、味精调味。空腹食用，每日 1 次。

【功效】益气养血，延年益寿。

【适应证】适用于糖尿病合并体倦乏力、脾胃虚弱者养生食用。

66. 乌鸡杞麦粥

【原料】乌鸡肉 100 克，枸杞子 40 克，麦冬 30 克，大米 60 克，精盐适量。

【制作及用法】先将乌鸡肉洗净，切碎。将枸杞子，麦冬洗净，一起放入砂锅中，加清水 800 毫升，浸透，煎 25 分钟，去渣，入乌鸡肉，大米煮粥，粥熟后加适量精盐调味，随意使用。

【功效】养阴清热，滋补肝肾。

【适应证】适用于糖尿病合并五心烦热、肝肾阴虚者养生食用。

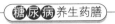

67. 乌鸡地黄花粟米粥

【原料】乌鸡肉、粟米各 100 克，精盐、地黄花各适量。

【制作及用法】先将乌鸡肉洗净，切成碎末；将地黄花阴干，捣为末，每次取 3 克，先将乌鸡肉、粟米煮粥，临熟时再将地黄花加入搅匀，再煮沸调入适量精盐即成，随意食用。

【功效】清热，止渴，滋肾，除烦。

【适应证】适用于糖尿病合并肾虚腰痛者养生食用。

68. 乌鸡葛根粉粥

【原料】乌鸡肉 120 克，葛根 30 克，大米 100 克，精盐、味精、芝麻油各适量。

【制作及用法】先将乌鸡肉洗净，切成碎末；大米浸泡过夜；葛根切片，水磨后澄清取淀粉。大米、乌鸡肉末一同入锅，加水适量，大米烧沸，改文火煮成粥，下入葛根淀粉，调入精盐、味精，搅匀，稍煮，淋芝麻油即成。随意趁热食用。

【功效】清热除烦，生津止渴，扩冠降压。

【适应证】适用于糖尿病合并高血压或冠心病患者养生食用。

69. 洋参核桃粥

【原料】西洋参 3 克，核桃仁 10 克，茯苓 30 克，生姜 6 克，粳米 120 克。

【制作及用法】先将西洋参、茯苓同煎取汁，共 3 次。合并 3 次煎液。再将核桃仁捣烂，与药汁、生姜、粳米（预先淘净）共煮为粥。早、晚两餐分别食用。

【功效】补脾益肺，安神降糖。

【适应证】适用于糖尿病患者养生保健食用。

70. 黑豆苡仁粥

【原料】黑豆 120 克，薏苡仁 80 克。

【制作及用法】先将黑豆、薏苡仁分别淘洗干净，一并放入砂锅内，加入适量清水，先用旺火煮沸，再改用文火煮 1 个小时左右，以黑豆熟烂为度，调味。早、晚餐分别食用。

【功效】补肾利湿，降低血糖。

【适应证】适用于糖尿病患者养生保健食用。

71. 海参黄芪粥

【原料】海参 80 克，生黄芪 40 克，陈粟米 120 克，黄酒、葱花、生姜末、食盐、味精、五香粉各适量。

【制作及用法】先将海参洗净，放入锅中，加水煮烂，放入清水中浸泡 6 个小时，捞出，细切后盛入碗中，备用。再将黄芪洗净，切成薄片，放入砂锅中，加水煎煮 30 分钟，过滤取汁，再与淘洗干净的陈粟米同入砂锅中，加入适量水，旺火煮沸后调入切细的海参，再改用文火煨煮 1 个小时，待粟米熟烂，烹入黄酒，并加葱花、生姜末、食盐、味精、五香粉调味后，拌匀即成。早、晚餐分别食用。

【功效】益气止渴，降糖润燥。

【适应证】适用于糖尿病患者养生保健食用。

72. 白木耳西洋参粥

【原料】白木耳 30 克，西洋参 3 克，陈粟米 120 克。

【制作及用法】先将白木耳用温水泡发，撕碎，切细，备用。将西洋参洗净，晒干或烘干，研成极细末。再将陈粟米淘洗干净，放入砂锅中，加水适量，先用旺火煮沸后拌入白木耳，再改用文火煨煮 1 个小时，待粟米酥烂，粥黏稠时加入西洋参细末，拌匀即成。早、晚餐分别食用。

【功效】生津止渴，滋阴润肺，降低血糖。

【适应证】适用于中医辩证为肾阴亏虚型糖尿病患者养生保健食用。

第 四 章
糖尿病患者的养生药膳汤羹

一、药膳汤羹的概念

药膳汤羹是以药物和食物为原料，加入较多量的水，经烹饪制成具有食疗作用的佐餐。它是中国传统医药与烹调技术相结合的产物。

所谓汤羹，既汤亦羹，是含较多水分菜肴的总称。汤通常作为正餐的佐食，一般食毕上汤。羹是比较黏稠的汤，多以肉、蛋、奶、海味为主要原料，再加入配料同煮调味而成。汤或羹富有营养，故既能滋养脏腑，又能调理机体功能，有强身健体、延年益寿之功效。因此，特别适用于体质虚弱的中老年 2 型糖尿病患者选用。

二、防治糖尿病的实用养生药膳汤羹

（一）汤类养生药膳

1. 玉竹山药鸽肉汤

【原料】玉竹 30 克、山药 60 克、白鸽 1 只、料酒、葱花、姜末、精盐、味精各适量。

【制作及用法】先将山药，玉竹洗净，并切成小片，放入碗中备用；将鸽子宰杀、去毛、去内脏、洗净，并用沸水焯一下，切成 10 块，放入炖盆内，加料酒、葱花、姜末、精盐适量及清水 1000 毫升，再放入备好的山药和玉竹，上笼屉蒸半小时，待鸽肉酥烂取出，加适量味精，调味即成，当菜佐餐，随意服食，当日吃完。

【功效】补肺益肾，降糖止渴。

【适应证】适用于肾阴亏虚燥热伤肺型糖尿病患者。

2. 银耳鸽蛋汤

【原料】银耳30克，海带45克，鸽蛋6个，葱花、姜末、精盐各适量。

【制作及用法】先将银耳、海带用温开水泡发，海带洗净后切成丝，银耳去蒂后撕成瓣状，备用。砂锅内放清水适量，加银耳后，文火炖半小时，加入海带丝，再用文火煨食15分钟，加入鸽蛋、葱花、姜末少许，煮熟后加适量精盐即可服食。佐餐食用，吃菜喝汤。

【功效】滋补肝肾，止渴降糖。

【适应证】适用于治疗2型糖尿病，中医辨证分型为阴阳两虚、肾阴亏虚者。

3. 百合淮山猪胰汤

【原料】百合25克，淮山药60克，猪胰脏100～150克，精盐少量。

【制作及用法】先将猪胰切成小块，洗净，用清水煮，同时放入百合、淮山药同煮，煮半小时以后，取汤加少量精盐调味即可。佐餐食用，吃猪胰脏肉，喝汤。

【功效】补脾胃，益肺肾，降血糖。

【适应证】适用于治疗各类糖尿病患者。

4. 山药兔肉汤

【原料】山药250克，兔肉180克。调料、精盐各适量。

【制作及用法】先将兔子宰杀剥去内脏，洗净切块。再与山药共同放入砂锅中，加调料、精盐及水各适量，用文火炖煮，至兔肉熟烂，汤汁浓稠即可。吃肉喝汤，分2～3次食之。

【功效】滋阴益气，生津止渴。

【适应证】适用于治疗各种类型的糖尿病患者。

5. 龙眼肉桑椹兔肉汤

【原料】龙眼肉30克，桑椹子、枸杞子各15克，兔肉250克，生姜、食盐、味精、黄酒各适量。

【制作及用法】先将龙眼肉、桑椹子、枸杞子洗净，兔肉切成薄片、配生姜、食盐、黄酒炒熟后，加入备好的龙眼肉、桑椹子、枸杞子，并加入适量的水，炖煮30分钟即可。吃肉喝汤，佐餐食用。

【功效】滋补肝肾，降低血糖。

【适应证】适用于治疗糖尿病合并冠心病患者，症见多梦健忘、心悸失眠、脉细弱等。

6. 苦瓜荠菜瘦肉汤

【原料】猪瘦肉120克，荠菜80克，鲜苦瓜350克，精盐、糖、淀粉各适量。

【制作及用法】先将猪瘦肉洗净、切片、用食盐，糖加淀粉勾芡，腌好；鲜苦瓜去瓤、洗净、切片；荠菜去杂质，并将荠菜及根洗净后备用；再将荠菜放入锅内，加适量清水，文火煮半小时，去渣，再加入苦瓜煮熟，然后下猪瘦肉片，煮5分钟至肉刚熟，调味即可，佐餐食用。

【功效】清心泄热，解暑止渴。

【适应证】适用于治疗糖尿病合并高脂血症或高血压的患者，症见口渴咽干、目并肿痛、心烦易怒者。

7. 黄芪川芎兔肉汤

【原料】生黄芪60克，川芎10克，兔肉250克，生姜、食盐、黄酒、味精各适量。

【制作及用法】先将黄芪、川芎洗净，用纱布包好，再将兔肉切成薄片备用；将上述各种成分放入锅中用水煮熟，然后用文火煨2～3小时，即成。吃肉饮汤，佐餐食用。

【功效】益气活血，通络利水。

【适应证】适用于治疗糖尿病患者并发脑卒中，症见半身不遂、言语不畅、口歪眼斜、舌质暗淡、脉细涩者。

8. 蚌肉豆腐汤

【原料】新鲜蚌肉250克，豆腐250克，葱5克，料酒10克，精盐、味精各2克。

【制作及用法】将新鲜蚌肉洗去泥沙，切成块状，放入汤锅内，加水大约

800 毫升，煮沸后，放入料酒，文火再煮 5 分钟；将豆腐切成小块，放入汤内，武火烧开后，将洗净切好的葱花撒入汤内，加入精盐、味精即成。吃肉，喝汤，吃豆腐。10 天为 1 个疗程。

【功效】明目解毒，除烦止渴。

【适应证】适用于治疗糖尿病，症见烦渴不止、目赤肿痛者。

9. 粉葛鲮鱼汤

【原料】粉葛 120 克，鲮鱼 1 条（重约 350 克），生姜 4 片，蜜枣 4 个，调料适量。

【制作及用法】将粉葛洗净、去皮、切大块，蜜枣去核，备用。鲮鱼宰杀去鳞鳃，内脏，洗净后沥干水。再起油锅，炒香姜，煎鲮鱼至表面微黄、取出，再将粉葛、鲮鱼、姜、枣一起放入锅内，加清水适量，武火煮沸后，改为文火煮 2 小时，调味即可。佐餐食用，喝汤吃鱼肉，分 1～2 次食用。

【功效】生津止渴，健脾除湿。

【适应证】适用于治疗糖尿病患者，症见口渴、肢体倦怠、关节酸痛者。

10. 黄精玉竹牛腱汤

【原料】黄精 60 克，牛腱 100 克，玉竹 30 克，生姜 4 片，调料适量。

【制作及用法】先将黄精、玉竹洗净；牛腱洗净，切开，用开水焯去膻味；再将牛腱与黄精、玉竹、生姜同时放入锅内，加适量清水，武火煮沸后，改为文火煮 2～3 个小时，调味即可。佐餐食用，吃肉喝汤。

【功效】养心安神，健脾滋阴。

【适应证】适用于治疗糖尿病患者，症见病后体虚、气阴不足、失眠多梦、疲倦消渴等。

11. 猪胰汤

【原料】猪胰子 1 个，生黄芪 60 克，薏苡仁 30 克，淮山药 100 克。

【制作及用法】先将猪胰子洗净，置于砂锅内，加水适量，煮 15 分钟。再将用纱布包着的薏苡仁、生黄芪、淮山药放入同煮 60 分钟即可食用。喝汤，吃猪胰肉，佐餐食用。

【功效】益气健脾，润燥止渴。

【适应证】适用于气阴两虚型糖尿病患者食用。

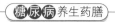

12. 消渴汤

【原料】生猪胰子 120 克，生地黄、山药各 50 克、山萸肉、生黄芪各 25 克。

【制作及用法】先将山萸肉，生地黄、山药、生黄芪置于砂锅中，加水适量，浸泡大约 1.5～2 小时后，用文火头煎 45 分钟后，用纱布滤取药液，再加入热水二煎半小时，也滤取药液，将两次药液合并。再将生猪胰子洗净，加入两次药液煮熟。吃肉，喝汤，佐餐食用。

【功效】益气健脾，生津止渴。

【适应证】适用于治疗各类糖尿病患者。

13. 菠菜根银耳汤

【原料】新鲜菠菜根 150 克，银耳 30 克。

【制作及用法】先将菠菜根拣去杂质，洗净，银耳用温开水浸泡至变软，将二者同时放入锅中，加水适量，煮半小时即可。吃银耳，喝汤，每日 1 次，连用 10 天。

【功效】滋阴润燥，软化血管。

【适应证】适用于治疗糖尿病兼有脑血管硬化的患者。

14. 玉米须猪胰汤

【原料】玉米须 30 克，新鲜猪胰 1 具。

【制作及用法】先将猪胰洗净切块，放于砂锅中，玉米须剪碎撒于猪胰表面，加水适量，用文火炖煮半小时即成。吃猪胰，喝汤，每日 1 剂，分 3 次服，连服 15 天为 1 个疗程。

【功效】滋阴润燥，清热止咳。

【适应证】适用于治疗各种类型的糖尿病患者。

15. 三粉汤

【原料】山药粉、南瓜粉、猪胰粉各 30 克，银耳 20 克，海带 15 克，植物油、味精、精盐、葱、姜、五香粉各适量。

【制作及用法】先将银耳，海带分别用清水泡发，海带洗净后，切成小片状，盛入碗中备用；银耳泡发后弃蒂，撕成银耳瓣，洗净备用，再将炒锅置火上，加植物油，烧至六成热时，投入葱花、姜末，出香后加清汤适量，投

72

入银耳，小火煮煨半小时，随即投入海带片、山药粉、南瓜粉、猪胰粉，拌和均匀，再煮至沸，加精盐、味精、五香粉各适量；调和均匀即成。佐餐食用，当天服完。

【功效】润肺健脾，止渴降糖。

【适应证】适用于治疗燥热伤肺型糖尿病患者。

16. 土茯苓猪骨汤

【原料】土茯苓60克，猪脊骨600克。

【制作及用法】先将猪脊骨放入砂锅中，加清水适量，武火烧沸后，用文火炖至水成3碗量时，去猪骨与上层浮油，加入土茯苓煎至2碗。分2次饮用，1日饮完。

【功效】健脾利湿，补阴益髓。

【适应证】适用于治疗各类糖尿病患者。

17. 猪胰海参汤

【原料】海参2个，鸡蛋1枚，枸杞子60克，猪胰1具，料酒、精盐、味精、五香粉各适量。

【制作及用法】先将猪胰放入清水中，反复冲洗干净、切成片备用。海参泡发，去除内脏，洗净后切成小段备用；鸡蛋打碎，搅匀，加海参搅拌均匀，移入蒸碗内，上笼屉蒸熟后倒入砂锅，加清水适量，大火煮沸后，加料酒，并将猪胰片、枸杞子倒入，改用文火煨煮半小时，加精盐、味精、五香粉少许，调味即成。佐餐食用，吃猪胰、海参，喝汤，嚼食枸杞子。

【功效】滋阴润燥，止渴降糖。

【适应证】适用于治疗各种类型的糖尿病患者，尤其适用于治疗中老年人肾阴亏虚、胃燥津伤型糖尿病患者。

18. 赤小豆鲤鱼汤

【原料】赤小豆60克，天花粉25克，鲤鱼1条（重约750克），植物油、料酒、葱花、姜末、精盐、味精各适量。

【制作及用法】先将天花粉洗净，晒干或烘干，研成细粉，备用；赤小豆拣去杂质，洗净，用温开水泡发后备用；鲤鱼宰杀，去鳞、鳃及内脏，洗净，切成4段；将炒锅烧热，放入适量植物油加热至六成熟时，放入备好的鲤鱼

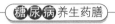

在油锅中煸透，加料酒、葱花、姜末，出香后移入大碗中，备用；在砂锅中加水置火上烧沸，加入赤小豆，中火煨煮半小时，将煸透的鲤鱼移入，改用文火煨煮半小时，待鲤鱼熟烂、赤小豆酥烂时，调入天花粉，拌匀，再煮沸，加精盐、味精调味即成。佐餐食用，吃鱼肉喝汤，当日吃完。

【功效】健脾益肾，清热解毒，降低血糖。

【适应证】适用于糖尿病中医辨证为胃燥津伤、燥热伤肺者或糖尿病并发高血压、肾脏疾病的患者。

19. 海带萝卜羊肾汤

【原料】海带 35 克，白萝卜 350 克，羊肾 1 对，湿淀粉、精盐、味精、葱花、姜末、料酒、植物油、五香粉各适量。

【制作及用法】先将海带用清水泡发，洗净，切成小片状，萝卜洗净切成 2 厘米左右的小块，放入碗中。将羊肾剖开去臊腥洗净切成薄片，放入碗中，用湿淀粉、精盐、味精、葱花、姜末、料酒拌匀的汁液抓芡腌制数分钟，备用。用武火将炒锅烧热，加植物油烧至六成热时，加葱花、姜末煸炒出香，加清汤大约 1800 毫升，烧沸后加萝卜用中火煨煮 20 分钟后加海带片，继续煨煮 15 分钟，再加羊肾片，不断拌和，再加精盐、味精、五香粉适量，5 分钟后起锅即成。佐餐喝汤吃肉，随着服食，当天吃完。

【功效】益气补虚，降血糖，降血脂。

【适应证】适用于治疗 2 型糖尿病，中医辨证属肾阴亏虚或阴阳两虚型糖尿病患者。

20. 蕹菜玉米须汤

【原料】玉米须 100 克，蕹菜根 180 克。

【制作及用法】先将玉米须和蕹菜根分别洗净，并将玉米须和蕹菜根切成小段；再将两者放入砂锅中，加清水 2500 毫升，用文火煨煮半小时即成。每日早、晚分 2 次饮汤食用。

【功效】生津止渴，清热解毒、降热、降血糖。

【适应证】适用于治疗各种类型糖尿病患者。尤其适用于治疗糖尿病合并高血压或糖尿病证属燥热伤肺型糖尿病患者。

21. 山药南瓜汤

【原料】山药 150 克，南瓜 350 克，调料适量。

【制作及用法】先将南瓜洗净后，切成 3 厘米长、2 厘米宽的条块状，山药去须根，刮去外皮，切成小块状备用；将炒锅置火上，加植物油烧至六成热时，加葱花、姜末、煸炒出香，加清水 1500 毫升，放入南瓜条，煮大约 25 分钟，加入山药小块。改用文火继续煨煮 10 分钟，使汤成稀稠状即可。早、中、晚三餐食用。

【功效】益气养阴、止渴降糖。

【适应证】适用于治疗各种类型的糖尿病患者。

22. 黄芪甘薯叶泥鳅汤

【原料】泥鳅 250 克，甘薯叶 120 克，生黄芪 60 克，精盐、味精、五香粉各适量。

【制作及用法】将泥鳅放入清水中静养 3 天后，以除去肠内泥污、再放入沸水锅中焯烫，然后投入砂锅，加清水适量备用；甘薯叶洗净，切成小片或小段；生黄芪洗净，放入纱布袋中，扎口备用；将砂锅加温水，水沸后加葱花、姜末、混合均匀，再加入放生黄芪药袋，改为文火煨煮 45 分钟，待泥鳅熟烂，取出药袋再加入甘薯叶，加精盐、味精、五香粉，再煮沸数分钟即可。佐餐食用，吃肉喝汤，随意吸食。

【功效】养血和胃，益气健脾，降低血糖。

【适应证】适用于治疗 1、2 型糖尿病患者。

23. 鸽子汤

【原料】雏鸽 2 只，枸杞子 30 克，鸡汤、精盐、糖、料酒、胡椒粉、姜、葱各适量。

【制作及用法】先将鸽子宰杀，除去毛，不及内脏，洗净，每只剁成 5～6 块，投入沸水中氽透。枸杞子用适量温水洗净备用。再将鸽肉块放在蒸碗中，放入已经洗净的枸杞子和葱段、姜丝、精盐、糖、料酒、并添加适量的鸡汤，入笼蒸大约 1 小时出笼，撒胡椒粉即可。加热后佐餐食用。

【功效】补气血，健脾胃。

【适应证】适用于治疗糖尿病伴体虚气力者。

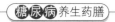

24. 百合猪脏汤

【原料】百合 25 克，猪肚 300 克，党参 15 克，红枣、料酒、葱段、精盐、鲜汤各适量。

【制作及用法】先把猪肚用盐洗净，切成 2～5 厘米见方的块；百合洗净，掰成瓣；党参润透切片；将红枣去核。把猪肚放入炖锅内，加上鲜汤，放入葱段、精盐、百合、党参、红枣、料酒。然后将炖锅置大火上煮沸，小火炖 1 个小时即成。当菜佐餐，适量食用。

【功效】滋阴润肺，益气补血。

【适应证】适用于治疗各型糖尿病，对燥热伤肺型糖尿病患者尤为适宜。

25. 马齿苋绿豆汤

【原料】马齿苋 250 克，绿豆 150 克，猪瘦肉 120 克，大蒜蓉 20 克，芝麻油、精盐，味精各适量。

【制作及用法】先将马齿苋除根，去老茎，洗净、切成段。把绿豆淘洗净。放适量水入煲内，绿豆放入煲内煮大约 15 分钟。再放猪瘦肉、马齿苋、蒜蓉煮大约 1～2 个小时，至猪肉熟烂，放入芝麻油、精盐、味精调味即成。佐餐喝汤，适量食用。

【功效】清热祛湿，解毒降糖。

【适应证】适用于各型糖尿病患者养生食用。

26. 苦瓜猪肉汤

【原料】鲜苦瓜 350 克，猪瘦肉 150 克，精盐适量。

【制作及用法】先将苦瓜洗净，去瓤后切成块，猪瘦肉洗净，切成片，一起放入锅内，加水适量煨汤，肉熟后加入精盐调味即成。当菜佐餐，适量食用。

【功效】健胃消食，降糖降压。

【适应证】适用于治疗各型糖尿病患者。

27. 白鸭冬瓜汤

【原料】白鸭 1 只（大约 2500 克），猪瘦肉 120 克，冬瓜 2500 克，海参 60 克，葱段、姜片、精盐、味精各适量。

【制作及用法】先将白鸭宰杀去毛及内脏，洗净后切块。海参用水泡发。

冬瓜不去皮洗净切块。猪瘦肉洗净切片。鸭肉、猪肉、海参、冬瓜、葱段、姜片一同放入锅中，加水适量。煮至鸭肉熟烂为止。再加入精盐、味精调味即成。当菜佐餐，适量食用。

【功效】补气健脾，滋阴清暑。

【适应证】适用于治疗各型糖尿病患者，对伴有头痛、失眠、肾炎水肿者尤为适宜。

28. 竹笋汤

【原料】鲜竹笋 120 克，精盐、味精各适量。

【制作及用法】将鲜竹笋剥去浮皮洗净，切成薄片，然后将其入锅加水煮沸后，用中火继续煮半小时，加入精盐、味精即成。当菜佐餐，适量食用，食笋喝汤。

【功效】益气消渴，清热化痰。

【适应证】适用于各型糖尿病患者。

29. 黄瓜鸡蛋汤

【原料】新鲜黄瓜 450 克，鸡蛋、姜片、葱花、大蒜片、黄花菜、白糖、精盐、酱油、食醋、料酒、味精、植物油、淀粉各适量。

【制作及用法】先将黄花菜用水发涨，洗净，择去蒂头。黄瓜洗净切去两端，再剖成花刀，用精盐将切好的黄瓜腌 10 分钟，滗干水分，鸡蛋打散，酱油、白糖、味精、料酒、食醋调成汁待用。锅置火上，加植物油烧至七成热时，将黄瓜蘸满蛋液后下油锅炸至表面呈黄色时捞出，放入碗中。锅置火上，注入植物油少许，待油热时下姜片、蒜片、葱花炸出香味，下葱花、菜和兑好的汁，煮沸后下黄瓜，煮入味时用湿淀粉勾芡，起锅即成。当菜佐餐，适量食用。

【功效】养阴清热，明目。

【适应证】适用于各型糖尿病患者。

30. 山药排骨汤

【原料】新鲜山药 600 克、排骨 350 克，香菜、葱花、精盐、胡椒各适量。

【制作及用法】先将排骨用水洗净，除去杂物及油脂，以刀柄用力压碎，放入锅中,加水适量,用旺火煮沸后,再改用文火煮半小时,用纱布过滤,作为高汤。再将山药洗净,削去外皮备用。高汤再放大火上加热煮沸,用擦板将洗净之山药擦制成泥,缓缓加入煮沸的汤中,搅拌煮熟,即可加入少许精盐,再加入葱花、香菜、胡椒、起锅即成。当菜佐餐,适量食用。

【功效】养阴润燥,滋补脾肾。

【适应证】适用于各型糖尿病,对肾阴亏虚型糖尿病患者尤为适宜。

31. 大蒜黑木耳鲫鱼汤

【原料】鲫鱼 1 条、大蒜瓣、黑木耳、香菇、植物油、精盐、葱段、姜丝、食醋、芝麻油、料酒、味精各适量。

【制作及用法】将鲫鱼去鳞、开膛、去内脏、去鳃、洗净;香菇、黑木耳分别泡发,择洗干净,均切成丝,泡香菇水留用;起油锅,将鲫鱼稍过油,加水适量煮沸,再加大蒜瓣,待汤呈乳白色时,加料酒、葱段、姜丝、精盐,再加黑木耳、香菇及泡香菇的水。开锅后加味精、食醋及香油即成。当菜佐餐适量食用。

【功效】滋润肌肤,强身美容。

【适应证】适用于治疗各型糖尿病患者。

32. 山药丝瓜芦笋汤

【原料】山药 30 克、丝瓜 150 克、芦笋 50 克。

【制作及用法】先将山药、丝瓜洗净去皮,切成薄片与洗净切片的芦笋一起放入砂锅中,加水适量,煎煮半小时,调味即成。早、晚分别食用。

【功效】益气健脾,清热解毒,降低血糖。

【适应证】适用于治疗胃燥津伤型糖尿病患者。

33. 二叶冬瓜汤

【原料】枸杞叶 20 克,番薯叶 100 克,生黄芪 20 克,冬瓜 350 克,植物油适量。

【制作及用法】先将冬瓜洗净、去瓤,去籽后,连皮切成小长方块。锅上火、加入植物油烧至八成熟,加入冬瓜块,煸透、装入碗中备用。番薯叶洗净,切成小片待用。黄芪、枸杞叶洗净后,黄芪切成片,同放入纱布袋,扎口,与冬瓜块同入砂锅中,加水 1500 毫升,大火煮沸,改用文火煮 20 分钟,待冬瓜熟烂，取出药袋，加新鲜番薯叶拌匀，小火再煮至沸即成。早、晚餐分别食用，吃番薯叶，嚼食冬瓜，早、晚分别食用。

【功效】清热解毒，降低血糖，利水消肿。

【适应证】适用于各型糖尿病，尤其适用于胃燥津伤型糖尿病患者。

34. 玉米豆腐汤

【原料】豆腐 350 克，嫩玉米 100 克，海米 10 克，精盐、味精、料酒、姜末、芝麻油，鲜汤各适量。

【制作及用法】将玉米下入沸水锅中焯一下，去掉皮膜。豆腐切成菱形小片。干海米用温水泡发。炒锅加水煮沸，下豆腐片焯一下捞出，沥干水。锅内放入鲜汤、豆腐片、玉米、海米、料酒、精盐，味精和姜末，调好口味。待汤煮沸，撇去浮沫，起锅盛入大碗内，淋入芝麻油即成。当菜佐餐，适量食用。

【功效】补肾降糖、滋阴润燥。

【适应证】适用于治疗各种类型的糖尿病患者。

35. 玉米须山药汤

【原料】玉米须 50 克，山药、粟米各 100 克，调味品适量。

【制作及用法】先将玉米须洗净，晒干或烘干，研成极细末备用。再将山药洗净，连皮切成黄豆粒小丁，与淘净的粟米同入砂锅内，加水浸泡片刻，大火煮沸后，改用文火煮，粥将成时，调入玉米须末，拌和拌匀，继续以文火煮 15 分钟，加入调味品，搅匀即成。早、晚分食。

【功效】清热止渴，滋阴降糖

【适应证】适用于各型糖尿病患者养生这用。

36. 猪肉玉米须汤

【原料】猪瘦肉 120 克，玉米须 60 克，天花粉 30 克。

【制作及用法】先将猪瘦肉洗净、切片、入锅内，用水炖猪肉，待熟时，加玉米须及天花粉，小火煎煮 15 分钟即成。当菜佐餐，吃肉饮汤。

【功效】清热止渴，滋阴润燥。

【适应证】适用于各型糖尿病患者养生之用。

37. 嫩玉米豆苗汤

【原料】青嫩玉米尖 12 个，豆苗 150 克，精盐、鲜汤各适量。

【制作及用法】先将青嫩玉米尖剥去皮，用玉米尖部最嫩部分，择去须子，用水洗净，切成丁，放入沸水锅内，煮 2 分钟后捞出放入盘内，加鲜汤上笼蒸 6 分钟左右，取出待用。豆苗用沸水烫一下。鲜汤内放入精盐，盛入汤碗中，加上蒸好的嫩玉米尖丁及嫩豆苗即成。当菜佐餐，适量食用。

【功效】补中益气，降糖利水。

【适应证】适用于各型糖尿病患者。

38. 玉米须龟肉汤

【原料】玉米须 120 克，乌龟 1 只（600 克以上）。

【制作及用法】乌龟宰后去头、足、内脏、洗净，与玉米须同置砂锅内。加水适量，大火煮沸，文火炖至熟烂。吃龟肉，饮汤，佐餐食用。

【功效】补肾养阴。

【适应证】适用于肾阴亏虚型糖尿病患者养生康复。

39. 薏苡仁海带汤

【原料】薏苡仁 25 克，海带 25 克，鸡蛋 1 个，植物油、精盐、味精、胡椒粉各适量。

【制作及用法】先将海带洗净切条，再与洗净的薏苡仁一起放入高压锅内，加水炖至极烂。炒锅上大火，放植物油烧热，将打匀的鸡蛋炒熟，再将海带、薏苡仁连汤倒入，加精盐、胡椒粉适量，炖煮片刻，起锅时加味精即成。佐餐适量食用。

【功效】活血软坚，强心利尿。

【适应证】适用于各型糖尿病患者养生食用。

40. 薏苡仁猪胰汤

【原料】猪胰脏 1 具，薏苡仁 60 克，怀山药 30 克，荸荠 60 克，黄芪 20 克，生地黄 20 克。

【制作及用法】先将胰脏洗净，除去中间脂肪切块。荸荠洗净，削去外皮切成两半。薏苡仁用水洗净。再将胰脏、荸荠、薏苡仁、怀山药、黄芪、生地黄一起放入锅中，加八分满的沸水，煮熟即成。当菜佐餐，适量食用。

【功效】清热降火，养阴润燥。

【适应证】适用于胃燥津伤型糖尿病患者。

41. 黄芪山药胰片汤

【原料】黄芪30克，山药100克，天花粉10克，麦门冬10克，生地黄10克，猪胰1具，料酒、葱花、姜末、精盐、鸡精、五香粉各适量。

【制作及用法】先将猪胰洗净，切成薄片备用。再将天花粉、麦门冬、黄芪分别洗净，天花粉、黄芪切成片，麦门冬切成小段，一起放入纱布袋中、扎口待用。将山药洗净，切成薄片。生地黄洗净后切成片。山药片、生地黄片与猪胰片一起放入砂锅内，加水（或鸡汤）1000毫升，并加药袋，中火煮沸，烹入料酒，加葱花、姜末，改用文火煮半小时，待猪胰熟烂，取出药袋（袋中汁液回入锅中），加精盐、鸡精、五香粉调味，再煮至沸即成。当汤佐餐，适量食用。

【功效】滋阴止渴，补肾降糖。

【适应证】适用于阴阳两虚型糖尿病患者。

42. 蚕蛹黑芝麻汤

【原料】蚕蛹60克，黑芝麻（炒熟研成末）60克，米酒适量。

【制作及用法】先将蚕蛹洗净，加水适量与米酒同入锅内，煎煮2次，每次半小时，合并滤汁，调入黑芝麻，搅匀即成。上下午食用，饮汤，吃蚕蛹。

【功效】滋阴泻火，降低血糖。

【适应证】适用于肾阴亏虚型糖尿病患者。

43. 银耳香菇汤

【原料】水发银耳30克，天花粉15克，枸杞子50克，水发香菇30克，精盐、鸡精、淀粉、芝麻油、鲜汤各适量。

【制作及用法】先将水发银耳洗净后切成细末。水发香菇洗净后切成细丝。再将天花粉洗净，晒干或烘干，研成极细粉。汤锅置火上，加鲜汤1000毫升，大火煮沸，加枸杞子、银耳细末、香菇细丝，拌和均匀，改用文火煮半小时，调入天花粉细末，煮至沸，加精盐、鸡精、搅匀，用湿淀粉勾成薄芡，淋入芝麻油即成。当汤佐餐，适量服食。

【功效】滋补肝肾，和中养血，降低血糖。

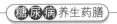

【适应证】适用于各型糖尿病患者。

44. 补阴养胃汤

【原料】怀山药 30 克，北沙参 15 克，玉竹 15 克，鹅肉 350 克，水发蘑菇 30 克，料酒、精盐、姜片、葱段各适量。

【制作及用法】先将鹅肉洗净，切块；北沙参发透切片；玉竹洗净切成段；水发蘑菇去梗蒂。将玉竹、北沙参、山药、鹅肉、蘑菇、料酒、精盐、姜片、葱段放入炖锅内，加水 1200 毫升，先用大火煮沸，再用文火炖煮 1 个小时即成。当菜佐餐，吃肉，饮汤。

【功效】滋阴养胃，生津止渴。

【适应证】适用于胃燥津伤型糖尿病患者养生食用。

45. 鲫鱼陈皮枸杞汤

【原料】新鲜枸杞叶 250 克，鲫鱼 250 克，陈皮、姜片、精盐各适量。

【制作及用法】先将活鲫鱼去鳞，去内脏，洗净，与陈皮、姜片同入锅内，加适量水煮沸。再将新鲜枸杞叶洗净，与鲫鱼同煮，水沸后转用文火炖至鱼熟汤浓，加入精盐调味即成。当菜佐餐，适量食用。

【功效】补益肝肾，健脾降糖。

【适应证】适用于各型糖尿病患者养生食用。

46. 蒲公英瘦肉汤

【原料】蒲公英 25 克，猪瘦肉 180 克，姜片、料酒、葱段、鲜汤、精盐、大枣各适量。

【制作及用法】先将瘦肉洗净，切成块；蒲公英洗净；红枣洗净去核。把瘦肉、蒲公英、姜片、葱段、料酒、精盐、红枣一起放入炖锅内，加入鲜汤 1200 毫升，大火煮沸，小火煲 60 分钟即成。当菜佐餐，适量食用。

【功效】滋阴养胃。

【适应证】适用于胃燥津伤型糖尿病患者。

47. 猪脊骨土茯苓汤

【原料】猪脊骨 600 克，土茯苓 60 克。

【制作及用法】先将猪脊骨洗净放锅内，加水煨汤，煎成 3 碗（大约 1500 毫升），去骨及上层浮油。土茯苓洗净，切片，加入猪骨汤内再煮，煎至

2 碗（大约 1000 毫升）即成。每日 1 剂，分 2～3 次服。

【功效】补阴益髓，清热润燥。

【适应证】适用于燥热伤肺型糖尿病患者。

48. 山药豆腐汤

【原料】山药 250 克，豆腐 450 克，大蒜末、酱油、芝麻油、精盐、味精、葱末、植物油各适量。

【制作及用法】将山药去皮，切成小丁；豆腐用沸水烫后切成丁。炒锅上火，放植物油烧热，爆香蒜末，倒入山药丁煸炒，加水适量，煮沸后下豆腐丁，加入精盐、味精、酱油，煮至入味，撒上葱末，淋上芝麻油，出锅即成。当菜佐餐，适量食用。

【功效】健脾和胃，降低血糖。

【适应证】适用于各型糖尿病患者。

49. 苦瓜豆腐汤

【原料】苦瓜 250 克，豆腐 650 克，植物油、料酒、酱油、芝麻油、精盐、味精、淀粉各适量。

【制作及用法】将苦瓜去皮，剖开去瓤，洗净切片。豆腐切成块。锅上火，放植物油烧热，放入苦瓜翻炒几下，倒入沸水，放入豆腐块，加入精盐、料酒、酱油调味并煮沸，用湿淀粉勾成薄芡，放味精，淋上芝麻油即成。当菜佐餐，适量食用。

【功效】清热开胃，降低血糖。

【适应证】适用于各型糖尿病患者。

50. 豌豆苗豆腐汤

【原料】豆腐 350 克，豌豆苗、酱油、芝麻酱、花椒油、芝麻油、味精、精盐各适量。

【制作及用法】先将豆腐掰成小碎块。豌豆苗洗净。芝麻酱用水调开，加酱油、花椒油、味精、精盐、芝麻油拌匀作调味汁备用。锅内放水煮沸，放入豆腐，加盖，用大火煮 5 分钟左右，待豆腐能浮在汤面时，加入豌豆苗，煮沸后倒入碗中即成。食用时可蘸调味汁。当菜佐餐，适量食用。

【功效】健脾开胃，降低血糖。

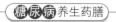

【适应证】适用于各型糖尿病患者。

51. 海带豆腐汤

【原料】豆腐半块，水发海带120克，西红柿2个（大的100克），葱花、青豆、芝麻油、胡椒粉、精盐、料酒、鲜汤各适量。

【制作及用法】先将豆腐、海带均切成丝，西红柿切成块。锅内放鲜汤，下豆腐、海带、西红柿、青豆与葱花，一起煮3～5分钟，再放入精盐、胡椒粉、料酒，煮3分钟，出锅前淋上芝麻油即成。当菜佐餐，适量食用。

【功效】降血糖，降血压，降血脂。

【适应证】适用于各型糖尿病患者。

52. 香干菇笋汤

【原料】香干120克，水发香菇45克，素火腿45克，熟笋60克，植物油、鲜汤（蘑菇鲜汤）、生姜丝、精盐、料酒、味精各适量。

【制作及用法】先将香干切成片，再切成细丝，用沸水浸泡后沥净水。香菇、熟笋、素火腿均切成丝。炒锅上火，放植物油烧至八成热，将香干丝及香菇丝、熟笋丝、姜丝和鲜汤一起下锅焖3分钟，使汤汁醇厚，再加入味精、精盐、料酒调好味，装碗，上面撒上素火腿丝即成。当菜佐餐，适量食用。

【功效】降血糖，降血压，降血脂。

【适应证】适用于中老年糖尿病患者。

53. 西洋参鲫鱼汤

【原料】西洋参5克，黄精18克，鲫鱼350克，红枣6枚，料酒、植物油各适量。

【制作及用法】先将鲫鱼宰杀，去鳃，鳞及内脏，洗净，锅上火，加入植物油待热后放入鲫鱼煸炒片刻，加料酒，烹饪出香味，盛入大碗中备用。西洋参、黄精、红枣分别洗净，西洋参切成片，黄精切成小段（或薄片），红枣用温水泡发备用。将炖锅置大火上，加鲜汤或水1200毫升，煮沸后放入煸透的鲫鱼，加入红枣，用文火炖煮半小时，加入洋参片、黄精段（或片），拌匀即成。当汤佐餐，适量服食，吃鲫鱼，喝汤，嚼食西洋参、红枣、黄精。

【功效】生津止渴，清热消肿，降低血糖。

【适应证】适用于胃燥津伤型糖尿病患者。

54. 泥鳅木耳汤

【原料】泥鳅 250 克，水发黑木耳 25 克，笋片 25 克，精盐、料酒、葱段、姜片、味精、植物油各适量。

【制作及用法】先用热水洗去泥鳅的黏液，剖腹去内脏。锅上火，放植物油，将泥鳅稍煎。锅中加入适量水，放入泥鳅、料酒、精盐、葱段、姜片、黑木耳、笋片，煮至肉熟烂，加味精调味即成。佐餐适量食用。

【功效】益气强身，健脾抗衰。

【适应证】适用于各型糖尿病患者。

55. 鲫鱼笋片汤

【原料】鲫鱼 1 条（大约重 450 克），熟笋片 60 克，熟火腿片、水发香菇各 35 克，精盐、料酒、味精、鸡油、葱段、姜片、植物油各适量。

【制作及用法】先将鲫鱼去鳞、鳃及内脏，洗净。炒锅上火，加植物油烧热，将鱼放入略煎，加料酒、葱段、姜片和水，煮沸，撇去浮沫，改用文火煮至汤色乳白，再改用旺火，加精盐、味精、火腿片、笋片、香菇片煮沸，拣去葱段、姜片，盛入碗中，将火腿片、香菇片放在鱼上，淋上鸡油即成。当菜佐餐，适量食用。

【功效】利水消肿，通脉下乳。

【适应证】适用于各型糖尿病患者。

56. 泥鳅山药汤

【原料】泥鳅 350 克，鲜山药 150 克，红枣 10 枚，姜片、精盐、味精、植物油各适量。

【制作及用法】先将泥鳅养在水盆中，滴几滴植物油，每天换水 1 次，使泥鳅排尽肠内脏物，1 周后取出泥鳅宰杀，去除鳃及肠杂，洗净备用。锅内放植物油适量，烧热，加入姜片，然后将泥鳅于锅中煎至呈金黄色，加水 1500 毫升，放入山药、大枣，先用旺火煮沸，再改用文火煮熬半小时左右，加精盐、味精调味即成。佐餐食用，量适量。

【功效】益气养血，健脾和胃。

【适应证】适用于各型糖尿病患者。

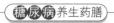

57. 黄芪鲫鱼汤

【原料】生黄芪 15 克，鲫鱼 350 克，姜片、精盐、味精各适量。

【制作及用法】先将鲫鱼除鳞、鳃及内脏，洗净切块。黄芪入锅内，加水煎煮，反复 2 次，去渣取浓汁，同鱼块、姜片、精盐共同煮熟烂，再用味精调味即可食用。当汤佐餐，适量饮服。

【功效】阴阳双补，补充钙质，抗骨质疏松。

【适应证】适用阴阳两虚型糖尿病患者养生食用，尤其适用于有骨质疏松者养生食用。

58. 海参紫菜汤

【原料】水发海参 150 克，冬笋片 60 克，紫菜 25 克，熟火腿末 10 克，天花粉 15 克，植物油、葱花、姜末、料酒、精盐、鸡精、五香粉、淀粉、芝麻油、鲜汤（或鸡汤）各适量。

【制作及用法】先将天花粉洗净，切片，晒干或烘干，研成极细末备用。水发海参切片。冬笋片切碎。将紫菜拣净后用水漂洗一下，沥水后放入大碗内。锅置火上，加植物油烧热，再放入葱花、姜末煸香，倒入鲜汤（或鸡汤），加海参片、冬笋碎末，烹入料酒，先用大火煮沸，再加入天花粉细末拌匀，改用文火煮至海参熟烂，倒入紫菜，再煮至沸，加精盐、鸡精、五香粉拌匀，用湿淀粉勾薄芡，倒入熟火腿末，煮沸后淋入芝麻油即成。当菜佐餐，适量食用，当日吃完。

【功效】滋阴补虚，解毒止渴，降低血糖。

【适应证】适用于各型糖尿病患者养生康复之用。

60. 山药黄芪泥鳅汤

【原料】怀山药（鲜品）100 克，活泥鳅 350 克，生黄芪 30 克，料酒、植物油、葱花、生姜末、精盐、味精、五香粉、淀粉各适量。

【制作及用法】先将生黄芪洗净，切成薄片，放入纱布袋中，扎口备用。再将活泥鳅宰杀，去鳃及肠杂，洗净，入沸水锅中余一下，取出待用。汤锅置火上，加植物油，烧至八成热时加入泥鳅熘散，烹入料酒，加水 1500 毫升，放入药袋和洗净切成片的新鲜怀山药片，旺火煮沸后，再改用文火煮半小时，取出药袋，加葱花、姜末、精盐、味精、五香粉，拌和均匀，再煮至沸，以湿淀粉勾薄芡即成。当汤佐餐，适量食用。

【功效】补虚止渴，暖中益气，降低血糖。

【适应证】适宜阴阳两虚型糖尿病患者养生食用。

61. 黄芪虾皮汤

【原料】生黄芪 30 克，虾皮 60 克，姜末、葱花、精盐各适量。

【制作及用法】先将黄芪切片，放入锅内，加水适量，煎煮 45 分钟，去渣取汁，放入洗净的虾皮，加水及葱花、姜末、精盐，煮 15 分钟即成。当汤佐餐，适量食用。

【功效】阴阳双补，补充钙质，抗骨质疏松。

【适应证】适用于阴阳两虚型糖尿病患者。

62. 芝麻丝瓜牡蛎肉汤

【原料】丝瓜 350 克，黑芝麻粉 40 克，鲜牡蛎肉 150 克，葱花、姜末、精盐、味精、五香粉、淀粉、芝麻油、鲜汤、植物油、料酒各适量。

【制作及用法】先将丝瓜刮去薄层外皮，洗净，切成片。再将鲜牡蛎洗净，放入沸水锅中氽 5 分钟，捞出，剖成牡蛎薄片。汤锅置火上，加植物油烧至六成热，投入牡蛎片煸炒，烹入料酒，加枸杞子及鲜汤 1200 毫升，中火煮沸，投入丝瓜片，加葱花、姜末，再煮至沸，加精盐、味精、五香粉，用湿淀粉勾芡，淋入芝麻油，拌和均匀即成。当汤佐餐，适量服食，当日吃完。

【功效】清热解毒，凉血和血，止渴降糖。

【适应证】适用于各种类型的糖尿病患者。

63. 贝母甲鱼杏仁汤

【原料】甲鱼 1 只（大约 650 克），浙贝母 12 克，甜杏仁 15 克。

【制作及用法】先将浙贝母、甜杏仁入锅中，加水煎煮，去渣取汁 1 碗（大约 250 毫升）。甲鱼宰后取肉切块，同药液一起放入锅中，加水适量，熬煮即成。每日分 2 次食完，连用 4～6 日。

【功效】滋补肝肾，清热润燥。

【适应证】适用于肾阴亏虚型糖尿病患者。

64. 枸杞丝瓜牡蛎汤

【原料】枸杞子 30 克，丝瓜 550 克，鲜牡蛎肉 180 克，料酒、精盐、味

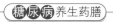

精、五香粉、葱花、生姜末、植物油、淀粉、芝麻油各适量。

【制作及用法】先将丝瓜刮去薄层外皮，洗净切成片。将鲜牡蛎洗净，放入沸水锅中余5分钟，捞出，剖成牡蛎薄片。汤锅置火上，加植物油烧至六成热，投入牡蛎片煸炒，烹入料酒，加枸杞子及鲜汤1200毫升，中火煮沸，投入丝瓜片，加葱花、姜末，再煮至沸，加精盐、味精、五香粉，用湿淀粉勾芡，淋入芝麻油，拌和均匀即成。当汤佐餐，适量服食，当日吃完。

【功效】清热解毒，凉血和血，止渴降糖。

【适应证】适用于各型糖尿病患者。

65. 山药海参猪胰汤

【原料】新鲜山药80克，海参80克，鸡蛋1个，猪胰1具，精盐、味精各适量。

【制作及用法】先将水发海参切片，猪胰、山药洗净切片，共入锅中加水煮熟，打散鸡蛋1个，加入精盐、味精调味，即成。当菜佐餐，适量食用。

【功效】养阴润燥，滋补脾肾。

【适应证】适用于肾阴亏虚型糖尿病患者。

66. 枸杞子猪胰海参汤

【原料】枸杞子30克，猪胰1具，海参2只，精盐、料酒、味精、五香粉、芝麻油各适量。

【制作及用法】先将水发海参去内脏，洗净后切成小段。再将猪胰放入水中反复冲洗干净，切成片后加入打匀的鸡蛋液，加海参小段，搅拌均匀，移入蒸碗内，上笼屉蒸熟，出笼后倒入砂锅内，加水适量，大火煮沸后加料酒，并将枸杞子倒入，改用文火煮半小时，加少许精盐、味精、五香粉，调入芝麻油即成。当汤佐餐，适量食用。

【功效】滋阴润燥，止渴降糖。

【适应证】适用于肾阴亏虚型糖尿病患者。

67. 紫菜豆芽汤

【原料】紫菜25克，黄豆芽300克，大蒜末、精盐、味精、芝麻油各适量。

【制作及用法】先将干紫菜撕碎，在凉开水中漂洗10分钟，再与洗净的黄豆芽一起放入锅内，加水适量，旺火煮沸后，改文火煮 10 分钟，加大蒜末、精盐、味精、芝麻油适量，拌匀即成。当菜佐餐，适量食用。

【功效】化痰散结。

【适应证】适用于各型糖尿病患者。

68. 黄芪薏苡乌龟汤

【原料】生黄芪 30 克，杜仲 10 克，薏苡仁 30 克，乌龟 1 只（重的 450 克），生姜片、精盐、味精、芝麻油各适量。

【制作及用法】先将乌龟放入热水锅中，将水慢慢煮沸，直到将乌龟烫死。去龟壳及内脏，洗净斩块，再把薏苡仁入锅略炒，洗净。黄芪、杜仲、姜片分别洗净。将以上原料一起放入砂煲内，加水适量，以大火煮沸后加入精盐、味精，再改用文火煲 2 小时，淋上芝麻油即成。当汤佐餐，适量食用。

【功效】滋阴消肿，健脾益肾。

【适应证】适用于阴虚阳浮型糖尿病患者。

69. 竹笋刺参汤

【原料】水发竹笋 60 克，水发刺参 250 克，料酒、葱段、姜片、味精、白酱油、鸡汤各适量。

【制作及用法】先将竹笋洗净，剪去根部，切成段。水发刺参洗净，捞出，控净水分，每个劈成四大片，放入沸水锅中，加料酒、葱段、姜片氽透，捞出，再下竹笋段焯透，捞出。炒锅上大火，倒入鸡汤 600 毫升，放入料酒、刺参片、竹笋段煮沸，加白酱油、味精调好味，撇去浮沫，出锅盛入汤碗中即成。当菜佐餐，适量食用。

【功效】健脾益胃，降脂降压。

【适应证】适用于各型糖尿病患者。

70. 枸杞黄瓜汤

【原料】枸杞子 30 克，黄瓜 350 克，鸡蛋 1 个，葱花、生姜末、精盐、淀粉、芝麻油、鲜汤各适量。

【制作及用法】先将嫩黄瓜洗净，纵剖为两半，连瓤切成斜薄片，放入碗中，用少许精盐腌制半小时。将鸡蛋磕入碗中，按顺时针方向连续搅打 30 次。汤锅置火上，加鲜汤 850 毫升，大火煮沸，再放入洗净的枸杞子，煮 10

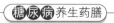

分钟，加嫩黄瓜片，调入鸡蛋汁，用勺划开，继续煮数分钟，加葱花、姜末、精盐，用湿淀粉勾芡，淋入芝麻油即成。当汤佐餐，适量服食，当日吃完。

【功效】养阴清热，降糖明目，利咽止渴。

【适应证】适用肾阴亏虚型糖尿病患者。

71. 枸杞猪胰黄精汤

【原料】枸杞子 30 克，黄精 25 克，猪胰 1 具，葱花、姜末、料酒、精盐、味精、五香粉、鲜汤（或鸡汤）、淀粉、植物油各适量。

【制作及用法】先将猪肾洗净，剖开，去臊腺，用水冲洗后，切成腰花片，放入碗中，用料酒、葱花、姜末、湿淀粉配成的汁液揉均匀备用。再将枸杞子、黄精分别洗净，枸杞子用温开水浸泡片刻；黄精切成小片，盛入碗中。炒锅置火上，加植物油，中火烧至六成热时，放入葱花、姜末煸炒出香，加腰花片，急火熘炒，加料酒及鲜汤（或鸡汤）600 毫升，煮至沸时，加枸杞子、黄精及精盐、味精、五香粉，文火再煮至沸即成。当汤佐餐，适量服食。

【功效】滋阴补肾，止渴明目，降低血糖。

【适应证】适用于肾阴亏虚型糖尿病患者。

72. 桑椹猪胰汤

【原料】桑椹 30 克，鸡血藤 30 克，猪胰 1 具，黑豆 60 克，精盐适量。

【制作及用法】先将猪胰去除膜脂，洗净后切成块。将适量水及其他材料一起放入煲内，煮至剩一半水时，加入精盐即成。当菜佐餐，吃黑豆、猪胰，饮汤。

【功效】滋补脾肾，养阴润燥。

【适应证】适用于肾阴亏虚型糖尿病患者。

73. 枸杞杜仲鹌鹑汤

【原料】枸杞子 30 克，杜仲 15 克，黄芪 15 克，鹌鹑 1 只，料酒适量。

【制作及用法】先将枸杞子，黄芪洗净，枸杞子用温水浸泡片刻；黄芪切成片备用。杜仲洗净后，切成片，放入砂锅内，加水浓煎 2 次，每次半小时，合并 2 次药液，浓缩至 100 毫升待用。将鹌鹑宰杀，去毛、爪及内脏，洗净后，与枸杞子、黄芪片同入砂锅内，加水适量，先用大火煮沸，烹入料酒，改用文火煮 1 个小时，待鹌鹑肉熟烂，加入杜仲浓缩液，再煮至沸即成。当佐餐食用，吃鹌鹑，喝汤，嚼食枸杞子、黄芪。

【功效】补益肝肾，止渴降糖。

【适应证】适用于肾阴亏虚型糖尿病患者。

74. 枸杞芹白猪肉汤

【原料】枸杞子 30 克，西芹 35 克，白菜 120 克，猪瘦肉 80 克；料酒、葱段、姜丝、精盐、鲜汤、植物油各适量。

【制作及用法】先将猪瘦肉洗净，切薄片；西芹、白菜切段；枸杞子洗净，去杂质，把炒勺置中火上烧热，加入植物油，烧至六成热时，下葱段、姜丝煸香，加入鲜汤 30 毫升，煮沸后加入猪瘦肉、枸杞子、白菜、西芹、料酒、精盐煮 15 分钟即成。中、晚餐佐餐食用。

【功效】平肝清热，滋阴补肾。

【适应证】适用于阴虚阳浮型糖尿病患者。

75. 鲜莲子银耳汤

【原料】新鲜莲子 40 克，银耳（产品）15 克，鸡汤 1200 毫升，料酒、精盐、白糖、鲜汤、味精各适量。

【制作及用法】先把发好的银耳放入一个大碗内，加鲜汤 150 毫升蒸 1 个小时左右，将银耳完全蒸透取出。鲜莲子剥去青皮和一层嫩白皮，切去两头，捅去心，用水烫后，仍用开水泡涨。煮沸鸡汤，加入料酒、精盐、白糖、味精，再将银耳、莲子装入碗内，加入鲜汤即可，早、晚分食。

【功效】健脾生津，滋阴润肺。

【适应证】适用于燥热伤肺型糖尿病患者。

76. 核桃地黄鸡肉汤

【原料】核桃肉 350 克，地黄粉 30 克，鲜鸡肉 500 克，葱段、生姜片、料酒、菜心、味精、精盐各适量。

【制作及用法】先将鸡肉洗净放入锅内，加水，姜片，葱段，煮沸后撇去浮沫，再加料酒改文火上炖煮。待鸡肉熟透，加核桃肉（压成蓉）、精盐，再煮数分钟，取出鸡肉切成条，菜心放碗内，鸡肉条放上面，地黄粉、味精入汤中煮几分钟，搅匀注入碗内即成。当菜佐餐，适量食用。

【功效】益气温中，益精养血，双补阴阳。

【适应证】适用于阴阳两虚型糖尿病患者。

（二）羹类养生药膳

1. 猪脊羹

【原料】猪脊骨一具，红枣60克，莲子（去芯）40克，木香3克，甘草10克。

【制作及用法】先将猪脊骨洗净剁碎；木香、甘草以纱布包裹，然后与红枣、莲子一起放入锅中，加水适量，以文火炖煮2个半小时即可，喝汤，吃肉，吃莲子和大枣，佐餐食用。

【功效】补阴益髓，清热生津。

【适应证】适用于各种类型的糖尿病患者。

2. 苦瓜羹

【原料】生苦瓜2条，淀粉、精盐各适量。

【制作及用法】先将苦瓜洗净捣烂如泥，加入适量精盐拌匀，半小时后去渣取汁，煮沸，放入适量湿淀粉，调成半透明羹。早、晚餐分别食用。

【功效】清热解毒，平肝降糖。

【适应证】适用于各型糖尿病患者。

3. 芦笋薏苡仁羹

【原料】芦笋罐头1听，枸杞子30克，薏苡仁30克，红小豆60克。

【制作及用法】先将枸杞子、薏苡仁、红小豆分别洗净，放入温开水中浸泡半小时，连同浸泡水一起放入砂锅内，加水适量，旺火煮沸后再改用文火煮1个小时。开启芦笋罐头，取出芦笋60克，切成碎末状，并倒出适量芦笋汁液，待枸杞子、薏苡仁、红小豆煮至熟烂成羹，调入芦笋碎末及汁液，拌和均匀，继续煮成羹即成。早、晚餐分别食用。

【功效】清热解毒，补虚止渴，降低血糖。

【适应证】适用于肾阴亏虚型糖尿病患者。

4. 莲子薏苡仁麦麸羹

【原料】莲子15克，薏苡仁50克，麦麸80克，红枣10颗。

【制作及用法】先将麦麸放入炒锅内，先用微火反复炒香，研成细末。再将薏苡仁、莲子用冷开水浸泡片刻，红枣去核后，3 味药同入锅内，加水适量，先用旺火煮沸，再改用文火煮至莲子熟烂，薏苡仁、红枣呈羹时，调入麦麸末，搅拌均匀即成。早、晚餐，佐餐食用。

【功效】益气健脾，降脂减肥。

【适应证】适用于各型糖尿病患者。

5. 苡仁粟米绿豆羹

【原料】薏苡仁 30 克，绿豆 30 克，粟米 80 克。

【制作及用法】先将薏苡仁、绿豆、粟米分别洗净，一起放入砂锅内，加温开水浸泡片刻，待其浸涨后用旺火煮沸，再改用旺火煮 1 个小时，煮至绿豆开花，而且待粟米、薏苡仁均熟烂成羹即成。早、晚餐分别食用。

【功效】清热解毒，润燥止渴，生津降糖。

【适应证】适用于各型糖尿病患者。

6. 红薯叶薏苡仁羹

【原料】红薯叶（带叶柄）100 克，薏苡仁 40 克，天花粉 15 克，粟米 60 克，精盐、鸡精各适量。

【制作及用法】先将天花粉洗净，切片、晒干或烘干，研成极细末备用。再将新鲜红薯叶择洗干净，叶片切碎成粗末；叶柄切成黄豆大的小丁待用；将粟米、薏苡仁淘洗干净，放入砂锅内，加水适量，大火煮沸后再改用文火煮 45 分钟，煮至粟米、薏苡仁熟烂，加入天花粉细末、番薯叶粗末及叶柄小丁，拌和均匀，继续用文火煮 15 分钟，煮成羹即成，加少许精盐、鸡精，混合均匀后即成。早、晚分别食用，适量食用，当日吃完。

【功效】益气宽肠，清热解毒，降糖降脂。

【适应证】适用于脾虚型糖尿病患者。

7. 黄豆胡萝卜缨羹

【原料】黄豆 60 克，胡萝卜缨 250 克，精盐、味精、葱花、植物油各适量。

【制作及用法】先将胡萝卜缨去杂洗净，入沸水锅中烫一下，捞出洗净切段。黄豆浸泡磨碎成豆浆。锅内放植物油烧热，入葱花煸香，下入胡萝卜缨煸炒，加入精盐炒至入味，再放入豆浆一起煮沸煮熟后，放入味精，出锅即

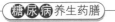

成。佐餐食用。

【功效】健脾宽中，明目润燥。

【适应证】适用于各型糖尿病患者。

8. 山葛荔枝核羹

【原料】怀山药 50 克，葛根 25 克，荔枝核 15 克。

【制作及用法】先将葛根，荔枝核，怀山药分别洗净，晒干或烘干，一起研成细末，用温开水调和均匀，呈稀糊状，入锅内，置火上，用文火制成黏稠羹。早、晚空腹时食用。

【功效】益气养阴，生津降糖。

【适应证】适用于胃燥津伤型糖尿病患者。

9. 笋菇海参羹

【原料】冬笋片 15 克，水发香菇 15 克，水发海参 100 克，熟火腿末 10 克，料酒、精盐、味精、胡椒粉、猪油、鲜汤各适量。

【制作及用法】先将冬笋、香菇、海参用水洗一遍，切碎。锅置于火上，放猪油烧热后，倒入鲜汤，加入海参、香菇、冬笋、精盐、料酒、味精，用旺火煮沸后转用文火煮 1 个小时，倒入火腿末，撒上胡椒粉拌匀即成。当菜佐餐，适量食用。

【功效】补肾壮阳，益气止血。

【适应证】适用于各型糖尿病患者。

10. 枸杞鳝鱼羹

【原料】枸杞子 30 克，银鱼 30 克，鳝鱼 350 克，植物油、葱花、姜末、精盐、味精、五香粉、鲜汤、淀粉、芝麻油、料酒各适量。

【制作及用法】先将鳝鱼宰杀，剖背脊后除去骨、内脏、头、尾，洗净，切碎，剁成鳝鱼糊备用。再将枸杞子洗净，用温水浸泡半小时。银耳洗净后用温水泡发，撕成朵瓣，用水冲洗一下待用。汤锅置火上，加植物油，用旺火烧至六成熟，加少许鲜汤，并用水补足至 1000 毫升，加银耳、枸杞子，旺火煮沸，再改用文火煮半小时，调入鳝鱼糊，烹入料酒，继续煮半小时，待鳝鱼肉熟烂，汤稠成羹时加葱花、姜末、五香粉、味精、精盐，拌和均匀，用湿淀粉勾薄芡，淋入芝麻油即成。佐餐食用，当日吃完。

【功效】益气止渴，滋阴补虚，降低血糖。

【适应证】适用于阴阳两虚型糖尿病患者。

11. 西洋参银鱼羹

【原料】西洋参 3 克，生黄芪 30 克，怀山药 100 克，银鱼 250 克，姜末、葱花、料酒、精盐、味精、芝麻油各适量。

【制作及用法】先将怀山药、生黄芪分别洗净，切片后晒干或烘干，一起研成细末。再将西洋参洗净，切片，晒干或烘干，研成极细末。将银鱼洗净，放入煮沸的汤锅中，用文火煮 5 分钟，烹入料酒，加怀山药黄芪细末，拌和均匀，用文火继续煮 30 分钟，待银鱼熟烂，汤成稀羹时调入西洋参细末，加葱花、生姜末、精盐、味精，调和均匀，淋入芝麻油即成。佐餐食用，量适宜。

【功效】清热解毒，补虚润燥，降低血糖。

【适应证】适用于肾阴亏虚型糖尿病患者。

12. 玉米豆腐羹

【原料】豆腐 350 克，罐头玉米 1 听，鸡蛋、精盐、胡椒粉、味精、淀粉、鲜汤各适量。

【制作及用法】先将豆腐切成小方粒备用。锅内放鲜汤，煮沸后放入豆腐、玉米及精盐、味精，再煮沸后放入胡椒粉，用湿淀粉勾芡，然后将鸡蛋打散，加入鲜汤煮沸后即成。佐餐食用，量适量。

【功效】益气和胃。

【适应证】适用于各型糖尿病患者。

13. 荠菜豆腐羹

【原料】荠菜 150 克，嫩豆腐 350 克，面筋 50 克，胡萝卜、水发香菇、熟笋各 30 克，植物油、淀粉、精盐、芝麻油、味精、姜末、鲜汤各适量。

【制作及用法】先将嫩豆腐切成小丁，香菇去蒂洗净后切成小丁，胡萝卜洗净焯熟后也切成小丁，荠菜去杂洗净，切成细末，熟笋、面筋也切成小丁待用。炒锅下植物油烧至七成熟，放入精盐、鲜汤、嫩豆腐、香菇、胡萝卜、荠菜、熟笋、面筋，再加入味精、姜末煮沸，用湿淀粉勾芡，出锅前淋入芝麻油，起锅装入大汤碗内即成。佐餐食用，量适宜。

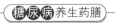

【功效】补中益气，清热解毒，降低血糖。

【适应证】适用于 2 型糖尿病患者。

14. 山药银薏羹

【原料】山药 30 克，水发银耳 35 克，薏苡仁 60 克。

【制作及用法】先将水发银耳洗净，撕成朵片备用。再将薏苡仁、山药分别洗净，山药切成片，再与薏苡仁一起放入砂锅内，加水适量，先用旺火煮沸后再改用文火煮半小时，拌入银耳朵片，继续煮大约 25 分钟，煮成稠羹即成。早，晚佐餐食用。

【功效】清热除烦，补虚润燥，止渴降糖。

【适应证】适用于胃燥津伤型糖尿病患者。

15. 山茱萸肉茯苓羹

【原料】山萸肉 12 克，茯苓 30 克。

【制作及用法】先将山茱萸肉、茯苓洗净，晒干或烘干，再研成细粉，用温开水调匀，呈稀糊状，小火上制成黏稠羹。早、晚空腹时顿服。

【功效】益气养阴，降低血糖。

【适应证】适用于气阴两虚型糖尿病患者。

66. 山药参芪羹

【原料】新鲜山药 250 克，生黄芪 25 克，生晒参 2 克。

【制作及用法】先将生晒参洗净，烘干，切成薄片，备用。再将生黄芪洗净，切成片，与洗净去外皮，切成小方丁的新鲜山药块一起放入砂锅中，加水适量，先用旺火煮沸，再改用文火煨煮半小时，待山药呈糊状时调入人参薄片，继续煨煮 15 分钟即成。早、晚餐分别服用。

【功效】补益元气，降低血糖。

【适应证】适用于阴阳两虚型糖尿病患者。

17. 蚂蚁豆腐羹

【原料】罐装黑蚂蚁 1 小匙，豆腐 250 克，水发发菜 40 克，猪瘦肉 80克，鸡蛋 1 个，韭黄、鲜汤、淀粉、植物油、蚝油、精盐、鸡精、胡椒粉、芝麻油各适量。

【制作及用法】先将豆腐用水洗净，切成丝，发菜洗净，猪肉切丝，用少量鸡蛋清、精盐上浆。韭黄洗净，切成段。下植物油入锅，烧成六成熟时放入豆腐丝、发菜、猪肉丝，炒散，加适量鲜汤。汤沸后加适量蚝油、胡椒粉、精盐、鸡精和蚂蚁，煮2～3分钟，用湿淀粉勾芡，再浇入打散的鸡蛋，放入韭黄段，淋上芝麻油即成。当菜佐餐，适量食用。

【功效】补肾降糖。

【适应证】适用于各型糖尿病患者。

18. 玉荷鸽蛋羹

【原料】玉竹25克，荷花瓣20克，鸽子蛋5枚，芝麻油、精盐各适量。

【制作及用法】先将玉竹洗净，用温水浸泡，切成碎末。荷花洗净，顺花瓣长茎切细丝。再将鸽子蛋打在碗内，放进盐、芝麻油，加上玉竹搅匀，撒上荷花瓣，放在蒸笼内，用旺火蒸10分钟即可。佐餐食用。

【功效】生津止渴，清热除烦。

【适应证】适用于各种类型的糖尿病患者。

19. 鸡蛋蚕茧羹

【原料】鸡蛋3个，蚕茧30克，青菜60克，精盐、芝麻油各适量。

【制作及用法】先将蚕茧洗净，用清水煎液，取汁30毫升，倒在碗内，将鸡蛋打在蚕茧汁内。另将青菜洗净，切成碎末，放入蚕茧汁内，一起打匀成糊状，放入盐、芝麻油适量搅匀。将碗放在蒸笼内，用旺火蒸15分钟即可。佐餐食用。

【功效】生津止渴，润燥降糖。

【适应证】适用于各种类型的糖尿病患者。

20. 灵芝银耳羹

【原料】灵芝15克，银耳30克，鲜水蜜桃3个，鸡蛋清2个。

【制作及用法】先将灵芝洗净，切成薄片，加水适量，用文火慢煎，分别收取两次药汁，去渣留汁备用。再将银耳用温水浸泡大约半小时，去木质、蒂和杂质，洗净，再放入温热水中泡后，捞起沥干水备用。蜜桃削去皮，去核，切片备用。将搅散的蛋清放入蒸碗内，再加入灵芝汁、银耳、水蜜桃片，上笼蒸熟即可。每日一剂，早、晚服用。

【功效】益气滋阴，养肝降脂，延年益寿。

【适应证】适用于 2 型糖尿病患者。

21. 石斛鹌蛋羹

【原料】石斛 30 克，太子参 15 克，鹌鹑蛋 6 枚，菊花瓣 3 克，精盐、芝麻油各适量。

【制作及用法】先将石斛、太子参、菊花瓣洗净，用清水 350 毫升煎煮石斛、太子参，再将煎液浓缩为 30 毫升，倒在碗中。取鹌鹑蛋打在药液中，加进盐、芝麻油打匀，并将菊花瓣撒在蛋液上面。将碗放入蒸笼内，用旺火蒸 15 分钟即可。早、晚餐各适用 1 次，量适量。

【功效】补虚止汗，明目止渴。

【适应证】适用于各种类型的糖尿病患者。

22. 蚌肉羹

【原料】新鲜蚌肉 60～120 克，精盐适量。

【制作及用法】先将新鲜蚌肉洗净捣烂，加适量水炖熟，稍加精盐调味即成。每日 1～2 次，温热食用。

【功效】生津止渴，清热除烦。

【适应证】适用于各型糖尿病患者。

23. 猪肚羹

【原料】肥猪肚 1 具，豆豉、葱白、精盐各适量。

【制作及用法】先将猪肚洗净，放入沸水锅中煮至猪肚将熟，加入葱白、豆豉、精盐调味，捞出猪肚切片即成。早、晚餐食用。

【功效】益气补脾。

【适应证】适用于各型糖尿病患者。

24. 燕窝羹

【原料】燕窝 10 克，杜仲 10 克，菟丝子 10 克，肉苁蓉 20 克，山药、糯米各 100 克，冬虫夏草 10 克，枸杞子 60 克，盐少许，高汤 2000 克。

【制作及用法】先把杜仲，菟丝子，肉苁蓉洗净，放入砂锅中煮半小时后，取汁备用。将山药去皮蒸熟过箩；糯米用凉水泡 2～3 个小时后，用粉碎机打成泥，过箩，同山药泥放一起搅匀。将冬虫夏草、枸杞子与发好洗净的燕窝用高汤放入钵内，入蒸箱蒸 60 分钟。锅内倒入杜仲汁及菟丝子、肉苁蓉共煮，倒入高汤烧沸，加盐调好味，放入枸杞、燕窝、冬虫夏草，用勺轻轻搅动，倒入糯米、山药汁烧开锅，稠稀适度即成。食此羹，可每日吃一半，分 2 次吃完。

【功效】大补元气，延年益寿。

【适应证】适用于各型糖尿病患者。

25. 归参鳝鱼羹

【原料】鳝鱼 600 克，当归 12 克，党参 12 克，料酒 10 克，蒜 10 克，葱、姜、盐、香菜、香菇、玉兰片各适量，植物油 1500 克（大约消耗 100 克）。

【制作及用法】将鳝鱼收拾好，一破两半，剔出骨、肉剁成段，肉与骨过油，备用。将炒锅烧热，稍加点油，烧热，下葱、姜煸锅，入鱼肉骨、料酒、大蒜片、香菇、玉兰片、盐、当归、党参，煮烧半小时后，拣去鱼骨、当归、党参即可，食用时撒入香菜即成。此鱼羹每 2～3 天吃 1 次，每次吃鳝鱼 200～250 克，其他配料，调料也减半。

【功效】补脾益气，除湿，生津止渴。

【适应证】适用于各型糖尿病患者。

26. 百合银耳罗汉羹

【原料】百合 200 克，银耳 20 克，罗汉果 10 枚，冰糖、蜂蜜少许。

【制作及用法】先将罗汉果去皮，放锅中加水煮 20 分钟；银耳用沸水泡软，剪去根部入锅中与罗汉果同煮 20 分钟。百合洗净，掰成块，撒入罗汉果锅中，加少许冰糖，蜂蜜再煮 5 分钟即成。此羹可每日 2 次食用。

【功效】清肺止咳，润肠通便。

【适应证】适用于糖尿病并发气管炎患者。

27. 银子莲子羹

【原料】莲子 120 克，银耳 15 克，冰糖 20 克。

【制作及用法】先将莲子，银耳分别水发，洗净，然后和冰糖一起放入碗中，加适量沸水，放入蒸笼，用旺火蒸大约 1 个小时，出笼即可。当点心食用，量适当。

【功效】健脾养胃。

【适应证】适用于糖尿病合并脾胃虚弱、食欲不振者。

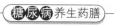

28. 木耳栗子羹

【原料】木耳、栗子肉、核桃仁、苹果、香蕉、橘子、蜜枣各25克，白糖、水淀粉各适量。

【制作及用法】木耳泡发，择洗干净，切小块。核桃仁、栗子肉、香蕉、苹果、橘子、蜜枣均切成丁。锅中放清水适量，加入木耳、栗子肉、核桃仁、苹果、香蕉丁、橘子丁、蜜枣丁和白糖烧沸，用水淀粉勾芡，盛入大碗内即可。当点心食用。

【功效】补中益气，健身延年。

【适应证】适用于中老年糖尿病患者养生保健食用。久服能延年益寿，润肤养颜。

29. 蒸豆腐木耳羹

【原料】豆腐250克，木耳、莲子、百合、豌豆各25克，胡萝卜（去皮）、土豆（去皮）、黄瓜、芹菜各30克，大枣10个，鸡蛋清2个，香油、精盐、味精、葱末、姜末、水淀粉、鲜汤各适量。

【制作及用法】先将豆腐洗净，放入碗内，捣烂成泥。加入蛋清、葱末、姜末、精盐、味精搅拌成糊状。木耳泡发，择洗干净，切碎，放在豆腐糊上。将莲子、百合泡软，切碎，放在豆腐糊上。豌豆、胡萝卜、土豆、黄瓜、芹菜、大枣（去核）均洗净，切成碎末，加上水淀粉、精盐、味精，拌匀，倒在豆腐糊上。上笼用旺火蒸5分钟取下。锅内放入鲜汤、香油、精盐烧沸，用水淀粉勾芡，浇在蒸好的豆腐上即可。佐餐不拘量，宜常食。

【功效】补虚扶正，益寿延年。

【适应证】适用于糖尿病合并体质虚弱、正气不足者。

30. 双耳甲鱼羹

【原料】甲鱼1只（大约重560克），木耳、银耳各12克，冰糖适量。

【制作及用法】甲鱼放盆中，注入沸水，将其烫死，去头，不及内脏，入沸水锅中余片刻，捞出，用冷水冲洗干净，切成块；将木耳、银耳用温水泡开，去除杂质，洗净，撕成小朵；冰糖打碎。将甲鱼块、木耳、银耳、冰糖一起置入碗中，加适量清水，入蒸笼蒸2～3个小时。佐餐食用，分2次食完。

【功效】益气血，葆青春，补精髓。

【适应证】适用于糖尿病患者，延年益寿，延缓衰老。

31. 山药木耳甲鱼羹

【原料】甲鱼1只（大约重560克），木耳、山药各30克，精盐少许。

【制作及用法】木耳泡发，择洗干净，撕成小朵，山药洗净，切丝。将甲鱼杀死，在腹部呈十字形剖开，去内脏，洗净，切块，放入砂锅内，加入木耳、山药和适量水，用武火烧开，撇去浮沫，然后改文火熬成烂糊，加精盐调味即成。趁热分顿食完。

【功效】益气养血，健脑补肝，延年益寿。

【适应证】适用于各型糖尿病患者。

32. 桂花芡实羹

【原料】桂花1克，芡实250克。

【制作及用法】先将芡实去净渣壳，淘洗干净，放入锅内，加水适量。然后将砂锅置于火上，烧沸后撇去浮沫，待芡实熟时，撒入桂花即成。每次适量食用。

【功效】健脾止泻，固肾涩精。

【适应证】适用于中医辨证为脾肾亏虚型糖尿病患者。

33. 鹁鸽羹

【原料】白鹁鸽1只，莱菔子60克。

【制作及用法】先将鹁鸽宰杀去骨，清洗干净，再把莱菔子冲淋干净后，装入鹁鸽腹中，缝合待用。然后将鹁鸽肉放入砂锅中，加水适量，置于火上煮熟。再捞出鸽肉，去骨和中药，把鸽肉切成薄片，再将鸽肉片放入汤中，加少许盐、生姜汁、大蒜末、芝麻油，煮2～3沸即成。空腹1次食用，吃肉喝汤。

【功效】益气，滋补肝肾。

【适应证】适用于各型糖尿病患者。

34. 麦冬豆浆羹

【原料】麦冬30克，豆浆1碗，鸡蛋1枚。

【制作及用法】先将麦冬洗净，放入砂锅内加水适量，煮15分钟，去渣

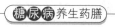

留药液备用。再将豆浆放入砂锅内，加入麦冬药液，置于火上，煮沸后，氽入鸡蛋花，酌情加盐即成。每日清晨服用。

【功效】养阴润肺。

【适应证】适用于各型糖尿病患者。

35. 花粉樱桃羹

【原料】新鲜樱桃150克，莲子30克，天然花粉3克，蜜玫瑰15克，白糖、冰糖各3克，水600毫升。

【制作及用法】先将莲子除去皮和心后洗净，放入锅内，加入冰糖和水煮沸至可饮。再将鲜樱桃洗净，和白糖、蜜玫瑰一起放入锅中，再用文火煮沸片刻，加入花粉搅匀。置冰箱中冷冻1小时即可饮用。随意饮用，每天1～2次。

【功效】补气养血，驻颜润肤。

【适应证】适用于糖尿病合并肝炎患者。

36. 山药降糖羹

【原料】新鲜山药60克，天花粉15克，白糖适量。

【制作及用法】先将新鲜山药、天花粉洗净，切薄片一起放入锅内，加水适量，先用武火煮沸后，再改用文火再煮，同时加入白糖搅匀，煮沸即成。每天1次，食用，连服15天为1个疗程。

【功效】生津止渴，滋补肺肾。

【适应证】适用于各型糖尿病患者。

37. 葛粉羹

【原料】葛根粉250克，荆芥穗50克，淡豆豉150克。

【制作及用法】先将葛根捣碎后，研成细末备用。再将荆芥穗和淡豆豉用清水洗净后，放入锅内，加水大约1200毫升，煮15分钟后，去渣取药液。再将药液放入锅内，置于火上，烧沸后加入葛根粉，少量芡粉成羹即成。少加作料，趁热服食。

【功效】清热生津。

【适应证】适用于糖尿病热伤津亏者。

38. 黑芝麻薏苡仁羹

【原料】黑芝麻、薏苡仁各 60 克，枸杞子 30 克。

【制作及用法】先将黑芝麻除去杂质，淘洗干净，晒干，放入铁锅中，用文火炒熟出香，趁热研成细末，备用。再将薏苡仁、枸杞子分别洗干净，一起放入砂锅中，加水适量，先用旺火煮沸后再改用文火煨煮 1 小时，待薏苡仁酥烂呈黏稠状时，再调入黑芝麻细末，搅拌均匀即成。每日早、晚餐分别食用。

【功效】生津明目，补虚润燥，降糖降脂。

【适应证】适用于糖尿病合并动脉粥样硬化者。

39. 白扁豆花粉山药羹

【原料】炒白扁豆粒 40 克，天花粉 15 克，山药 150 克。

【制作及用法】先将白扁豆粒、天花粉（去杂，洗净后烘干），一起研成粗末，备用。再将山药洗净，除去须根，刨去薄层外表皮，剖条，再切成 0.5 厘米见方的小丁，放入砂锅中，加清水适量，调入白扁豆粉、天花粉粗末，用旺火煮沸后，再用中火继续煨煮半小时至粥黏稠即可。每天早、晚餐分别食用。

【功效】清热解毒，生津止渴，补虚降糖。

【适应证】适用于糖尿病并发支气管哮喘者。

40. 荤素羹

【原料】兔肉 150 克，山药粉 60 克，豆粉 350 克，苹果 60 克，杏仁泥 10 克，芝麻泥 60 克，蘑菇 120 克。

【制作及用法】先将兔肉洗干净后与苹果一起放入砂锅中，加水煮熟，捞出切成肉丝待用。再将鸡蛋 2 个打破取黄豆粉、山药粉、芝麻泥和杏仁泥和成面，制成煎饼并且切成细条备用。取胡萝卜 1 根，洗干净后，切成细条备用。然后把煎饼条、兔肉丝、胡萝卜条、蘑菇、姜汁一起放入兔肉汤锅内，加入葱、醋、盐少许。将锅置火上，煮沸 10 分钟即可。每日 1 剂，分 3 次空腹食用。

【功效】补中益气。

【适应证】适用于糖尿病并发支气管哮喘患者。

41. 麦粉羹

【原料】大麦粉 350 克，黄豆粉 120 克，精羊肉 100 克。

【制作及用法】先将羊肉洗净放入锅内，加入苹果 5 个，回回豆子 5 克，加水适量，煮熟后去渣取汤备用。将羊肉汤放入锅内，置于旺火上烧沸后，加入大麦粉，黄豆粉再煎一、二沸，加入生姜汁 20 克，香菜末、精盐、醋少许，调和为羹。每日 3 次，空腹温食。

【功效】益气补中，健脾和胃。

【适应证】适用于糖尿病脾胃气虚者。

42. 琥珀猪肚羹

【原料】琥珀 3 克，猪肚 1 具。

【制作及用法】先将猪肚清洗干净，放入锅内，加水煮熟后，切成薄片。再将猪肚片放入锅内，加入用布袋扎裹的琥珀粉，再加葱白、豆豉、精盐等调味，加水适量。然后将砂锅置于旺火上，用旺火烧沸后，改用文火煎 15 分钟即可。空腹食用，每日早、晚各 1 次。

【功效】养心安神，益气健脾。

【适应证】适用于糖尿病脾气虚弱、心阴亏虚者。

43. 地龙羹

【原料】生地黄 50 克，薄荷 30 克，生姜 6 克，地龙 12 克。

【制作及用法】先将地龙在锅内微炒后，捣碎研成细末备用。再将生地黄、薄荷、生姜用水洗净后放入锅内，加水大约 1200 毫升。然后将砂锅置上火上，煮 30 分钟后，去除药渣，留取药液，再加入地龙粉。最后将锅再置于火上，烧沸后，放盐少许，即可。每日数次饮用。

【功效】清心除烦，养阴生津。

【适应证】适用于糖尿病合并心悸失眠者。

44. 天麻猪脑羹

【原料】天麻 12 克，猪脑 1 个。

【制作及用法】先将猪脑清洗干净和天麻一起放入砂锅中，加水适量。然后将砂锅置于火上，烧沸后用文火煮炖 1 小时成稠羹汤。吃猪脑，喝汤，每日 2 次。

【功效】平肝潜阳，补益髓海。

【适应证】适用于糖尿病并发心悸、失眠者。

45. 鸡蓉粟米羹

【原料】鸡脯肉 60 克，粟米 100 克，鸡蛋 1 个，葱花、淀粉、鲜汤、黄酒、精盐、胡椒粉、味精、熟猪油各适量。

【制作及用法】先将鸡脯肉洗净，切成细丁，再剁成蓉，加入黄酒、精盐、鸡蛋、淀粉及适量清水，用力搅拌成糊。再将粟米加鲜汤适量，用文火熬煮，边煮边搅拌，见起小泡，调入鸡蓉糊，加入精盐、味精搅匀，煮沸后淋上熟猪油，撒上葱花、胡椒粉即可。佐餐食用，量随意。

【功效】益气健脾，滋阴补虚。

【适应证】适用于糖尿病并发尿路感染者。

46. 玉液羹

【原料】生山药粉 60 克，天花粉 15 克，知母 15 克，生鸡内金粉 10 克，五味子 10 克，葛根粉 30 克，黄芪 30 克。

【制作及用法】先将生黄芪、五味子、知母用水快速冲淋后，放入砂锅中，加水适量，煎煮 30 分钟；去渣留药液备用。再将葛根粉、山药粉、天花粉、鸡内金粉，适量淀粉用凉水调成糊状。然后将药液放入砂锅内，置于旺火上烧沸时，倒入上述备好的药粉糊，搅拌为羹即成。每次 250 毫升，1 日 3 次饮用。

【功效】益气养阴，生津止渴。

【适应证】适用于糖尿病并发泌尿系统感染者。

47. 海参枸杞羹

【原料】水发海参 180 克，枸杞子 60 克，竹笋片 30 克，猪腿肉片 30 克，水发冬菇 25 克，熟火腿末 60 克。

【制作及用法】先把海参放入水中洗干净，切成小丁备用。再将竹笋肉、猪腿肉、水发冬菇切成指甲形薄片待用。然后将炒锅内加水，置于火上，烧沸后，投入海参丁，上下翻动，捞出沥干。置炒锅于旺火上，加入猪油 10 克烧热，再投入葱、姜爆炒，然后放入白汤，用漏勺捞出姜、葱，加入肉片，用手勺搅拌炒至断红。再加入海参、冬菇、竹笋、枸杞子、精盐、味精及黄

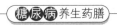

酒烧沸，洒上湿淀粉，用手勺拌拌均匀，做成薄芡，洒上火腿末即成。随意服食。

【功效】补肾益精。

【适应证】适用于糖尿病并发性功能减退者。

48. 赤小豆鲫鱼羹

【原料】赤小豆80克，活鲫鱼1条（重约250克），料酒、葱花、生姜末、精盐、味精、五香粉、芝麻油各适量。

【制作及用法】先将赤小豆去杂，淘洗干净，用温开水浸泡片刻，备用。再将鲫鱼宰杀，去鳞、鳃、内脏，洗净，沥干水分，用酒少许搽匀，蒸熟放冷后，拆骨取肉。再将赤小豆捣烂成泥糊状。将锅置火上，加清水适量，用旺火煮沸后，放入鲫鱼肉，煮至沸时，加入赤小豆泥，并不断搅拌，放入葱花、生姜末，改用文火煨煮半小时，煮成稀糊状成羹，加入适量精盐、味精、五香粉，并淋入芝麻油，拌和均匀即成。佐餐食用，量随意。

【功效】健脾利水，除湿消肿，降低血糖。

【适应证】适用于糖尿病合并营养不良性水肿患者。

49. 淡菜菊楂羹

【原料】淡菜60克，菊花25克，山楂30克，金银花20克。

【制作及用法】先将山楂、菊花、金银花用清水淘洗，煎成药液，去渣留药液备用。再将淡菜用水发涨后，清洗干净，切成片状待用。置炒锅于中火上，放入适量植物油，当油烧至七成热时，放入淡菜炒至变色，再加绍酒略炒片刻。然后将淡菜放入锅内，加适量鲜汤，用中药汁煮至淡菜熟时，放入味精、精盐即成。每日服食1次。

【功效】清热滋阴，补益精血。

【适应证】适用于糖尿病并发冠心病伴有失眠症状者。

50. 瓠瓜鲫鱼羹

【原料】瓠瓜600克，鲫鱼1条（大约重250克）。

【制作及用法】先将鲫鱼宰杀，洗净，瓠瓜去皮、瓤，切块；将锅置火上，放入瓠瓜块，鲫鱼加水800毫升，用文火慢煮，待鱼熟时，加适量佐料调匀即成。佐餐食用，吃鱼肉，喝汤。

【功效】利尿消肿，解毒生津。

【适应证】适用于 2 型糖尿病合并慢性肾炎、水肿的患者。

51. 百合枇杷藕羹

【原料】新鲜莲藕 80 克，新鲜百合 80 克，枇杷 30 克，淀粉 3 克，桂花 2 克。

【制作及用法】先将枇杷去核，鲜藕洗净，切成片，鲜百合洗净，掰成片，然后将莲藕、百合、枇杷一起放入锅内，加水适量。煮成粥，待粥将熟时，调入淀粉，煮沸成羹。食用时调入桂花。早餐食用，每天 1 次或者不拘时食用。

【功效】滋阴清热，润肺生津。

【适应证】适用于中医辨证为肺胃燥热型糖尿病患者。

第五章
糖尿病患者的蒸煮类养生药膳

一、蒸类养生药膳

（一）概述

蒸是烹调食物的一种工艺。蒸类养生药膳一般是以面、肉、蛋、乳、水产品、海产品等为原料，主要经过蒸、煮、卤等烹调工艺，既保持了食物和药物的原汁、原叶、药效成分，又赋予了食物以鲜美的色、香、味、形，使人们在品尝美味佳肴的同时又可以强身健体，防治疾病。所以，千百年来，蒸煮类养生药膳一直受到人民群众的热烈欢迎而久盛不衰。

所谓蒸是指将主料拌好调料或附着剂（如米粉包、菜叶包等），装入碗、盆或砂锅内，置蒸笼或蒸锅上，用蒸汽将其蒸熟。蒸类养生药膳较好地保留了食物的营养成分，适合滋补强身食用。

（二）蒸类养生药膳食疗方

1. 薏苡仁百合蒸石斑鱼

【原料】薏苡仁 30 克，百合 30 克，石斑鱼 450 克，香菇 25 克，绍酒 10 克，葱 10 克，生姜 5 克，精盐 2 克。

【制作及用法】先把石斑鱼宰杀，去鳞、鳃及内脏，洗净；薏苡仁、百合洗净；香菇发透去蒂，一切两半；葱切段，姜拍松。把盐、绍酒抹在石斑鱼身上，将鱼放在蒸盆内，再把香菇、薏苡仁、百合放在鱼身上，加清水 120 毫升。把蒸盆放入蒸笼内，用旺火蒸 15 分钟即成。当菜佐餐，适量食用。

【功效】健脾养胃，清热润肺。

【适应证】适合燥热伤肺型糖尿病患者养生食用。

2. 党参葛根蒸鳗鱼

【原料】党参 15 克，黄芪 15 克，葛根 30 克，鳗鱼 1 条（大约 650 克）。

【制作及用法】先将鳗鱼洗净，去内脏及鳃，备用。党参、黄芪、葛根分别洗净，切成片，待用。再将鳗鱼放在蒸盆内，用葱花、姜末、酱油、料酒等调配好的汁液，均匀揉抹在鳗鱼体表及腹内，腌制半小时，然后将党参、黄芪、葛根片均匀放在鳗鱼体表及四周，加入清汤（或鸡汤）250 毫升，再将蒸盆置笼屉内，用旺火蒸 25 分钟即成。取出后，加精盐、味精各少许调味。当菜佐餐，适量服食。

【功效】补气滋阴，止渴降糖。

【适应证】适用于阴阳两虚型糖尿病患者养生保健食用。

3. 玉竹蒸水鱼

【原料】玉竹 30 克，水鱼 1 尾（600 克），绍酒 10 克，盐 2 克，葱结 10 克，生姜 5 克，酱油 10 克，大蒜 10 克，味精 1 克。

【制作及用法】先把玉竹洗净，切成 4 厘米长的段；水鱼洗净去鳞、肠；大蒜去皮切片；葱切段，姜切片。将鱼放入蒸盆内，入酱油、绍酒、味精、盐、大蒜、葱、姜，腌制半小时，加入玉竹。然后把水鱼放入蒸笼内，用旺火大气蒸 25 分钟即成。当菜佐餐，适量食用。

【功效】生津止渴，滋阴润肺。

【适应证】适用于燥热伤肺型糖尿病患者养生食用。

4. 川贝母蒸甲鱼

【原料】甲鱼 1 只（重约 650 克），鸡清汤 800 克，川贝母 6 克，精盐 3 克，料酒 15 克，葱段 10 克，姜片 5 克，花椒 1.5 克。

【制作及用法】先将活甲鱼宰杀，去头及内脏后切块备用。再将甲鱼放蒸钵中，加入川贝母、盐、料酒、花椒、姜及葱，上笼蒸 1 个小时即成。当菜佐餐，适量食用。

【功效】清热生津，滋阴润肺。

【适应证】适用于燥热伤肺型糖尿病患者养生食用。

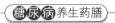

5. 沙参莲子蒸鲍鱼

【原料】沙参 10 克，莲子 10 克，鲍鱼 80 克，葱 12 克，姜 5 克，精盐 3 克。

【制作及用法】先将鲍鱼洗净，切成薄片；沙参润透切成片；莲子水发后，去心；葱切成段，姜切成丝。再把鲍鱼、葱、姜、绍酒、盐放在碗内，腌制半小时，之后把鲍鱼、沙参、莲子放入蒸杯内蒸 1 小时即成。当菜佐餐，适量食用。

【功效】生津润燥，滋阴补肺。

【适应证】适用于燥热伤肺型糖尿病患者养生食用。

6. 玉竹蒸海参

【原料】玉竹 15 克，天门冬 15 克，水发海参 80 克，火腿肉 25 克，香菇 25 克，精盐、酱油、鸡汤各适量。

【制作及用法】先将水发海参洗净，剖成数段，切成长丝状。火腿肉切成薄片。玉竹、天门冬洗净后分别切成薄片。香菇用温水泡发，洗净后切成细条状。将海参装入蒸盆内，抹上盐、酱油少许，再将香菇条及玉竹、天门冬片分别放在海参四周，再将火腿片盖在上面（在海参周围顺序码放），加适量鸡汤，上笼，用大火蒸 45 分钟即成。当菜佐餐，适量服食，当日吃完。

【功效】滋补肝肾，润燥止渴，降低血糖。

【适应证】适用于燥热伤肺型糖尿病患者养生食用。

7. 沙参天冬蒸鲫鱼

【原料】沙参 10 克，天冬 10 克，鲫鱼 150 克，绍酒 10 克，葱 10 克，姜 5 克，精盐 5 克。

【制作及用法】先把鲫鱼去腮、鳞、内脏，特别是鱼血与鱼腹中那层黑膜一定要刮净；沙参洗净，切片；天冬洗净切片；葱切段，姜切丝；天冬、沙参加水 80 毫升，上笼蒸半小时后取出，把绍酒、盐抹在鱼身上，把鱼放入蒸盆内，把天冬、沙参片放在鱼身上，连药液一起倒入鱼盆内，再把葱、姜放在鱼身上，把鱼盆置蒸笼中，大火蒸 15 分钟即成。当菜佐餐，适量食用。

【功效】滋阴养胃，健脾消肿。

【适应证】适用于胃燥津伤型糖尿病患者养生食用。

8. 玉竹沙参蒸龟肉

【原料】玉竹 25 克，北沙参 25 克，龟肉 80 克，绍酒 10 克，葱 10 克，姜 5 克，盐 5 克。

【制作及用法】先把龟肉洗净，切成 4 厘米见方的大块；北沙参润透切成片；玉竹洗净切成 3 厘米长的段；将姜拍松，葱切成段。再把龟肉、玉竹、北沙参、姜、葱、盐、绍酒同放蒸盆内，拌匀，加鸡汤 150 毫升，然后将蒸盆置旺火上蒸半小时即成。佐餐，适量食用。

【功效】滋阴养胃，补血润燥。

【适应证】适用于胃燥津伤型糖尿病患者养生食用。

9. 天冬蒸白鹅

【原料】天冬 25 克，白鹅肉 350 克，绍酒 12 克，葱节 10 克，生姜 5 克，酱油 10 克，精盐 2 克，味精 2 克。

【制作及用法】先把鹅肉洗净，切成 2 厘米宽、4 厘米长的块；葱切段，姜切片。把酱油、盐、味精、绍酒合并调匀，抹在鹅肉上，上面放入天冬，置蒸盆内，加上汤 350 毫升，再把蒸盆置蒸笼内，用大火大气蒸 1 个小时即成。佐餐食用，量适用。

【功效】益气止渴，滋阴养胃。

【适应证】适用于胃燥津伤型糖尿病患者养生保健食用。

10. 冬精蒸白鸽

【原料】天冬 25 克，黄精 25 克，白鸽 1 只，绍酒 10 克，葱节 10 克，生姜 3 克，精盐 2 克，味精 1 克。

【制作及用法】先把白鸽宰杀去毛及内脏；天冬、黄精切片；葱切段，姜切丝。将绍酒、盐抹在白鸽身上，放入蒸盆内，加黄精、鸡汤或上汤 250 毫升。然后把蒸盆放入蒸笼中，用旺火大气蒸 45 分钟即成。当菜佐餐，适量食用。

【功效】滋阴养胃。

【适应证】适用于胃燥津伤型糖尿病患者养生食用。

11. 黄精蒸海参

【原料】黄精 20 克，水发海参 80 克，火腿肉 25 克，红枣 6 枚，水发冬

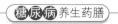

菇 25 克，酱油 10 克，盐 2 克，鸡汤 180 克。

【制作及用法】先把水发海参洗净，顺着切成长条；红枣洗净去核；黄精切片，火腿切片，冬菇切薄片；把海参装入蒸盆内，抹上盐、酱油，把冬菇、红枣、黄精放在海参上面，火腿放在海参旁边，加入鸡汤。然后，把海参盆置蒸笼内，用大火大气蒸 45 分钟即成。每 3 天吃一次，佐餐食用，每次吃海参 25～30 克。

【功效】滋补肝肾。

【适应证】适用于肾阴亏虚型糖尿病患者养生食用。

12. 百合莲子蒸燕窝

【原料】百合 15 克，莲子 10 克，红枣 10 枚，燕窝 10 克。

【制作及用法】先把莲子发透去心。百合洗净，掰成瓣。燕窝发透去燕毛。红枣去核。把莲子、百合、红枣、燕窝放入蒸杯内，加水 80 毫升。把蒸杯置蒸笼内，大火蒸 50 分钟即成。上、下午分别食用。

【功效】生津润燥，滋阴润肺。

【适应证】适用于燥热伤肺型糖尿病患者养生食用。

13. 清蒸鲈鱼

【原料】鲈鱼 600 克，玉竹 30 克，料酒、精盐、葱段、姜片、酱油、味精、大蒜各适量。

【制作及用法】先将玉竹洗净，切成段；鲈鱼洗净去鳞、肠。将鱼放入蒸盆内，加入酱油、料酒、味精、精盐、大蒜、葱段、姜片，腌制半小时，加入玉竹。然后把鲈鱼放入蒸笼内，用旺火蒸 25 分钟后取出即成。当菜佐餐，适量食用。

【功效】滋阴润肺，生津止渴。

【适应证】适用于燥热伤肺型糖尿病患者养生食用。

14. 薏苡仁蒸鲤鱼

【原料】鲤鱼 1200 克，薏苡仁 120 克，陈皮 10 克，草果 5 克，姜片、精盐、味精、胡椒粉、鲜汤各适量。

【制作及用法】先将草果去壳，清水洗净。陈皮用温水浸泡半小时，再用水洗净，切成细丝。薏苡仁用水浸泡 2 个小时，拣去杂质，洗净。将鲤鱼去鳞、鳃及内脏，洗净。再将草果、陈皮、薏苡仁塞入鱼腹内，再将鱼放入大碗内，加入姜片等调料及鲜汤，上蒸笼蒸 90 分钟左右。将熟鱼出笼，拣去生姜、草果、陈皮、薏苡仁即成。当菜佐餐，适量食用。

【功效】消肿解毒，健脾降糖。

【适应证】适用于中老年糖尿病患者养生食用。

15. 清蒸蛤士蟆

【原料】干蛤士蟆 15 克，火腿 20 克，鸡汤、精盐、味精、料酒各适量。

【制作及用法】干蛤士蟆用温水浸泡 3 个小时，使其涨发，挑去黑筋，洗净。火腿蒸熟切成薄片。将发好的蛤士蟆放入钵里，加满鸡汤，下料酒、精盐蒸 2 小时，把蛤士蟆完全蒸烂。最后放味精、精盐，把火腿撒在上面即成。早、晚佐餐食用，每日 2 次。

【功效】补肾益精，养阴润肺。

【适应证】适用于阴虚阳浮型糖尿病患者养生食用。

16. 参杞蒸蛤士蟆

【原料】干蛤士蟆 50 克，党参 30 克，熟青豆 25 克，枸杞子 30 克，料酒、葱段、姜各适量。

【制作及用法】先将干蛤士蟆洗净，放入大碗内，加水 500 毫升及料酒、葱段、姜片，放入蒸笼内蒸大约 2 个小时，使其发透。取出蛤士蟆上面的黑色筋膜，大的切成小块入碗中，加水及料酒，上笼蒸 2 个小时，再使其发透，取出放入大汤碗中。枸杞子洗净，党参烘干加工成末。将精盐少许放入大碗内，加沸水，党参、枸杞子同上笼屉蒸化，取出并除去沉淀物，倾入蛤士蟆碗内，加熟青豆即成。早、晚食用。

【功效】滋阴补肾，补气养血。

【适应证】适用于阴虚阳浮型糖尿病患者养生食用。

17. 醋蒸鸡

【原料】优质米醋 250 毫升，2 年龄以上的白毛母鸡 1 只（男性患者用）。2 年龄以上的白毛公鸡 1 只（女性患者用）。

【制作及用法】先将鸡宰杀洗净，除去内脏，往鸡肚内倒入优质米醋 250 毫升（不放盐），开口朝上置于陶瓷盆内，入锅蒸熟，早晨空腹食用，若一次

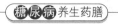

吃不完者，次晨加热后空腹再吃，分1～3次吃完。轻症者食1只鸡，重症者食2只鸡。

【功效】补虚损，降血糖。

【适应证】适用2型糖尿病患者养生食用。

18. 沙参蒸燕窝

【原料】沙参15克，燕窝1克，鸡汤60克，盐2克。

【制作及用法】先将燕窝放入45℃温水中浸泡发透，用镊子夹去燕毛，洗净；沙参用水润透，切薄片；再把燕窝、沙参、鸡汤、盐放入蒸杯内，置于旺火大气笼上蒸45分钟即成。每日1次，早晚食用。

【功效】滋阴润肺，清热生津。

【适应证】适用肺热伤津型糖尿病患者养生食用。

19. 清蒸茶鲫鱼

【原料】鲫鱼500克，绿茶适量。

【制作及用法】先将鲫鱼去内脏、鳃，留下鱼鳞，在鲫鱼腹内装满绿茶，放碟上，加少许肉，上蒸锅蒸至熟透即成。淡食鱼肉，无需调料，每天吃鲫鱼200～300克。

【功效】健脾利湿，生津止渴。

【适应证】适用于糖尿病患者养生食用。

20. 莲米蒸豆腐

【原料】莲子15克，瘦肉80克，豆腐250克，红枣20枚，豆粉20克，鸡蛋1个，盐5克，鸡汤250毫升。

【制作及用法】先把莲子烘干打成细粉；瘦猪肉洗净，剁成泥；红枣洗净去核；豆腐切成20块。在肉泥中加莲子粉、豆粉（生粉）、盐、鸡蛋，加水适量，调拌成很稠的肉泥，制成丸子，备用。再把每块豆腐中间挖一个孔，把肉放入孔内，上面再放一个红枣，排列在蒸盆内，加入鸡汤，放在蒸笼内，用武火大气蒸45分钟即成。每次吃5块豆腐（大约120克），每日吃1次。

【功效】健脾胃，补气血。

【适应证】适用糖尿病患者养生食用。

21. 枸杞黄芪蒸仔鸡

【原料】生黄芪 25 克, 枸杞 30 克, 仔鸡 1 只 (大约重 1200), 绍酒 10 克, 葱 10 克, 生姜 4 克, 盐 3 克, 酱油 12 克。

【制作及用法】先把鸡宰杀后, 去毛及内脏, 去爪; 黄芪润透切片; 姜拍松; 葱扎成一小捆。再把绍酒、酱油、盐抹在仔鸡身上, 把葱、姜、黄芪、枸杞放入鸭腹内, 加清水或清汤 350 毫升。把鸡装入蒸笼中, 置武火上, 用大气蒸 45 分钟, 取出即成。此蒸鸡可每 2～3 次日吃 1 次, 每次食用鸡肉 50～60 克。

【功效】补肝肾, 益气血。

【适应证】适用于糖尿病患者养生食用。

22. 竹杞蒸乳鸽

【原料】玉竹 18 克, 枸杞 30 克, 乳鸽 1 只, 葱 10 克, 姜 5 克, 盐 3 克, 菜心 100 克, 鸡汤 250 毫升。

【制作及用法】先把乳鸽宰杀后, 去毛及内脏; 玉竹洗净, 切成 3 厘米长的段; 枸杞洗净, 去杂质; 姜切片, 葱切段。然后把乳鸽宰杀后, 去毛及内脏; 玉竹洗净, 切成 3 厘米长的段; 枸杞洗净, 去杂质; 姜切片, 葱切段。再把乳鸽、玉竹、枸杞、姜、葱、盐、菜心一起放入蒸盆内, 加入鸡汤。把蒸盆置蒸笼内, 用武火大气蒸 45 分钟即成。每日吃此菜 1 次, 每次吃四分之一鸽肉, 喝汤吃菜。

【功效】滋阴补肾, 养胃生津。

【适应证】适用于糖尿病患者养生食用。

23. 杞子黄芪蒸鳝鱼

【原料】枸杞 30 克, 生黄芪 30 克, 黄鳝 150 克, 绍酒 10 克, 葱 10 克, 姜 5 克, 精盐 3 克, 味精 4 克, 胡椒粉 3 克, 菜心 120 克。

【制作及用法】先把鳝鱼去骨, 去内脏, 洗净切片; 枸杞去杂质, 洗净; 黄芪润透切片; 葱切段, 姜拍松。再把鳝鱼片投入沸水中焯一下, 捞起, 控去水, 放入蒸碗中, 加入枸杞、黄芪、葱、姜、盐、味精、胡椒粉, 拌匀, 置旺火上用大气蒸笼同蒸 45 分钟, 出笼。把菜心放沸水锅内焯透断生, 捞出沥干水分, 放入蒸碗内拌匀即成。每天佐餐食用 1 次, 每次吃鳝鱼 50～

60 克，随意吃枸杞子，喝汤。

【功效】补肾气，降血糖。

【适应证】适用于糖尿病患者养生食用。

24. 罗汉果蒸鸡

【原料】罗汉果 10 枚，肉鸡 1 只（大约 450 克），香菇 60 克，小枣 50 克，葱、姜、料酒、胡椒面、玉米粉、盐、鸡蛋各适量，菜油少许。

【制作及用法】先将罗汉果用凉水泡软，剥去外壳，放入小盆中，加入沸水泡半小时。将肉鸡去骨，剁成小块，加入盐、胡椒面、料酒、玉米粉、少许菜油拌匀，入热油锅中滑白，再捞出入沸水盆中去油。而后可捞入罗汉果盆内，加葱、姜、料酒、胡椒面、香菇块、小枣、盐，入蒸锅蒸 45 分钟即成。经常食用，量适量。

【功效】养肺，益气，养肝，健脾。

【适应证】适用于糖尿病合并肝炎或糖尿病合并气管炎的患者养生食用。

25. 韭菜籽蒸猪肚

【原料】韭菜籽 12 克，猪肚 250 克，菜心 200 克，葱 12 克，姜 6 克，盐 4 克，绍酒 12 克，鸡汤 500 毫升。

【制作及用法】先把韭菜籽用纱布包好，扎紧口；猪肚用食盐洗净，除去臊味，切成 2 厘米见方的块；菜心洗净，切成 2 厘米长的段；姜拍松；葱切段。再将韭菜籽纱布袋、猪肚、姜、葱、绍酒、盐放入炖锅内，加鸡汤。先将炖锅用武火烧沸，再用文火炖煮 45 分钟后，加入菜心，再煮 5 分钟即成。每日佐餐食用 1 次，每次吃猪肚 50～60 克。

【功效】补虚损，健脾胃。

【适应证】适用于糖尿病患者养生食用。

26. 冬瓜香橙汁蒸鸭

【原料】小冬瓜 6 个，鸭子 1 只，橙汁 850 克，葱、姜、料酒、精盐、鸡蛋、玉米粉、胡椒面、食用油各适量。

【制作及用法】先将鸭子去骨洗净剁成小块，加入盐、胡椒面、料酒、鸡蛋、玉米粉、食油抓匀，用温油滑熟。不锈钢锅一个，倒入橙汁和滑油熟的鸭块，再加入葱、姜、料酒、盐和适量水煮 60 分钟。小冬瓜去皮，去瓤，洗

净，装入煮好的鸭块，灌上橙汁，再上蒸锅蒸半小时即成。此蒸鸭可每天配
1～2 个小冬瓜，常吃。

【功效】生津，止渴，祛燥热，清热解毒，利尿。

【适应证】适用于糖尿病合并高血压或冠心病患者养生食用。

27. 苡莲枣参蒸白鸭

【原料】白鸭 1 只（大约重 2500 克），红枣 15 枚，薏苡仁 60 克，莲米 30
克，西洋参 10 克，白果 12 克，绍酒（或米酒）15 克，葱 15 克，姜 8 克，盐
5 克，酱油 15 克，胡椒粉 3 克。

【制作及用法】先把鸭宰杀后，去毛，内脏及脚爪；大枣去核；白果去
心；薏苡仁去杂质，洗净；莲米去心；姜拍松，葱切段；西洋参烘干打成细
粉。再把绍酒、酱油混合均匀，搽在鸭子身上和腹内。然后把红枣、白果、
薏苡仁、莲米装在碗内，撒上西洋参粉和匀，填入鸭腹内，再把鸭子放在蒸
盆内，加入葱、姜、盐、胡椒粉，上笼用武火大气蒸 90 分钟即成。此鸭可分
多次食用，每 2 日食用 1 次，每次吃鸭肉 120～200 克，随意喝汤。

【功效】健脾胃，补肺肾，补中益气，养胃，固精益肾。

【适应证】适用于糖尿病患者养生食用。

28. 荷叶火腿蒸鸡肉

【原料】新鲜荷叶 3 张，火腿肉 80 克，鸡肉 450 克，水发蘑菇 80 克，盐
5 克，味精 4 克，芝麻油 10 克，鸡油 25 克，绍酒 15 克，胡椒粉 3 克，淀粉
30 克，葱 20 克，生姜 12 克。

【制作及用法】先将鸡肉洗净，切成 2 厘米厚的薄片；蘑菇去根洗净，
切成与鸡肉相同的片；火腿切成 12 片；姜切片，葱切段；荷叶洗净，用沸
水稍烫一下，去掉蒂梗，切成 12 块三角形。把蘑菇一起放入盘内，加盐、
味精、姜片、葱段、胡椒粉、绍酒、芝麻油、鸡油、淀粉搅拌均匀，然后
分成 12 份，放在三角形荷叶上，再各加火腿 1 片，包成长方形包，码在盘
内，上笼蒸 2 个小时左右，即成。每日吃 1 次，佐餐用，每次吃鸡肉 60～
100 克。

【功效】清热解暑，升脾气。

【适应证】适用于糖尿病患者养生食用。

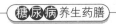

29. 参杞蒸甲鱼

【原料】白参 5 克，枸杞子 30 克，茯苓 25 克，活甲鱼 1 只（大约 650 克），火腿肉 120 克，鸡蛋 2 个，猪板油、葱段、姜片、鲜汤、料酒、味精、精盐各适量。

【制作及用法】先将甲鱼剁去头，沥干血，放在钵内，加沸水烫 3 分钟后取出，用小刀刮去背部和裙边上的黑膜，再剥去四脚上的白衣，剁去爪和尾，剖开腹腔，取出内脏，洗净。锅上火，放入水和甲鱼，煮沸后，用文火炖约半小时捞出，放在温水内，撕去黄油，剔去背壳及四肢的粗骨，洗净，切成块，放入碗内。再将火腿肉切成小片，猪板油切成丁，盖在甲鱼肉上面，另将所有调料的一半（味精除外）兑入适量鲜汤注入碗中。再将茯苓用纱布包好投入汤中，白参研成细粉，与枸杞子一道撒在面上，用湿棉纸封碗口，上笼屉蒸大约 2 小时至熟烂。再将甲鱼取出扣入另一个碗中，原汤用剩下的一半调料及味精调味，煮沸后撇去浮沫，再打入鸡蛋，略煮后浇在甲鱼上即成。当菜佐餐，适量食用。

【功效】益气养血，滋阴补阳。

【适应证】适用于阴阳两虚型糖尿病患者养生食用。

30. 清蒸草鱼

【原料】活草鱼 1 条（大约重 950 克），水发玉兰片 25 克，熟火腿 15 克，水发香菇 25 克，猪板油、葱段、姜片、料酒、胡椒粉、味精、精盐、食醋各适量。

【制作及用法】将草鱼去鳞、鳃及内脏，洗净，在鱼身两侧均匀地剞上牡丹花刀，然后用沸水汆一下，用料酒、精盐渍一下待用。再将玉兰片、火腿片、香菇均匀地切成长短一致的片，猪板油切筷头丁。将鱼用干净布擦干水分，在两边的刀口各放进一片玉兰片、火腿、香菇片，平放在鱼盘中，浇入用水、精盐、料酒、味精、胡椒粉、食醋兑成的调味汁，撒上板油丁，放入葱段、姜片，入笼屉蒸 15 分钟左右取出。上菜时，将鱼中的汤汁滗入锅中，去掉葱段、姜片，煮沸浇在鱼上即成。当菜佐餐，适量食用。

【功效】补虚健脑，降低血糖。

【适应证】适用于各型糖尿病患者养生食用。

31. 清蒸山药鸭

【原料】烤鸭1只（大约1000克）、山药250克，精盐、味精、料酒、大葱、生姜、清汤、大料各适量。

【制作及用法】先将烤鸭切成小块，放入大汤碗内。将山药洗净，切成滚刀块，放于盘中，加入料酒、葱、姜、大料、精盐、清汤各适量，入笼蒸透。最后用清汤、原汤汁、味精、精盐调好味，烧开，浇于鸭肉块上即成。佐餐食用。

【功效】益精固肾，健脾补肺。

【适应证】适用于糖尿病患者养生保健食用。

32. 莲子蒸鸡

【原料】莲子50克，小母鸡1只，料酒、生姜、葱、味精、精盐各适量。

【制作及用法】先将鸡宰杀后去毛和内脏，洗净。葱剥洗干净，切段。姜洗净，去皮，切片备用。把鸡、莲子放入砂锅内，加水及葱、姜、料酒、精盐，先用武火煮沸，再改为文火煨透，即可加味精调味。吃鸡肉和莲子，饮汤，每日2次。

【功效】补肾固精。

【适应证】适用于糖尿病患者合并肾虚者养生保健食用。

33. 莲子麦冬蒸仔鸡

【原料】莲子100克，麦冬30克，枸杞子15克，小母鸡1只，葱、生姜、精盐、料酒、胡椒面、味精各适量。

【制作及用法】先将小母鸡宰杀后煺毛，剖腹，去内脏，洗净；葱剥洗干净，切成段；姜洗净后去皮，切成片；枸杞子、麦冬洗净；将洗净的小母鸡放入沸水锅中氽透，捞出后放凉水中冲洗干净，沥尽水分。将枸杞子，麦冬装入鸡腹内，再将鸡腹部朝上，放入盆中，放入葱、生姜。加莲子、清汤、精盐、料酒、胡椒面，将盆盖好，上笼蒸2小时取出。拣去姜片、葱段不用，再加入味精即可。佐餐食用，量适量。

【功效】滋补肝肾。

【适应证】适用于治疗糖尿病合并肾虚患者养生食用。

34. 莲子枸杞蒸鸡

【原料】母鸡1只，莲子60克，枸杞子30克，胡椒、生姜、葱白、味

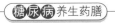

精、精盐各适量。

【制作及用法】先将鸡煺毛，去内脏，洗净。把莲子，枸杞子及各种调料一同装入鸡腹内，腹部向上，置蒸笼中用旺火蒸 2 小时。分次作餐食用，连续食用 7～10 天。

【功效】滋补肝肾，益阴养血，安神增智。

【适应证】适用于糖尿病合并智力减退者养生食用。

35. 木耳清蒸鲫鱼

【原料】水发木耳 100 克，鲜鲫鱼 1 条（大约重 350 克），料酒、精盐、白糖、姜片、葱段、植物油各适量。

【制作及用法】先将鲫鱼去鳃、鳞、内脏，洗净。再将水发木耳去杂，洗净，撕成小片。将鲫鱼放入碗中，加入姜片、精盐、葱段、料酒、白糖、植物油，最后放入木耳，将鱼覆盖，上蒸笼，用大火蒸半小时，出笼即成。佐餐食用。

【功效】润肤养容，延缓衰老。

【适应证】适用于糖尿病合并未老先衰者养生食用。

36. 虫草大枣蒸甲鱼

【原料】甲鱼 1 只（大约重 450 克），冬虫夏草 10 克，大枣 5 枚，料酒、葱、姜、大蒜、精盐、味精、鸡汤各适量。

【制作及用法】先将甲鱼剁下头，放净血，在清水中浸泡 1 个小时，取出泡好的甲鱼，放沸水中烫一下，除去体表黑膜及爪尖，剔下硬壳，除去内脏后，切成 4 块，投入沸水锅内氽片刻，捞出后用冷水洗净血沫；冬虫夏草、大枣洗净，葱洗净，切段；姜、蒜分别洗净，均切片。将洗净的甲鱼块放入汤盆内，摆上冬虫夏草、大枣，加入葱、姜、蒜、精盐、料酒，注入鸡汤，上笼蒸（大约 2 个小时）至甲鱼肉熟烂，取出，拣出葱、姜、蒜，调入味精即成。佐餐食用。

【功效】补肾固精。

【适应证】适用于糖尿病合并性欲低下者养生食用。

37. 熟地菠菜蒸甲鱼

【原料】甲鱼 1 只，熟地黄 30 克，菠菜 120 克，料酒 15 毫升，大蒜 2

头，姜、葱、味精、精盐、水淀粉、芝麻油各适量。

【制作及用法】大蒜剥皮，洗净，姜洗净，去皮，切片；葱剥洗干净，切段；熟地黄洗净。甲鱼宰杀后，放净血，去内脏，放入开水中烫5分钟，剁去脚爪，用刀在其腹部划成块，入碗，使其腹部朝上，加入熟地黄、姜、葱、料酒、蒜、精盐，入笼蒸至熟烂。菠菜择洗干净，入沸水中焯一下，捞出，放入另一只碗内，将甲鱼倒在菠菜上，蒜瓣放周边。水淀粉在炒勺内烧开，味精、精盐、香油调好味，浇入甲鱼碗内，佐餐食用。

【功效】滋阴清热，补血养颜。

【适应证】适用于糖尿病合并血虚萎黄、心悸失眠者养生食用。

38. 参芍蒸甲鱼

【原料】人参5克，白芍15克，茯苓25克，甲鱼1只（500～850克），火腿肉100克，鸡蛋1个，料酒、精盐、味精、葱段、生姜片、生猪油、鸡汤各适量。

【制作及用法】将甲鱼去头，沥净血，放在盆内，加入沸水烫3～5分钟后取出，用小刀刮去背部和裙连上的黑膜，剥去四脚上的白衣，剁去爪和尾，揭开甲壳，取出内脏，洗净待用。将锅置火上，放入清水、甲鱼，烧沸后，用文火烧大约半小时，捞出，放在温水内，撕去黄油，剔去背壳和腹甲及四肢的粗骨，然后洗净，切成大约3厘米见方的块，摆入碗内，将火腿切成小片，生猪油切成丁，盖在甲鱼上面；料酒、精盐兑入适量鸡汤，注入甲鱼碗中；将白芍、茯苓用纱布包好，扎紧口，投入汤中；人参打成细粉撒在面上。甲鱼上笼蒸至肉熟烂（2～3个小时），出笼后拣出葱、姜、纱布包，滗出原汤，扣入另一碗中，原汤倒入炒勺里，用精盐、味精调味，烧沸后撇去浮沫，再打鸡蛋在汤内，烧沸后浇在甲鱼上即成。佐餐食用。

【功效】益气补中，生血安神。

【适应证】适用于糖尿病合并贫血、失眠、盗汗的患者养生食用。

39. 归芪蒸甲鱼

【原料】当归9克，黄芪18克，甲鱼1只，冬菇30克，料酒、精盐、味精、葱、姜、酱油、芝麻油各适量。

【制作及用法】把当归洗净，切片；黄芪润透，切片；将甲鱼宰杀，去内

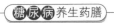

脏、头、爪，洗净，切块；葱切段；姜切丝；冬菇切两半。将甲鱼放在蒸盆内，用酱油、料酒、精盐、葱、姜腌制半小时，再加入当归、黄芪片，加清汤300毫升，把冬菇放在甲鱼上，于蒸笼内用武火蒸45分钟，取出后点味精，淋芝麻油，吃甲鱼肉，喝汤。

【功效】益气和中，气血双补。

【适应证】适用于糖尿病合并气血两虚之冠心病养生食用。

40. 人参黄精蒸甲鱼

【原料】人参3克，黄精30克，大枣15枚，甲鱼1只（大约重850克），清鸡汤、精盐、料酒、葱、姜、胡椒粉、味精各适量。

【制作及用法】人参、黄精切碎，均研成细末；大枣洗净；葱洗净，切段；姜洗净，切片。将甲鱼翻身，腹部朝上，用拇指、示指钳紧尾部两侧，放在砧板上，待甲鱼头伸出后，用刀压住，将颈拉长，横剁一刀（不需剁断），放血，然后在60～80℃热水中烫洗，用刀刮除体表黑膜，用手握颈部竖起，从肩部下刀，切断颈骨和肩骨，把甲壳掰开，取出内脏，剔除黄油，把裙边留不待用，去掉硬甲壳、脚爪，甲鱼肉切块，放入盆内，加入精盐、料酒、葱、姜、胡椒粉、鸡清汤（浸过甲鱼肉块）、大枣上笼蒸1个小时，取出，撒上人参、黄精粉末，加入味精，调好口味，再稍蒸一下即可。趁热吃甲鱼肉、喝汤。

【功效】大补元气，益气生津，软坚散结，扶正抑癌。

【适应证】适用于糖尿病合并癌症患者养生食用。

41. 二母二胡杏仁蒸甲鱼

【原料】甲鱼1只（大约重600克），贝母、知母、前胡、柴胡、杏仁各5克，料酒、精盐各适量。

【制作及用法】先将知母、贝母、柴胡、前胡、杏仁分别洗净。将甲鱼宰杀，去头，去内脏，洗净，入沸水中余片刻，捞出，用冷水冲洗干净，切块，放入大碗中，加贝母、柴胡、杏仁、知母、前胡、料酒、精盐，加水没过肉块，放入蒸锅中蒸一个小时去药。分次趁热食甲鱼肉，饮汤。

【功效】滋阴退热。

【适应证】适用于女性糖尿病合并长期低热不退者养生食用。

42. 栗子蒸甲鱼

【原料】甲鱼 1 只（大约重 600 克），栗子 15 个，料酒、葱、姜、蒜、精盐、味精、鸡汤各适量。

【制作及用法】将甲鱼头剁下，放净血，在清水中浸泡 1 个小时，取出泡好的甲鱼，放在开水中烫一下，除去体表的黑膜及爪尖，剔下硬壳，除去内脏后，清洗干净，将甲鱼切成 4 块，投入沸水锅中氽片刻，捞出后用冷水洗净血沫；将栗子用刀切开一个口，放入温水中浸泡，剥去外壳及种皮，洗净；葱剥洗干净，切成段；姜洗净，切片；蒜剥去皮，洗净，切片。再将洗净的甲鱼块放入汤盆内，加入栗子肉、葱、姜、蒜、精盐、料酒，注入鸡汤适量，上笼蒸至甲鱼肉熟烂，取出，拣出葱、姜、蒜，调入味精即成。吃甲鱼肉、栗子，喝汤。

【功效】补肾固精。

【适应证】适用于糖尿病患者体质虚弱者养生保健食用。

43. 黑豆排骨蒸甲鱼

【原料】黑豆 120 克，猪排骨 250 克，甲鱼 1 只（大约重 350 克），豆瓣酱、酱油、精盐、花椒、生姜各适量。

【制作及用法】将黑豆用水泡胀，置于碗中；再将甲鱼宰杀，去内脏及头、爪，入沸水中氽片刻，见肉收缩时取出，洗净，切块；将猪排骨洗净，剁成块；将生姜洗净，去皮，切成片。甲鱼与猪排骨用豆瓣酱、酱油、精盐、花椒、生姜等拌和均匀，放于黑豆上，蒸至肉、豆烂熟。佐餐食用。

【功效】益寿延年，强身壮体。

【适应证】适用于糖尿病强身养生食用。

44. 党参大枣蒸甲鱼

【原料】甲鱼 1 只，党参 10 克，大枣 15 克，料酒、精盐、味精、葱段、姜片、蒜瓣、鸡汤各适量。

【制作及用法】先将宰杀好的甲鱼去内脏，去背壳，切成 4 大块，洗净，下沸水锅中氽一会，捞出，用冷水冲洗干净；党参择洗干净；大枣用沸水浸泡，洗净。将甲鱼放入炖盅内，上放党参、大枣，加料酒、精盐、葱段、姜片、蒜瓣、鸡汤，上笼蒸 2 个小时，取出，拣去葱、姜，加入味精调味。佐

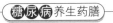

餐食用。

【功效】益气补虚，滋阴养血。

【适应证】适用于糖尿病延年益寿养生食用。

45. 栗子蒸乌鸡

【原料】新鲜栗子100克，乌鸡1只，料酒、精盐、姜丝各适量。

【制作及用法】先将栗子用刀切开一个口，放入温水中浸泡，剥去外壳及种皮，洗净，用沸水煮熟，切成小块；乌鸡宰杀后，去毛、爪，开腹，弃肠杂，切成小块，洗净，入沸水中余片刻，捞出，沥水。栗子、乌鸡一同放入大瓷盆中，撒上姜丝、精盐，淋上料酒，上蒸锅蒸3个小时，离火即成。佐餐食用。

【功效】益肾健脾。

【适应证】适用于糖尿病合并肾虚脾弱所致的阳痿不举、滑精早泄者养生食用。

46. 莲子生地蒸乌鸡

【原料】乌鸡1只，莲子100克，生地黄30克，枸杞子60克，山药50克，葱、生姜、胡椒粉、料酒、清汤、精盐各适量。

【制作及用法】先将葱、姜分别洗净，均切成丝；山药切成丁。将乌鸡宰杀后，洗净，去肠杂，去全身骨头，切成丁，用精盐、胡椒粉、料酒、葱、姜拌匀，腌1小时左右；生地黄用纱布包好后扎紧口，垫在大碗底。把乌鸡肉、莲子、山药丁与枸杞子拌匀后放在生地黄袋上，注入清汤，上笼蒸至乌鸡肉熟烂，扣盘中，去生地黄药包即成。佐餐随量食用。

【功效】滋肾阴，益精血。

【适应证】适用于糖尿病合并肾阴虚亏所致体弱力衰者食用。

47. 蒸鲜山药段

【原料】鲜山药360克。

【制作及用法】将鲜山药洗净，切段，蒸熟。每次吃120克，每日2次，佐餐食用。

【功效】健脾止泻，补肾固涩。

【适应证】适用于2型糖尿病患者养生食用。

48. 虫草蒸鹌鹑

【原料】冬虫夏草6枚，鹌鹑6只，生姜10克，大葱白10克。

【制作及用法】先将鹌鹑宰杀后，沥净血水，用大约75℃的热水浸透，去毛，剁去头和爪。然后从背部剖开，除去内脏，洗净后，沥去水分，再放入沸水中煮一下，捞出晾干。再把大葱白10克、生姜10克洗净，将大葱白切段，生姜切片备用。再将冬虫夏草择去灰屑，用温水洗净晾干后备用。再把6枚冬虫夏草分别放入6只鹌鹑腹中，用线扎紧，置于碗中。用葱、姜、食盐、胡椒粉各1克，鸡汤350克调味后倒入碗内。用湿棉纸封住碗口，上笼蒸45分钟。蒸熟后取出碗，揭去棉纸即可。佐餐食用。

【功效】补肾壮阳，润肺止渴。

【适应证】适用于糖尿病中医辨证属于肺肾阴虚者养生食用。

49. 清蒸茄子

【原料】茄子850克。

【制作及用法】先将茄子洗净，切成长条状，放入碗中，再放入蒸笼中蒸25分钟左右。然后将蒸熟的茄子取出，趁热放入适量精盐，再淋上芝麻油即成。佐餐食用。

【功效】清热消痈。

【适应证】适用于2型糖尿病合并皮肤溃烂的患者养生食用。

50. 猴头枸黄蒸仔鸡

【原料】新鲜猴头菇350克，枸杞60克，生黄芪40克，仔鸡1只（重约1200克），绍酒（或黄酒）15克，葱15克，生姜10克，盐6克，酱油15克。

【制作及用法】先把活鸡一只宰杀后，去毛及内脏，去爪；将生黄芪润透切片；生姜拍松；葱扎成一小捆。把新鲜猴头菇洗净后撕成片。然后把葱、姜、生黄芪、枸杞、猴头菇片一起放进鸡肚子内，加清水250毫升；再把绍酒（或黄酒）、酱油、盐抹在仔鸡身上；把鸡装入蒸笼中，用大气蒸10分钟，取出即成。每次吃鸡肉120克，每隔2～3天吃1次。

【功效】益气血，补肝肾，疗虚损，降血糖。

【适应证】适用于中医辨证为气阴两虚型糖尿病患者养生食用。

51. 枸圆蒸鸡

【原料】母鸡1只（重约850克），桂圆10克，荔枝核30克，枸杞子30克，莲子肉15克，黑枣10克。

【制作及用法】先将母鸡宰杀去毛，剖腹去内脏，清洗干净后备用。然后将桂圆、荔枝去壳，莲子去心，黑枣洗净。最后将整鸡和以上药物同时放入大钵内，加盐和清水适量。上笼蒸2小时，再放入洗净的枸杞子，蒸10分钟，取出即成。佐餐食用。

【功效】养阴补血，益精明目。

【适应证】适用于中老年糖尿病患者养生食用。

52. 仙人掌虫草蒸雄鸭

【原料】新鲜仙人掌150克，冬虫夏草5克，雄鸭1只（重约1500克），花生油15毫升，精盐6克，味精4克，生姜5克，大葱10克。

【制作及用法】先将活鸭一只，宰杀，去毛并取出内脏后洗净；将仙人掌洗净，去皮，切丁；再将冬虫夏草洗净，将姜块拍松，大葱切段。然后在鸭肚子里放入冬虫夏草、仙人掌丁、盐、味精、姜、葱、花生油等调料及适量水，用棉线缝住，把鸭肚子口向上放在锅内，锅内少放些水，盖上盖子，上笼蒸2～3小时，直到鸭肉酥熟。吃肉喝汤，佐餐食用。每周1次，连服数周。

【功效】滋补健身，益肾补虚。

【适应证】适用于2型糖尿病体质虚弱者养生食用。

53. 莲子百合蒸燕窝

【原料】莲子15克，百合30克，红枣15枚，燕窝10克。

【制作及用法】先把莲子发透去心。再将百合洗净，撕成瓣状。再将燕窝发透去燕毛。再将红枣去核。把莲子、百合、红枣、燕窝放入蒸杯内，加水80毫升。再把杯放于蒸笼内，用旺火蒸60分钟即成。早、晚餐分别食用。

【功效】生津止渴，滋阴润肺。

【适应证】适用于燥热伤肺型糖尿病患者养生食用。

54. 沙参蒸燕窝

【原料】沙参30克，燕窝1克，鸡汤60克，精盐1克。

【制作及用法】先把燕窝放入 45℃ 温水中浸泡发透，用镊子夹去燕毛，洗净；将沙参润透切成薄片。再把燕窝、沙参、鸡汤、精盐放入蒸杯中，再将蒸杯置于蒸笼内用旺火蒸 50 分钟即成。早、晚餐分别食用。

【功效】养阴润肺，润燥生津。

【适应证】适用于燥热伤肺型糖尿病患者养生食用。

55. 神仙鸭

【原料】鸭 12 只，红枣 30 枚，莲子 30 克，西洋参 10 克，薏苡仁 35 克，白果 10 克，绍酒 10 克，葱 10 克，姜 5 克，盐 5 克，酱油 10 克，胡椒粉 3 克。

【制作及用法】先把鸭宰杀后，去毛、内脏及脚爪；大枣去核；白果去心；薏苡仁去杂质，洗净；莲子去心；生姜拍松，大葱切段；西洋参烘干打成细粉。把绍酒、酱油混匀后，涂在鸭子身上和腹内。把红枣、白果、薏苡仁、莲子装在碗内，撒上西洋参粉和匀，填入鸭腹内，再把鸭子放在蒸盆内，加入葱、姜、盐、胡椒粉上笼用武火蒸 60 分钟即成。每次吃鸭肉 60～100 克，每天吃 2 次。

【功效】生津液，健脾胃。

【适应证】适用于 2 型糖尿病体质虚弱者养生食用。

56. 天麻蒸鱼头

【原料】天麻 50 克，川芎 15 克，茯苓 30 克，活鲤鱼 1 尾（重约 1300 克）。

【制作及用法】先将活鲤鱼去鳞、鳃和内脏，洗净备用。再将川芎、茯苓切成片，用第 2 次米泔水浸泡，再加入天麻泡 4～6 小时，捞出天麻置米饭上蒸透，切成片待用。然后将天麻片放入鱼头和鱼腹中，置盆内，然后放入葱、生姜，加入适量清水后，上笼蒸大约 30 分钟。将鱼蒸好后，拣去葱和生姜片，另用水豆粉、清汤、白糖、食盐、味精等，用芝麻油烧沸勾芡，浇在天麻鱼上即成。佐餐食用。

【功效】平肝息风，行气活血。

【适应证】适用于糖尿病合并脑卒中者养生食用。

57. 何首乌蒸龟肉

【原料】何首乌 25 克，桑椹 30 克，龟 1 只（大约 250 克），葱、姜、鸡

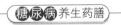

汤各适量。

【制作及用法】先将何首乌烘干研成细粉，将桑椹洗净去除杂质，将乌龟宰杀后去头、内脏及爪，留龟甲。将龟肉切块，放入姜、葱，盖上龟甲，放入蒸盆内，加入鸡汤，撒下何首乌粉，周围放上桑椹。把蒸盆置蒸笼内，用旺火蒸40分钟，用精盐调味即成。当菜佐餐，随意食用。

【功效】滋阴，补肾，潜阳，补血。

【适应证】适用于糖尿病并发动脉粥样硬化患者养生食用。

58. 清蒸莲子鳗鲡鱼

【原料】莲子50克，鳗鲡鱼450克，精制豆油15克，葱、姜、盐、味精、料酒各适量。

【制作及用法】先将鳗鲡鱼1条，剖腹去内脏，洗净，切成小段，并且按鳗鲡鱼原形盘曲于盆中。再将莲子去心，去皮洗净，放入鳗鲡鱼腹中。在鳗鲡鱼盆中加入汤200毫升，葱片8克，姜片8克，料酒10克，味精0.6克，豆油10克，置锅中隔水蒸60分钟，即可食用。早、晚餐各食1次。

【功效】养心安神健脑，滋补肝肾调脂。

【适应证】适用于糖尿病合并动脉粥样硬化者养生食用。

二、煮类养生药膳

（一）概述

所谓煮类养生药膳是指以煮、焖、煨、熬、卤等烹调工艺，既保持了食物和药物的原汁、原味、药效成分，又赋予了食物以鲜美的色、香、味、形，使人们在品尝美味佳肴的同时又可以强身健体，防治疾病。所以，自古以来，煮类养生药膳一直受到人们的欢迎而长盛不衰。

所谓煮，就是指把各种主料放在汤里，用文火炖煮，煮至汤味浓厚，原料软烂即可。煮的食物，便于消化、吸收，非常适合体质虚弱的糖尿病患者养生保健食用。

（二）煮类养生药膳食疗方

1. 百合芹菜煮豆腐

【原料】百合30克，芹菜120克，豆腐350克，葱花、姜末、五香粉、植物油、芝麻油、精盐、味精、湿淀粉各适量。

【制作及用法】先将百合洗净，再将芹菜去根、叶，洗净，下入沸水锅中焯一下，捞出，切成小段（长约1厘米），盛入碗中，备用。再将豆腐漂洗干净，切成1厘米见方的小块，待用。烧锅置火上，加植物油，中火烧至六成热，加葱花、姜末煸炒出香，放入豆腐块，边煎边散开，加适量清汤，煨煮5分钟后加芹菜小段，改用文火继续煨煮15分钟，加精盐、味精、五香粉拌匀，用湿淀粉勾薄芡，淋入芝麻油即成。当菜佐餐，适量吸食，当日吃完。

【功效】养阴润肺，清热降压，降低血糖。

【适应证】适用于尿病患者养生食用。

2. 猪胰煮山药

【原料】猪胰子1个，山药适量，精盐少许。

【制作及用法】将猪胰与山药60克一同用水煮，煮熟后用精盐调味服用。一日分2次食完，经常服用。

【功效】益肺补脾，健脾益气，促进消化，降低血糖。

【适应证】适用于糖尿病患者养生食用。

3. 米醋煮蚕蛹

【原料】蚕蛹12个（活的），米醋25毫升，豆油25克，葱、盐各少许。

【制作及用法】取蚕蛹、米醋加水120毫升，放入锅内上火同煮，煮至剩80毫升汁时，取出汁服用，一次服完，再加水，酒煮，再取汁服。1日服用1～2次。炒勺内放豆油，烧热，再将葱花、煮过的蚕蛹放入，加盐调味，用旺火煸炒，熟时取出。蚕蛹可佐餐食用，食蚕蛹，量适量。

【功效】补虚，益肾，止渴。

【适应证】适用于糖尿病患者养生食用。

4. 南瓜煮牛肉

【原料】南瓜250克，牛肉120克，山药25克，葱12克，姜5克，料酒10克，盐4克，植物油60毫升，上汤800毫升。

【制作及用法】先将南瓜洗净，切成1.5厘米宽、3厘米长的块；牛肉洗净，切成与南瓜大小相同的块；姜拍松，葱切段。把炒锅置中火上，烧热后加入植物油，再把葱、姜投入，炸香，随即投入牛肉，炒至肉变色时加入南

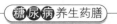

瓜,加入上汤、料酒、山药、盐,用武火烧沸,再改用文火炖煮45分钟即成。每日吃1次,佐餐食用。每次吃南瓜60～120克,吃牛肉60～80克。

【功效】补中益气,生津止渴。

【适应证】适用于糖尿病患者养生食用。

5. 绿茶煮鸭蛋

【原料】鸭蛋12个(大约重1200克),绿茶25克,酱油适量。

【制作及用法】先将鸭蛋用水煮熟,剥去蛋壳备用。再将绿茶、酱油加水适量,置于砂锅中或不锈钢锅内略煮一下,再倒在瓷盆中,再把鸭蛋浸泡在其中,泡24小时即成。此茶蛋可佐餐,经常食用,每日食用1～2个鸭蛋。

【功效】滋阴降火,生津止渴。

【适应证】适用于糖尿病患者养生保健食用。

6. 南瓜煮猪肝

【原料】南瓜250克,猪肝180克,葱15克,精盐4克,生姜6克,酱油10克,鸡蛋2只,淀粉30克。

【制作及用法】先把南瓜洗净,去瓤,切成2厘米见方的块;猪肝洗净,切成2厘米宽的片;葱切花,姜切丝。再把猪肝装入碗内,加入盐、葱、姜、酱油腌制15分钟,打入鸡蛋加淀粉和少量水调匀。南瓜放入锅内,加水大约1200毫升,用武火烧沸,再改用文火炖煮半小时,再改用武火烧沸,下入猪肚,煮至熟透即成。佐餐食用,每日1次,每次吃猪肝60～80克即可。

【功效】补肝肾,止消渴。

【适应证】适用于糖尿病合并高血压或冠心病患者养生食用。

7. 玉米须煮乌龟

【原料】玉米须90克,乌龟1只(大约450克)。

【制作及用法】先将乌龟宰杀后去头、足、内脏,洗净,再与玉米须一起置于砂锅内,加水适量,旺火煮沸后,再用文火煮至龟肉烂熟即可。当菜佐餐,吃龟肉,饮汤。

【功效】补肾养阴。

【适应证】适用于肾阴亏虚型糖尿病患者养生食用。

8. 地黄煮豆腐

【原料】嫩豆腐 3 块，干蘑菇 6 个，胡萝卜 80 克，山芋 120 克，生姜 1 片，葱 1 根，菠菜 2 颗，熟地黄 30 克，干虾米 25 克。

【制作及用法】先将豆腐切成小块，热沸水稍浸取出。干蘑菇大者 3 个浸泡切碎，熟地黄洗净后切片，干虾米沸水浸泡，全切碎。锅中放植物油 3 大匙，炒干虾米、胡萝卜、葱、姜，过会儿加入山芋、蘑菇，片刻后放入豆腐，混合后用干虾米浸出液 1 杯，加入地黄共煮，最后放入切细的菠菜、淀粉溶液和 1 小匙芝麻油，即可食用。当菜佐餐，适量食用。

【功效】益肾养阴，降低血糖。

【适应证】适用于肾阴亏虚型糖尿病患者养生食用。

9. 参须煮黑豆

【原料】人参须 10 克，黑大豆 450 克。

【制作及用法】先将人参须先洗净，烘干后研成细末备用。再将黑大豆拣去杂质后洗净，入锅内，加水浸泡 1 个小时，旺火煮沸后再改用文火煮 1 个小时，待黑大豆熟烂调入人参细末，继续煮片刻，并收干，晾凉后收贮即成。每次吃 80 克，每日 2 次食用，细嚼慢咽之。

【功效】降血糖，调血脂，补气益肾。

【适应证】适用于阴阳两虚型糖尿病患者养生食用。

10. 清水煮玉米

【原料】鲜嫩玉米棒头（连心）850 克。

【制作及用法】先将新鲜嫩紫色玉米棒头洗净，放入砂锅内，加水足量（以淹没玉米棒头再高出 2 厘米为度），旺火煮沸后，再改用文火煮 1 个小时，待玉米用竹筷触之即凹陷（已熟烂）即成（勿弃汤汁）。早、晚分别食用。

【功效】补虚降脂，健脾和胃。

【适应证】适用于糖尿病伴有高脂血症、动脉硬化者食用。

11. 大蒜煮鲶鱼

【原料】鲶鱼 2 条（大约重 850 克），大蒜瓣 120 克，料酒、精盐、味精、酱油、食醋、葱花、姜末、植物油、鲜汤各适量。

【制作及用法】先将鲶鱼去鳃、内脏，洗净，在鱼身上抹匀精盐、料酒腌制一下，大蒜瓣一切为二。锅上火，加植物油烧至四成热，再放入大蒜瓣炸至起皱，加入葱花、姜末煸香，再放入鲶鱼、鲜汤、酱油、料酒、精盐、味精、食醋，煨至鱼熟入味，出锅即成。当菜佐餐，适量食用。

【功效】 健脾养胃，利水降糖。

【适应证】 适用于各型糖尿病患者养生食用。

12. 海带海藻煮黄豆

【原料】 海带 60 克，海藻 60 克，黄豆 350 克，精盐适量。

【制作及用法】 先将以上前 3 味洗净入锅，加水煎煮至黄豆熟烂，加入适量精盐，调味即成。每日 2 次，连汤食用。

【功效】 清热降压，软坚散结。

【适应证】 适用于各型糖尿病患者养生食用。

13. 豆豉煮泥鳅

【原料】 活泥鳅 600 克，姜片、精盐、大蒜泥、豆豉、酱油、芝麻油各适量。

【制作及用法】 先将泥鳅放进竹箩筐里盖好，用热水烫死，凉水洗去黏液，并去鳃及肠肚，洗净，切成段。锅置大火上，加入芝麻油，先爆蒜泥，再加水适量，然后将生姜片、豆豉、精盐、酱油放入锅内，煮沸后再将泥鳅放入锅中，加水刚好浸过泥鳅，旺火煮沸后移至文火煮至汤汁起胶状时即成。当菜佐餐，适量食用。

【功效】 滋阴开胃。

【适应证】 适用于各型糖尿病患者养生食用。

14. 萝卜煮鳝鱼

【原料】 鳝鱼 2 条（大约重 900 克），白萝卜 150 克，胡萝卜 80 克，大头菜 1 个，食醋、植物油、料酒、精盐各适量。

【制作及用法】 先将鳝鱼剖背脊后去骨、内脏、尾、头，切片。白萝卜、胡萝卜和大头菜分别洗净切成片，放入大碗中，加精盐拌腌片刻后去掉腌汁，用凉开水洗净沥干，再与鳝鱼片混合，加入食醋、料酒、精盐、植物油拌匀，文火煮大约 15 分钟即成。当菜佐餐，适量食用。

【功效】 化痰解毒。

【适应证】适用于各型糖尿病患者养生食用。

15. 首乌山药煮猪胰

【原料】猪胰 60 克，山药 30 克，制何首乌 15 克，豆腐皮 3 块。

【制作及用法】先将猪胰切成小块，用豆腐皮包裹如豌豆大小。另用生山药、制何首乌煎汤，汤成后，去制何首乌，入猪胰煮熟，调味即成。每日 1 次，饮汤，吃猪胰块、山药。

【功效】健脾益肾，以脏补脏。

【适应证】适用于肾阴亏虚型糖尿病患者养生食用。

16. 芹菜煮豆腐

【原料】芹菜 80 克，豆腐 350 克，植物油、味精、精盐各适量。

【制作及用法】先将芹菜洗净，切段。再将豆腐切块，放植物油锅里微煎，再放入芹菜段和水，旺火煮沸 3 分钟，加入味精、精盐、再煮几沸即成。当菜佐餐，适量食用。

【功效】清心安神，降低血糖。

【适应证】适用于各型糖尿病患者，尤其是伴有骨质疏松症患者养生食用。

17. 海参煮豆腐

【原料】水发海参 450 克，豆腐 350 克，牛奶 150 毫升，鸡蛋 2 个，水发香菇片 15 克、青菜心 2 颗、熟火腿片、熟鸡肉片各 30 克，料酒、葱、姜汁、味精、精盐、肉汤、熟猪油、淀粉各适量。

【制作及用法】先在豆腐中加入牛奶、鸡蛋清、味精、精盐搅拌均匀，上笼蒸大约 25 分钟。水发海参去肠杂，洗净，切片，用沸水烫一下。炒锅内放入熟猪油，下海参、料酒、葱姜汁、精盐、味精、肉汤煮沸，再以文火煮入味后加火腿片、水发香菇片、青菜心、熟鸡肉片炖煮片刻，用湿淀粉勾芡，起锅装入汤盘，海参放在盘中间，再将蒸好的豆腐放在海参四周即成。当菜佐餐，适量食用。

【功效】健脾益肝，滋阴降糖。

【适应证】适用各型糖尿病患者，尤其适用于 2 型糖尿病合并慢性肝炎者养生食用。

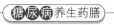

18. 沙参煮老鸭

【原料】沙参 30 克，玉竹 60 克，洗干净的老鸭 1 只（大约 2500 克，去毛，洗净），调味品适量。

【制作及用法】先将以上 3 种一起放入瓦煲内加水，文火焖煮 1 个小时以上，调味后即成。当菜佐餐，吃鸭肉、饮汤。

【功效】养阴润肺，降低血糖。

【适应证】适用于燥热伤肺型糖尿病患者养生食用。

19. 五味子煮鸡

【原料】五味子 10 克，鸡肉 250 克，香菇 30 克，料酒、葱段、姜片、精盐、鲜汤、植物油各适量。

【制作及用法】先把香菇发透，一切两半，五味子洗净，鸡肉洗净，切成块。炒勺置于中火上，加入植物油，把葱段、姜片放入爆香，下入鸡片，炒至变色，加入五味子、香菇、料酒、精盐、鲜汤，中火煮沸，文火煲半小时即成。当菜佐餐，适量食用。

【功效】补肺宁心，益气生津。

【适应证】适用于燥热伤肺型糖尿病患者养生食用。

20. 蜂蜜煮梨

【原料】蜂蜜 20 克，梨 1 个。

【制作及用法】先将梨捣烂汁，加蜂蜜煎成糖稀状。随时服用。

【功效】养阴润燥。

【适应证】适用于 2 型糖尿病患者养生食用。

21. 蜂蜜煮牛奶

【原料】蜂蜜 60 克，牛奶 350 克，李子 10 枚。

【制作及用法】先将李子去核，切成两半，再与蜂蜜、牛奶一起放入锅内，煮沸后饮用。每次 30 克，每日 3 次饮用。

【功效】健脾润燥，养肺养阴。

【适应证】适用于 2 型糖尿病伴有咳嗽、便秘患者养生食用。

22. 黑豆煮甲鱼

【原料】甲鱼 1 只（大约重 450 克）、黑豆 30 克，精盐、味精各适量。

【制作及用法】将甲鱼宰杀、去头、爪及内脏，洗净，入沸水中余片刻，见肉收缩时取出，用冷水冲洗干净，切成块；黑豆洗净。甲鱼块与黑豆一起放入炖锅内，加入适量清水，置旺火上烧沸，改用文火炖至甲鱼肉、黑豆熟烂后，加入精盐、味精调味即成。饮汤，吃黑豆及甲鱼肉。

【功效】清热滋阴，养血润燥。

【适应证】适用于糖尿病合并皮炎患者养生食用。

23. 西瓜皮煮甲鱼

【原料】西瓜皮 250 克，甲鱼 1 只（大约重 350 克），精盐少许。

【制作及用法】先将西瓜皮洗净，切成片；将甲鱼宰杀，去内脏，入沸水中烫片刻，见肉收缩时取出，洗净，切块。将甲鱼块、西瓜皮一同放入砂锅中，加入适量清水，煮至甲鱼肉熟烂，弃西瓜皮，加入少许精盐即成（口味要清淡），饮汤，吃甲鱼肉。

【功效】滋阴祛风，清暑解热，泻火除烦。

【适应证】适用于糖尿病合并口舌生疮、咽喉肿痛者养生食用。

24. 地瓜叶煮乌鸡肝

【原料】地瓜叶 150 克，乌鸡肝 60 克，精盐适量。

【制作及用法】将地瓜叶洗净，切碎；乌鸡肝洗净，切片。地瓜叶、乌鸡肝一同下锅，加水适量煮熟，再用适量精盐调味。连汤食用，每日 1 剂，连食 3 日。

【功效】清热明目，补肝养血。

【适应证】适用于糖尿病合并夜盲症者养生食用。

25. 灵芝杞子煮乌鸡

【原料】枸杞 15 克，灵芝 12 克，乌鸡肉 250 克，葱、蒜、胡椒粉、姜、芝麻油、精盐各适量。

【制作及用法】将乌鸡肉洗净，切成片；葱剥洗净，切成段；姜洗净，去皮，切片；蒜剥去皮，洗净，切片。先将枸杞、灵芝洗净，一同放入砂锅中，加水适量，煮沸，加入乌鸡肉同煮熟，再放入葱、姜、胡椒粉、蒜煮沸片刻，然后去除灵芝，放入精盐、芝麻油调味即可。佐餐食用。

【功效】滋阴养血，解毒抗癌。

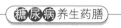

【适应证】适用于糖尿病合并癌症患者养生食用。

26. 水苋菜煮莲子

【原料】水苋菜60克，莲子100克。

【制作及用法】先将莲子煮八成熟，再加入洗净的水苋菜，煮至莲子熟烂即可。每日1剂，喝汤，吃莲子。

【功效】补虚健体，强壮筋骨。

【适应证】适用于糖尿病合并身体虚弱者养生食用。

27. 首乌莲子煮鸡蛋

【原料】何首乌60克，莲子100克，鸡蛋2个。

【制作及用法】以上原料入锅，加水同煮，蛋熟，去壳后再煮片刻。吃鸡蛋、莲子，喝汤，每日1次，连食10～15天。

【功效】补肾。

【适应证】适用于糖尿病合并阳痿的患者养生食用。

28. 莲子煮鹌鹑蛋

【原料】莲子、熟地黄、枸杞子、山茱萸、山药各30克，鹌鹑蛋25个，葱、姜、精盐各适量。

【制作及用法】将姜洗净，去皮，切片。葱剥洗干净，切段。将鹌鹑蛋煮至八成熟，去壳，与上述洗净后的5种原料及葱、姜、精盐一起装入砂锅中，加水煎煮至鹌鹑蛋熟。每日早、晚吃鹌鹑蛋、莲子，喝汤。

【功效】益气健脾，滋补肝肾，安神补脑。

【适应证】适用于糖尿病合并肝肾虚亏、气血不足者养生食用。

29. 木耳煮鸽蛋

【原料】木耳60克，鸽蛋16枚，精盐、味精、料酒、胡椒粉、酱油、熟猪油、植物油、鸡汤、生姜、葱、干淀粉、水淀粉各适量。

【制作及用法】木耳泡发，择洗干净。鸽蛋凉水时下锅，用文火煮熟捞出，放入凉水内，剥去壳，放碗内。葱剥洗净，切成段。姜洗净，去皮，拍破。植物油入锅烧热，鸽蛋滚满干淀粉，放入油锅内炸至呈黄色时捞出。将锅烧热注入熟猪油，油沸后，下葱、姜煸炒，随后倒入鸡汤，煮一下捞去姜、葱，加入酱油、料酒、胡椒粉，烧沸后加入鸽蛋和木耳，再煨10分钟，加入精盐、味精调味，用水淀粉勾芡，再淋沸猪油少许即成。佐餐食用，不拘量，宜常食。

【功效】滋肾润肺，补肝明目。

【适应证】适用于糖尿病合并精血亏虚、阴痿者食用。

30. 木耳参枣煮鸡蛋

【原料】木耳 30 克，党参 15 克，大枣 5 个，鸡蛋 2 个。

【制作及用法】先将木耳泡发，洗净，以上原料放砂锅内同煮汤，鸡蛋熟后去壳取蛋，再煮片刻。吃鸡蛋，饮汤。

【功效】益气摄血，养血滋阴。

【适应证】适用于糖尿病患者养生食用。

31. 大蒜白及煮甲鱼

【原料】甲鱼 1 只（大约重 600 克），大蒜 3 头，白及 15 克，香油、精盐、味精各适量。

【制作及用法】将甲鱼宰杀，去内脏，入沸水中余片刻，见肉收缩时取出，洗净，切块；大蒜剥去皮，将蒜瓣洗净，白及洗净。大蒜、白及与甲鱼块一起放入锅内，加入适量清水，置大火上，煮沸后改用文火，炖至甲鱼肉熟烂，淋入香油，调入精盐、味精即成。吃甲鱼肉，喝汤。

【功效】消肿生肌，滋阴凉血。

【适应证】适用于糖尿病合并肺结核患者养生食用。

32. 水煮黑豆

【原料】黑豆 200 克。

【制作及用法】先将黑豆 200 克放入锅中，加水适量，煮至豆烂为止。早、晚餐分别食用。

【功效】清热解表，活血解毒。

【适应证】适用于糖尿病合并高血压的患者养生食用。

33. 石斛煮花生米

【原料】鲜石斛 60 克，花生米 600 克。

【制作及用法】先将鲜石斛用水洗净，淘米，鲜石斛切成长约 1 厘米的节子备用。再将花生米挑去霉烂颗粒，用水洗净，沥干水分，备用。然后在锅

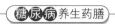

内加水适量，放入食盐5克、大茴香3克、山茱萸3克，待食盐溶化后，把花生米倒入锅内，加入石斛。再将锅置于旺火上烧沸后，改用文火煮大约2小时，待花生米入口成粉质时即成。每次服50粒花生米，每日2次服用。

【功效】清热生津，滋阴养肺。

【适应证】适用于中医辨证属于肺胃热盛者养生食用。

34. 银莲百合煮鹌鹑蛋

【原料】银耳15克，莲子10克，百合15克，鹌鹑蛋6枚。

【制作及用法】先将莲子发胀后去皮和芯，再将百合洗净，将银耳发胀，洗净；将鹌鹑蛋蒸熟去壳。在铁锅中盛适量清水煮沸，再加入莲米、百合、银耳煮熟烂，然后加入冰糖溶化，加入鹌鹑蛋即可。早、晚餐分别食用，吃蛋喝汤。

【适应证】适用于燥热伤肺型糖尿病患者养生食用。

35. 五加煮鸡蛋

【原料】刺五加120克，鸡蛋3只。

【制作及用法】先将刺五加、鸡蛋一起放入瓦锅内，加入适量清水煮，煮至鸡蛋熟后剥壳再煮数小时，使鸡蛋颜色变黑。每次吃1个鸡蛋，每日早、晚2次食用。

【功效】补中益精。

【适应证】适用于肾阴亏虚型糖尿病患者养生食用。

36. 昆布海藻煮黄豆

【原料】昆布60克，海藻50克，黄豆250克。

【制作及用法】先将昆布、海藻水泡后洗净备用。再将黄豆挑去杂质用水洗净，放入锅内，加入昆布、海藻。再将锅置于旺火上烧沸，用文火煮至豆烂，以盐调味即成。每次食用60克，每日早、晚餐食用。

【功效】清热散结。

【适应证】适用于糖尿病并发甲状腺肿大者养生食用。

37. 平菇煮干丝

【原料】鲜平菇550克，豆腐干4块，笋丝、姜丝、味精、精盐、芝麻油、熟植物油各适量。

【制作及用法】先将鲜平菇洗净，去蒂，切成块，放入沸水锅中略焯后捞出，沥干水分；将豆腐干切细丝，放入沸水锅内焯后捞出，沥干水分。再将熟植物油放入热锅内，下姜丝爆炒，放入豆腐干丝、平菇块、笋丝、精盐适量，用文火煮数分钟，淋入芝麻油，起锅装盆即可。佐餐食用。

【功效】防癌抗癌，滋养肝肾，补脾胃。

【适应证】适用于糖尿病并发癌症患者养生食用。

38. 猴头菇煮黄豆芽

【原料】水发猴头菇 180 克，黄豆芽 150 克，味精、精盐、湿淀粉、葱、姜、植物油各适量。

【制作及用法】先将水发猴头菇洗净，去长毛，去根蒂。在锅内加水烧沸，放入猴头菇煮烂捞出，投入冷水中凉透，控干水分，放在碗内，加入黄豆芽、葱、姜、精盐、味精，上笼蒸 2.5 小时左右取出。将炒锅置火上，加入植物油烧热，放葱、姜，煸香，加精盐、煮猴头菇的汤略烧，倒入猴头菇，用旺火烧沸后改用文火炖 8 分钟，再改用武火收汁，用湿淀粉勾芡，淋上少许植物油即成。佐餐食用。

【功效】助消化，利五脏，抗癌强身。

【适应证】适用于糖尿病合并消化系统肿瘤的患者养生食用。

39. 松菇煮草鱼

【原料】水发松菇 250 克，草鱼肉 400 克，水发黑木耳 30 克，青蒜 60 克，料酒、胡椒粉、植物油、生姜、精盐、葱、清汤各适量。

【制作及用法】先将水发松菇洗净，挤干水，切成块；将水发黑木耳洗净，去蒂；葱洗净，切成段；生姜洗净，切成丝；青蒜洗净，切成段；草鱼肉洗净，切成段，再改成条。置炒锅于旺火上，加植物油烧至六成热；将草鱼条分次入锅，炸至呈浅黄色时捞出，放入砂锅内，加入松菇汤、黑木耳、料酒、胡椒粉、精盐、葱段、姜丝、清汤，用旺火烧沸后撇浮沫，改用文火慢炖，待草鱼肉入味后放入青蒜段，再烧沸后出锅装盆即可。吃鱼肉，吃菜，佐餐食用。

【功效】防癌、抗癌，降糖、降脂。

【适应证】适用于糖尿病合并癌症患者养生食用。

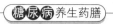

40. 芡实煮老鸭

【原料】芡实 120 克，老鸭 1 只，精盐适量。

【制作及用法】先将芡实纳入鸭腹中，加水适量，用文火煮 2 小时后，煮至肉烂，再加入适量精盐调味即成。佐餐食用。

【功效】滋阴补肾，健脾养胃。

【适应证】适用于肾阴亏虚型糖尿病并发高血压患者养生食用。

41. 韭菜煮蛤蜊肉

【原料】韭菜 120 克，蛤蜊肉 150 克。

【制作及用法】先将上述两种原料加水适量，煮熟调味后即可。佐餐食用。

【功效】滋阴助阳。

【适应证】适用于阴阳两虚型糖尿病合并高血压患者养生食用。

42. 砂仁煮鲫鱼

【原料】砂仁 6 克，生甘草 6 克，鲫鱼 1 条。

【制作及用法】先将鲫鱼去鳞、鳃、内脏，洗干净。然后把砂仁，甘草末用凉水冲淋后，放入鱼肚内，用线扎好。再将鱼放入碗内，再放入锅里，置于火上蒸烂。每 2 天，食用 1 次，加作料食用。

【功效】利尿消肿。

【适应证】适用于糖尿病并发肾炎水肿者养生食用。

第 六 章
糖尿病患者的炖煲类养生药膳

一、炖菜类养生药膳

（一）概述

所谓炖菜类养生药膳是指以各种蔬菜、禽、肉、蛋、乳、海产品、水产品等为原料，经过炖、焖、煨、熬、卤等烹调工艺，既保持了食物和药物的原汁、原味，药效成分，又赋予食物以鲜美的色、香、味、形，使人们在品尝美味佳肴的同时又可以强身健体，防病治病。

炖类养生药膳是 2 型糖尿病患者养生保健的常用而又采用的药膳，这种药膳对于防治 2 型糖尿病的并发症具有重要作用。它可以提高人体免疫力，增强体质。这种药膳中含有丰富的蛋白质、维生素、矿物质元素及膳食纤维，对于预防糖尿病并发症和延年益寿具有重要作用。

（二）炖菜类养生药膳食疗方

1. 杏仁桂圆炖银耳

【原料】甜杏仁 15 克，桂圆肉 15 克，泡发银耳 200 克，荸荠 350 克，姜片 3 克，葱段 8 克，精盐 3 克，味精 1 克，普通汤 100 克，清水 1800 毫升，花生油 15 克，食用碱水 6 克，料酒适量。

【制作及用法】先将荸荠削皮洗净，切成两半，放入砂锅中，加清水 1200 毫升，用中等火力熬 2 小时，待水浓缩到大约 800 毫升时，去掉荸荠渣，用纱布把汤过滤。将甜杏仁去衣后，放入沸水锅中，加入碱水，用中火煮 15

分钟，捞起，冲洗去净碱味，放入碗内，用清水 60 克浸泡，桂圆肉洗净后放入碗里，用清水 90 克浸泡。然后再将杏仁、桂圆肉（连碗）同时入笼蒸 45 分钟后取出。砂锅中放清水 600 克，烧至微沸，放入银耳略煮半分钟，倒入漏勺，沥尽水，再用中火把锅烧热，下花生油 15 克，放姜、葱及烹料酒适量，加普通汤 100 克、盐少许，放入银耳煨 3 分钟，倒入漏勺，去掉姜葱。再将荸荠水、银耳放入钵内，加盐、料酒，蒸 45 分钟，放入桂圆肉，甜杏仁，再蒸 15 分钟，取出，撇去汤上的浮沫，加白糖、味精即成。早、晚餐分别食用。

【功效】健脾生津，滋阴润肺。

【适应证】适用于燥热伤肺型糖尿病患者养生食用。

2. 山药炖萝卜

【原料】山药 30 克，白萝卜 250 克，胡萝卜 250 克，精盐 4 克，猪瘦肉 80 克，生姜 6 克，葱节 12 克。

【制作及用法】先将白萝卜、胡萝卜洗净，切成 2 厘米见方块，山药切成片；猪肉切成 2 厘米见方的块；将姜拍松，葱切成段。再把猪瘦肉、胡萝卜、白萝卜、盐，葱、姜、山药一起放入炖锅内，加水 1200 毫升。把锅置于旺火上烧沸，再用文火炖煮 45 分钟即成。当菜佐餐，适量食用。

【功效】养阴润肺，热热化痰。

【适应证】适用于燥热伤肺型糖尿病患者养生食用。

3. 石斛炖猪肺

【原料】石斛 15 克，猪肺 250 克，沙参 12 克，绍酒 10 克，葱节 15 克，生姜 6 克，精盐 3 克，胡椒粉 3 克。

【制作及用法】先把石斛洗净，切成 1 厘米长的段；沙参润透切成片；猪肺洗净，切成 3 厘米见方的块；再将姜拍松，葱切段。再把石斛、猪肺、姜、葱、盐、绍酒放入炖锅内，加水 1200 毫升。把炖锅置旺火上烧沸，再用文火烧沸 45 分钟即成。食用前加入胡椒粉拌匀。当菜佐餐，适量食用。

【功效】生津止渴，养阴清肺。

【适应证】适宜燥热伤肺型糖尿病患者养生食用。

4. 沙参炖鱼肚

【原料】沙参 15 克，鱼肚 50 克，；黑木耳 18 克，香菇 25 克，生姜 6 克，葱节 15 克，精盐 4 克，精制植物油 25 克。

【制作及用法】先把鱼肚切成 1 厘米见方的块；黑木耳洗净，去蒂撕成瓣状。香菇发透，洗净，一切两半，姜切成丝，葱切成花。把炒勺置火上，加入精制植物油，烧六成熟时，下入姜、葱炸香，随即加入鱼肚翻炒片刻，加入香菇、盐、沙参、加上汤或鸡汤 200 毫升，烧至浓稠时即成。当菜佐餐，适量食用。

【功效】滋阴润肺，健脾养胃。

【适应证】适用于燥热伤肺型糖尿病患者养生食用。

5. 南沙参炖猪瘦肉

【原料】南沙参 30 克，猪瘦肉 150 克，胡萝卜 250 克，绍酒 100 克，生姜 5 克，葱节 10 克，精盐 4 克。

【制作及用法】先把猪瘦肉洗净，切成 3 厘米见方的块；胡萝卜洗净，切成 2.5 厘米见方的块；南沙参切成片，将姜拍松，葱切成段。把猪肉、南沙参、胡萝卜、葱、姜、盐、绍酒放入炖锅内，加水 1200 毫升。再将炖锅置旺火上烧沸，再用文火炖煮 1 小时即成。当菜佐餐，适量食用。

【功效】益胃生津，养阴清肺。

【适应证】适用于燥热伤肺型糖尿病患者养生食用。

6. 参冬炖老鸭

【原料】沙参 20 克，天冬 30 克，黄精 25 克，老鸭 1 只（大约重 1200 克），绍酒 12 克，葱节 15 克，生姜 6 克，冬菇 30 克，精盐 4 克。

【制作及用法】先把老鸭宰杀后，去毛及内脏；冬菇用水发透，一切两半；天冬切片，沙参切片，黄精切片，将姜拍松，葱切段。再把老鸭、黄精、天冬、冬菇、姜、葱、盐、绍酒同放炖锅内，加水 2800 毫升。将炖锅置旺火上烧沸，打去浮沫，用文火炖 2 个小时即成。当菜佐餐，适量食用。

【功效】养阴补肺，生津润燥。

【适应证】适用于燥热伤肺型糖尿病患者养生食用。

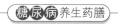

7. 北沙参炖兔肉

【原料】北沙参30克，兔肉80克，胡萝卜150克，绍酒12克，生姜6克，葱15克，盐4克。

【制作及用法】先将北沙参润透切成片；兔肉洗净，切成3厘米见方的块；胡萝卜也切成3厘米见方的块，将姜拍松，葱切段。再把北沙参、兔肉、姜、葱、绍酒、盐放入炖锅内，加入800毫升。将炖锅置旺火上烧沸，再用文火炖煮半小时即成。当菜佐餐，适量食用。

【功效】养阴润肺，益气补血。

【适应证】适用于燥热伤肺型糖尿病患者养生食用。

8. 砂仁萝卜炖猪肺

【原料】砂仁3克，白萝卜180克，猪肺150克，葱节15克，生姜6克，绍酒12克，精盐3克。

【制作及用法】先把砂仁烘干，研成细粉；猪肺洗净，切成3厘米见方的块状；白萝卜洗净，切成3厘米见方的块状；姜拍松，葱切段。把猪肺、萝卜、砂仁、姜、葱、盐、绍酒放入炖锅内、加水1500毫升。将炖锅置大火上烧沸，用文火炖煮45分钟即成。当菜佐餐，食萝卜、猪肺，喝汤。

【功效】养阴，清肺，润燥。

【适应证】适宜燥热伤肺型糖尿病患者养生食用。

9. 胖大海炖猪肺

【原料】胖大海10克，猪肺280克，绍酒10克，葱节12克，精盐3克。

【制作及用法】先把猪肺洗净，切成2厘米见方的块；胖大海用洁净布擦洗干净（不能用水泡洗）；葱切成花。把猪肺与绍酒、盐、葱一起腌制半小时。再把胖大海、猪肺放入炖锅内，加水1000毫升。将锅置旺火上烧沸，用文火炖煮45分钟即成。当菜佐餐，适量食用。

【功效】养阴清肺，生津止渴。

【适应证】适用于燥热伤肺型糖尿病患者养生食用。

10. 虫草豆蔻炖全鸭

【原料】冬虫夏草10克，白豆蔻8克，老鸭1只（100克），绍酒12克，生姜6克，葱节6克，精盐3克，胡椒粉3克。

【制作及用法】先把鸭宰杀后，去毛，去爪，剖腹，去内脏，冲洗干净。在沸水锅内焯片刻，再捞出用凉水洗净；虫草用温水洗净泥沙，用酒浸泡半小时；白豆蔻去壳，烘干，研粉；姜、葱洗净切成片和段。将鸭头顺颈劈开，再取 6～8 枚虫草纳入鸭头内，再用棉线缠紧，余下的虫草，同白豆蔻粉、姜、葱装入鸭腹内，放入炖锅内。再加入清水 1800 毫升，加入盐、绍酒、胡椒粉。把炖锅置旺火上烧沸，再用文火炖 2 个小时即成。当菜佐餐适量食用。

【功效】生津润燥，滋阴补肺。

【适应证】适用于燥热伤肺型糖尿病患者养生食用。

11. 泥鳅天花粉炖豆腐

【原料】泥鳅 350 克，天花粉 15 克，生黄芪 30 克，嫩豆腐 300 克。

【制作及用法】先将天花粉，黄芪拣去杂质后洗净，切片后一起放入砂锅内，加水煎 2 次，每次半小时，合并 2 次煎汁，浓缩至 250 毫升，盛入碗中，备用。再将泥鳅放进竹箩里盖好，用热水烫死，去鳃及肠杂，洗净，切成 2 厘米长的小段，再与漂洗干净并切成小块的豆腐同入锅中，加适量清水，旺火煮沸，烹入黄酒，改用文火煨炖半小时，待泥鳅段酥烂兑入天花粉、黄芪浓煎汁，拌和均匀，加精盐、味精、五香粉，再煮至沸即成。当菜佐餐，适量服食。

【功效】清热解毒，益气除烦，止渴降糖。

【适应证】适用于阴虚阳浮型糖尿病患者养生食用。

12. 杜仲核桃炖猪腰

【原料】猪腰 1 对，核桃肉 30 克，杜仲 30 克，金樱子 30 克。

【制作及用法】先将猪腰洗净，一剖为二，去腰臊，切成小块，与核桃肉同入锅中，再放入装有杜仲，金樱子的布袋，加水适量，旺火煮沸，改文火炖煮 45 分钟，取出药袋加入调料即成。当菜佐餐，适量食用。

【功效】双补阴阳，益气摄尿。

【适应证】适用于阴阳两虚型糖尿病患者养生食用。

13. 杞子豆腐炖鱼头

【原料】枸杞 30 克，白扁豆 30 克，鲤鱼头（或花鲢鱼头）1 个，豆腐 350 克。

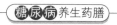

【制作及用法】先将枸杞子、白扁豆分别洗净，并用温水浸泡 1 个小时，备用。再将鱼头去鳃，洗净，放入碗中，将适量酱油、黄酒、精盐抹在鱼头上，腌制半小时，用清水冲洗一下，移入大蒸碗内，放入切成小块的豆腐、葱花、姜末，并将浸泡的枸杞子、白扁豆分散放入蒸碗内，加清汤（或鸡汤）800 毫升，上笼屉蒸半小时，待鱼头、白扁豆熟烂取出，加适量味精，调味即成。当菜佐餐，适量服食。

【功效】滋补肝肾，健脾益胃，止渴降糖。

【适应证】适用于阴阳两虚型糖尿病患者养生食用。

14. 葛根山楂炖牛肉

【原料】葛根 25 克，山楂 25 克，牛肉 150 克，绍酒 10 克，精盐 3 克，白萝卜 250 克，葱段 6 克，生姜 2 克。

【制作及用法】先把葛根洗净，切成片；山楂切成片；牛肉洗净，切成 2.5 厘米见方的块；白萝卜切成 2.5 厘米见方的块，将姜拍松，葱切花。再把葛根、山楂、牛肉、绍酒、萝卜、姜、葱、盐放入炖锅内，加水 1000 克，用旺火烧沸，再用文火炖 1 小时即成。当菜佐餐，适量食用。

【功效】阴阳双补，降低血糖。

【适应证】适用于阴阳两虚型糖尿病患者养生食用。

15. 银耳炖豆腐

【原料】银耳 50 克，嫩豆腐 350 克。

【制作及用法】将银耳用温水泡发，洗净，放在沸水锅中焯透，捞出后撕成朵片状，备用。嫩豆腐用清水漂洗后切成 1 厘米见方的小块，待用。烧锅置火上，加植物油烧至七成热，加葱花、姜末煸炒出香，倒入豆腐小块，轻轻翻炒，加银耳朵片，翻炒均匀，加清汤（或清水）600 毫升，改用文火煨煮 45 分钟，待豆腐漂浮汤面，银耳呈黏糊状时，加适量精盐、味精，拌匀即成。当菜佐餐，适量服食。

【功效】清热生津，滋阴补虚，降血糖。

【适应证】适用于肾阴亏虚型糖尿病患者养生食用。

16. 黄精炖猪肘

【原料】黄精 25 克，怀山药 30 克，猪肘 1 只（大约 600 克）。

【制作及用法】先将黄精、山药洗净，并且用温水润透，分别切成片，放入碗中，备用。将猪肘洗净，放入沸水锅中焯透，取出，剔去骨头待用。取一大碗，加黄酒、葱花、姜末、精盐、酱油，拌匀，将去骨猪肘放入，揉抹均匀，再将腌制的猪肘放入，加黄精、山药片，先用大火煮沸，再改用文火煨炖1个小时，待猪肘熟烂加适量精盐、味精、五香粉，再煮至沸即成。当菜佐餐，吃猪肘，喝汤，嚼食黄精、山药片。

【功效】滋阴补血，止渴降糖。

【适应证】适用于肾阴亏虚型糖尿病患者养生食用。

17. 枸杞炖兔肉

【原料】枸杞子30克，兔肉350克。

【制作及用法】先将兔肉洗净，切成块状与洗净的枸杞子一起放入锅中，加水适量，文火炖煮，兔肉熟烂，加入食盐等调味品即成。当菜佐餐，吃兔肉饮汤。

【功效】滋补脾肾，养阴润燥。

【适应证】适用于肾阴亏虚型糖尿病养生食用。

18. 虫草芡实炖老鸭

【原料】冬虫夏草10克，芡实30克，老鸭1只，葱段12克，生姜4克，绍酒10克，精盐3克。

【制作及用法】先把老鸭宰杀后，除去毛和内脏及爪；芡实洗净，去沙和杂质；冬虫夏草用酒泡半小时。把绍酒、盐抹在老鸭身上，浸渍半小时，然后把鸭放入炖锅内，把虫草、芡实放入鸭腹内，姜、葱也放入鸭腹中，加入清水3500毫升。把炖锅置旺火上，用旺火烧沸，打去浮沫，再用文火炖煮90分钟即成。当菜佐餐，吃鸭肉、虫草、芡实，饮汤。

【功效】补肾养阴。

【适应证】适用于肾阴亏虚型糖尿病患者养生食用。

19. 兔炖山药

【原料】兔1只，山药150克。

【制作及用法】先将兔去毛、爪、内脏，洗净切丝，与山药一起煮熟即可。当菜佐餐，适量食用。

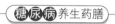

【功效】益气降糖，补肾养阴。

【适应证】适用于肾阴亏虚型糖尿病患者养生食用。

20. 百合沙参炖鱼翅

【原料】百合30克，沙参25克，鱼翅60克，精盐3克。

【制作及用法】先把鱼翅发透，洗净，撕成条；百合洗净撕成瓣；沙参润透切成片；先将百合、沙参放入炖锅内，加水250毫升，用文火炖半小时，再下入鱼翅，加入清汤150毫升，再炖半小时，放入盐调味即成。当菜佐餐，适量食用。

【功效】养阴益胃，润肺生津。

【适应证】适用于胃燥津伤、燥热伤肺型糖尿病患者养生食用。

21. 葛根萝卜炖牛肉

【原料】葛根30克，山楂30克，牛肉120克，白萝卜250克。

【制作及用法】先将葛根、山楂分别洗净，切成片，放入纱布袋中，扎口备用。再将牛肉洗净，切成2厘米见方的小块。再将白萝卜洗净后切成2.5厘米见方的块。砂锅中加清水，放入葛根、山药袋，再放入牛肉、萝卜块，大火煮沸，加黄酒、姜片，改用文火煨炖1小时，待牛肉熟烂，取出药袋，加精盐、味精、五香粉，淋入芝麻油即成。当菜佐餐，适量服食。

【功效】养脾胃，清肺热，降血糖。

【适应证】适用于胃燥津伤型糖尿病患者养生食用。

22. 生地麦冬炖猪肚

【原料】生地黄15克，麦冬25克，猪肚150克，绍酒15克，精盐3克，葱节12克，生姜4克，胡萝卜150克。

【制作及用法】先将猪肚用番石榴或食盐反复洗净，去腥臊味；麦冬洗净去心；生地黄切成片；萝卜洗净，切成3厘米见方的块；猪肚洗净，切成2厘米见方的块；将姜拍松，葱切段。再把猪肚、麦冬、生地、葱、盐、姜、绍酒、胡萝卜放入炖锅内，加清水1500毫升，用旺火烧沸，再用文火炖煮1个小时即成。当菜佐餐，适量食用。

【功效】养胃滋阴，生津润燥。

【适应证】适用于胃燥津伤型糖尿病患者养生食用。

23. 北沙参马蹄炖猪肚

【原料】北沙参 15 克，马蹄（又叫荸荠）50 克，猪肚 180 克，绍酒 12 克，葱 12 克，生姜 6 克，精盐 3 克。

【制作及用法】先把猪肚用食盐或番石榴叶擦洗，去除猪肚腥味，洗净，切成 2 厘米长、1.5 厘米宽的块；马蹄（荸荠）去皮，一切两半；沙参切成片；将姜拍松，葱切成段。再把猪肚、马蹄（荸荠）、姜、葱、盐放入炖锅内，加水 1500 毫升。再将炖锅置旺火上烧沸，再用文火炖煮 1 个小时即成。当菜佐餐，适量食用。

【功效】益胃生津，止渴止燥。

【适应证】适用于胃燥津伤型糖尿病患者养生食用。

24. 黄精炖鸭

【原料】鸭子 1 只（大约重 2500 克），黄精 30 克，罐头橘子 1 瓶（大约重 350 克），鸡汤 85 克，精盐 3 克，料酒 12 克，味精 1 克，鸡油 60 克，淀粉适量。

【制作及用法】先将黄精用水洗净，切片。以水煮提取法，提取黄精浓缩汁 60 毫升。再将鸭子从背部劈开，洗净，放在盆内加上一半调料蒸 1.5 个小时，捞出放底部带有竹篦的锅里，将鸭子脯向下，加入原汤和橘汁，各种调料，鸡汤和黄精浓缩汁，上火烤 35 分钟。然后再放橘子，再将鸭子与竹篦一起捞出，鸭脯肉向上翻扣在盘内。原汤加鸡油，淀粉勾成汁，浇在鸭子身上。然后用橘子围边即成。当菜佐餐，适量食用。

【功效】养阴润肺，益气润燥。

【适应证】适用于燥热伤肺型糖尿病患者养生食用。

25. 山药炖甲鱼

【原料】甲鱼 1 只（大约重 750 克），怀山药 50 克，枸杞子 30 克，女贞子 30 克，熟地黄 30 克，猪肥瘦肉 120 克，大蒜、姜块、葱段、熟猪油、酱油、精盐、味精、胡椒粉、肉汤、料酒、芝麻油各适量。

【制作及用法】先将甲鱼腹部朝天，待头伸出时，用刀宰杀去头三分之二，放尽血，然后放入沸水锅中煮大约 15 分钟捞起。用小刀将甲鱼周围的裙边，腹部软皮与四肢粗皮刮洗干净，切去脚爪，横切成块，再入沸水锅中煮 5

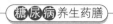
分钟去其腥味后捞出。再将猪肉洗净切成块，入沸水中余几分钟。上述中药洗净切成片，装入纱布袋中封口。再将炒锅置旺火上，下熟猪油烧至六成热，下姜、葱炒出香味，加猪肉炒几下，再放精盐、酱油、料酒、肉汤及中药包，煮沸后倒入砂锅，加盖，置于文火上，放入甲鱼、胡椒粉炖至鱼肉熟烂。大蒜洗净入蒸笼蒸熟。将炒锅置于旺火上，加入蒸熟的大蒜，待汤汁收浓至150毫升时，拣出姜块、葱段、药包弃之，加入味精，淋芝麻油适量搅匀即成。当菜佐餐，适量食用。

【功效】滋补肝肾。

【适应证】适用于肾阴亏虚型糖尿病患者养生食用。

26. 杏仁荸荠炖银耳

【原料】甜杏仁20克，荸荠450克，水发银耳300克，姜片、葱段、精盐、味精、鲜汤、植物油、食用碱、料酒各适量。

【制作及用法】先将荸荠削皮洗净，切成两半，放入砂锅内，加水2000毫升，用中火熬2个小时，待水浓缩至850毫升左右时，去掉荸荠渣，用纱布把汤过滤。再将甜杏仁去衣后，放入沸水锅内，加入碱水，用中火煮15分钟，捞起，冲洗去净碱味，放入碗里，用水80毫升浸泡，然后将杏仁入笼蒸45分钟后取出。砂锅中放入清水800毫升，煮至微沸，再放入银耳略煮30秒钟，倒入漏勺，沥净水，再用中火把锅烧热，下入植物油15毫升，再放入姜片、葱段及料酒适量，加鲜汤250毫升，精盐少许，放入银耳煨3分钟，倒入漏勺，去掉姜片、葱段。再将荸荠水，银耳放入钵内，加精盐、料酒，蒸45分钟，再放入甜杏仁，再蒸15分钟，取出，撇去汤上的浮沫，加味精即成。早、晚餐分别食用。

【功效】健脾生津，滋阴润肺。

【适应证】适用于燥热伤肺型糖尿病患者养生食用。

27. 蘑菇炖豆腐

【原料】新鲜蘑菇80克，嫩豆腐450克，熟笋片25克，鲜汤、精盐、味精、芝麻油、酱油、料酒各适量。

【制作及用法】先将嫩豆腐放入盆中，加入料酒，置笼中蒸大约45分钟，取出切成小块，放入锅中，用沸水焯一下捞出。再将鲜蘑菇削去根部黑污，洗净，放入沸水中煮大约 1 分钟，再捞出用水漂洗干净，切成片待用。砂锅内加入豆腐、笋片、新鲜蘑菇片、精盐和鲜汤，以浸没豆腐为度，中火煮沸后移至文火上炖大约 15 分钟，再加入酱油、味精，淋入芝麻油即成。当菜佐餐，适量食用。

【功效】健脾开胃，补气益血，防癌抗癌。

【适应证】适用于各型糖尿病患者养生食用。

28. 豇豆炖鸡肉

【原料】豇豆 180 克，小鸡 1 只（大约 950 克），精盐、葱、段各适量。

【制作及用法】先将小鸡宰杀洗净，切块，再与豇豆同炖，加精盐、葱段，待鸡肉熟烂时即成。当菜佐餐，适量食用。

【功效】补益气血，降低血糖。

【适应证】适用于体质虚弱的中老年 2 型糖尿病患养生食用。

29. 玉竹炖豆腐

【原料】玉竹 30 克，豆腐 150 克，葱花、姜末、酱油、鲜汤、植物油、淀粉、精盐各适量。

【制作及用法】先把玉竹切成小颗粒，用沸水煮熟，沥净水分，豆腐切成 1 厘米见方的块。把锅置中火上，加植物油，烧至六成热时，下入葱花、姜末、煸香后下入玉竹、豆腐炒匀，再放入鲜汤煮 5 分钟，再用湿淀粉勾芡，加入精盐、酱油拌匀即成。当菜佐餐，适量食用。

【功效】生津止渴，滋阴润肺。

【适应证】适宜燥热伤肺型糖尿病患者养生食用。

30. 海带炖豆腐

【原料】海带 120 克，嫩豆腐 250 克，姜末、葱花、植物油、精盐各适量。

【制作及用法】先将海带用温水泡发，洗净切成菱形片。豆腐切成大块，放入锅内加水煮沸，捞出晾凉，切成小方丁。炒锅加植物油适量烧热，放入姜末、葱花煸香，再加入豆腐、海带，加水适量，煮沸后再改用文火炖，加入精盐，炖大约半小时即成。当菜佐餐，适量食用。

【功效】补中益气，降压平喘。

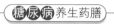

【适应证】适用于各型糖尿病患者养生食用。

31. 黄豆芽炖豆腐

【原料】黄豆芽 350 克，豆腐 250 克，雪里蕻 100 克，精盐、味精、葱花、植物油各适量。

【制作及用法】先将黄豆芽洗净，豆腐切方丁，雪里蕻洗净切成小段。锅内放植物油，烧热后放入葱花煸炒，再放入黄豆芽，炒出香味时加水适量，在旺火上煮沸，待黄豆芽熟烂时放入精盐、豆腐、雪里蕻，改用文火炖煮至入味，加入味精调味即成。当菜佐餐，适量食用。

【功效】清热解毒，益气健脾。

【适应证】适用于各型糖尿病患者养生食用。

32. 绞股蓝炖老鸭

【原料】绞股蓝 30 克，老鸭 1 只（大约重 1600 克），水发冬菇 30 克，料酒、葱段、姜片、精盐各适量。

【制作及用法】先把老鸭宰杀后，去毛及内脏；水发冬菇一切两半。再把老鸭、冬菇、绞股蓝、姜片、葱段、精盐、料酒同放炖锅内，加水 3000 毫升。再将锅置旺火上煮沸，打去浮沫，用文火炖 2 个小时，老鸭熟烂即成。当菜佐餐，适量食用。

【功效】养阴补肺，生津润燥。

【适应证】适用于燥热伤肺型糖尿病患者养生食用。

33. 黑木耳炖鱼肚

【原料】鱼肚 60 克，黑木耳 25 克，香菇 25 克，沙参 15 克，姜丝、葱花、精盐、鲜汤（或鸡汤）、植物油各适量。

【制作及用法】先把鱼肚切成 1 厘米见方的块；黑木耳洗净，去蒂撕成瓣，香菇发透，洗净，一切两半。再把炒勺置中火上，加入植物油，烧六成热时，下入姜丝、葱花炸香，随后加入鱼肚翻炒片刻，加入黑木耳、香菇、精盐、沙参、加鲜汤（或鸡汤）350 毫升，煮至浓稠时即成。当菜佐餐，适量食用。

【功效】健脾养胃，滋阴润肺。

【适应证】适用于燥热伤肺型糖尿病患者养生食用。

34. 西洋参萝卜炖猪肺

【原料】西洋参粉 3 克，白萝卜 350 克，猪肺 120 克，葱段、姜片、精盐、料酒各适量。

【制作及用法】先将猪肺洗净，切成块，白萝卜洗净，切成块。再把猪肺、萝卜、姜片、葱段、精盐、料酒放入炖锅内，加水 1500 毫升。将炖锅置旺火上煮沸，再用文火炖煮 45 分钟，再放入西洋参粉，调匀即成。当菜佐餐，吃萝卜、猪肺喝汤。

【功效】清肺养阴，润燥降糖。

【适应证】适用于燥热伤肺型糖尿病患者养生食用。

35. 虫草炖鸭

【原料】冬虫夏草 3 克，老鸭 1 只（大约 1500 克），姜片、葱段、精盐、胡椒粉各适量。

【制作及用法】先将鸭宰杀后，去毛，剁去爪，剖腹，去内脏，冲洗干净，在沸水锅内氽片刻，再捞出用凉水洗净；虫草用温水洗净泥沙，用料酒浸泡半小时，将鸭头顺颈劈开，再取 1 枚虫草纳入鸭头内，再用棉线缠紧，余下的虫草同姜片、葱段装入鸭腹内，放入炖锅内。再加入水 2500 毫升，加入精盐、料酒、胡椒粉。再把炖锅置旺火上煮沸，再用文火炖煮 2 小时即成。当菜佐餐，适量食用。

【功效】生津润燥，阴阳双补。

【适应证】适用于阴阳两虚型糖尿病患者养生食用。

36. 蘑菇炖小鸡

【原料】干蘑菇 100 克，鸡（鸭）1 只（大约重 1500～2500 克），盐、酱油、料酒各适量。

【制作及用法】先将蘑菇用温水泡开，用冷水洗净，摘去杂质，撕开，鸡去内脏，洗净切块。锅内注入清水，再将鸡肉块和蘑菇一起倒入，如常法加入调料、酱油、盐，炖至熟烂即成。佐餐食用，吃鸡肉、蘑菇，饮汤。

【功效】温中益气，补精添髓。

【适应证】适用于中老年糖尿病患者养生食用。

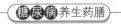

37. 清水炖蛤蜊

【原料】蛤蜊肉 250 克，盐、葱、姜、料酒、酱油、食用油、味精各适量。

【制作及用法】先将蛤蜊洗净，锅内加入食盐，再放入姜、葱炝锅。然后放入蛤蜊，将熟时再放入料酒、盐、酱油、味精，出锅即成。每日服用 1 次，常服即有治疗效果。

【功效】营养丰富，强身健体。

【适应证】适用于糖尿病患者养生食用。

38. 北沙参山玉炖猪肉

【原料】北沙参 25 克，玉竹 30 克，百合 25 克，淮山药 30 克，猪瘦肉 600 克，精盐 4 克，料酒 15 克，葱段 25 克，姜 10 克，胡椒粉 3 克。

【制作及用法】先将北沙参、玉竹、百合洗净，装入纱布袋中，扎紧袋口；葱、姜拍破；猪肉洗净，下沸水锅焯净血水，捞出切块；淮山药洗净切小块。再将猪肉、药袋、山药、葱、姜、料酒、盐一同入锅，加入适量清水，用武火烧沸，撇去沸沫，用文火烧至猪肉熟烂，拣去药袋、姜、葱，加盐、胡椒粉调味即成。吃肉饮汤，常食。

【功效】滋补强壮，益精补气。

【适应证】适用于合并肝肾虚弱的中老年糖尿病患者养生食用。

39. 生地葛根炖猪尾

【原料】生地黄 30 克，葛根 15 克，猪尾 180 克，葱 12 克地，姜 6 克，绍酒 12 克，精盐 4 克。

【制作及用法】先将猪尾收拾干净，切成 2 厘米长的段；葱切段；姜拍松；生地黄切片，葛根洗净。再将猪尾、姜、葱、绍酒、盐、葛根、生地黄放入炖锅内，加上汤（或水）1000 毫升入锅内，用旺火炖沸，再改用文火炖煮 1 个小时即成。每日 1 次，佐餐食用。每次吃猪尾 30～50 克。

【功效】滋阴润肺，清热解毒。

【适应证】适用于合并有阴虚肺热伤津的糖尿病患者养生食用。

40. 沙参天冬炖老鸭

【原料】沙参 15 克，天冬 18 克，黄精 25 克，老鸭 1 只（大约重 1000

克），绍酒 12 克，葱 10 克，姜 5 克，盐 4 克，冬菇 35 克。

【制作及用法】先将老鸭宰杀后收拾干净，冬菇用水发透，一切两半；天冬切片；沙参切片；黄精切片，姜拍松，葱切段。再把老鸭、黄精、天冬、沙参、冬菇、姜、葱、盐、绍酒一起放入炖锅内，加水 2600 毫升。再把锅置旺火上烧沸，打去浮沫，用文火炖 2 个小时即成。每日 1 次，佐餐食用。每次吃鸭肉 60~80 克。

【功效】滋阴补肺，祛热解毒。

【适应证】适用于糖尿病患者养生食用。

41. 芡实炖老鸭

【原料】芡实 120 克，老鸭 1800 克，料酒 15 克，精盐 4 克，味精 2 克，酱油 15 克，葱段 16 克，生姜片 15 克，胡椒粉 2 克。

【制作及用法】先将芡实种仁去杂洗净；老鸭宰杀去毛，去内脏，洗净，入沸水锅中焯一段时间，去血水。再将芡实装入鸭腹，放入锅内加入适量水煮沸，撇去浮沫，加入料酒、精盐、味精、酱油、葱、姜，改用文火炖至鸭肉烂透，撒入胡椒粉，出锅即成。吃鸭肉，饮汤，佐餐食用。

【功效】滋阴养胃，利水消肿。

【适应证】适用于合并有脾虚水肿的糖尿病患者养生食用。

42. 砂锅炖白菜

【原料】白菜半棵，瘦猪肉片 80 克，大蒜、姜、萝卜碎末、葱、醋、酱油、盐、食用油、芝麻各适量。

【制作及用法】先将白菜切成圆柱状，切口朝上放入砂锅中心，加捣成末的大蒜和姜，放入水稍没过白菜，加食用油一大匙，用文火炖；待白菜炖软后，加猪肉片。再将肉和菜彻底炖熟，即可添加萝卜碎末、葱末、芝麻、醋、酱油、盐佐料即成。佐餐食用。

【功效】解毒消渴，清热减肥。

【适应证】适用于糖尿病合并肥胖症患者养生保健食用。

43. 荠菜旱莲炖鱼翅

【原料】荠菜花 15 克，旱莲草 18 克，鱼翅 25 克，菜心 120 克，绍酒 6 克，精盐 4 克，大蒜 15 克，葱 15 克，鸡汤 120 毫升。

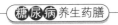

【制作及用法】先将旱莲草洗净，荠菜花洗净，放入蒸碗内，加清水80毫升，蒸半小时，再过滤去药渣，留药液备用。把鱼翅发透，撕成条状；大蒜去皮，切片，葱切花。再把药液、鱼翅、菜心、大蒜、葱、绍酒、盐一起放入蒸碗内，加鸡汤，放入蒸笼内，蒸大约25分钟，即可取出食用。此菜可每3日吃一次，每次吃此菜量的二分之一。

【功效】益气、开胃、补虚；补肾滋阴，凉血止血。

【适应证】适用于中老年糖尿病患者养生食用。

44. 白鸽炖山药玉竹

【原料】白鸽1只，山药30克，玉竹30克，植物油、葱花、姜末、盐、酱油各适量。

【制作及用法】先将白鸽宰杀，去毛，去内脏；山药去皮，切成滚刀块；玉竹洗净，切段。炒锅上火烧热，加入植物油，油热后，加入葱花、姜末爆香，再加入适量水和鸽肉块，用武火烧沸，加入山药、玉竹，再用文火炖至鸽肉熟烂，加入盐、酱油调味，即成。在菜温热时食用，饮汤吃肉，每3天吃一次。

【功效】滋阴止渴。

【适应证】适用于糖尿病合并阴虚者养生食用。

45. 熟地黄党参炖鲍鱼

【原料】熟地黄12克，党参15克，菜心120克，鲍鱼80克，鸡汤120克，精盐4克，味精3克。

【制作及用法】先把熟地黄洗净，切成片；党参切段；鲍鱼切薄片；菜心洗净，切成2.5厘米长的段。再把熟地黄、党参、鲍鱼、盐、味精放入炖锅内，加入鸡汤，用武火烧沸，加入菜心，再用文火炖25分钟即成。此菜每日吃一次，佐餐食用，每次吃鲍鱼25~30克。

【功效】滋阴补血，补中益气，生津止渴。

【适应证】适用于糖尿病患者养生食用。

46. 马蹄炖猪肺

【原料】马蹄（荸荠）50克，猪肺1具，绍酒10克，葱12克，姜6克，精盐4克。

【制作及用法】先把马蹄洗净，去皮，一切两半；猪肺洗净，切成 2 厘米见方的块；姜切片，葱切花。把猪肺洗净，控去水分，放入碗内，加入绍酒、葱花、姜片、盐，拌匀腌制半小时。然后将猪肺、马蹄放入炖锅内，加水大约 60 毫升，置武火上烧沸，再用文火炖 35 分钟即成。此菜每日佐餐吃 1 次，每次吃猪肺 30～50 克，随意吃马蹄，喝汤。

【功效】滋阴补肺，清热除烦。

【适应证】适用于糖尿病患者养生食用。

47. 口蘑炖野兔肉

【原料】野兔 1 只（大约重 1800 克），水发玉兰片 50 克，花椒 3 克，水发口蘑 80 克，料酒 12 克，精盐 4 克，酱油 10 克，味精 2 克，葱段 18 克，生姜片 10 克，熟猪油 60 克，芝麻油 10 克，肉汤适量。

【制作及用法】先将野兔去内脏，漂洗干净，剁块，放沸水锅内焯片刻，捞出，沥去水；口蘑去根，洗净，对剖两半。把炒锅置武火上，下猪油烧热，放入兔肉块，加葱、姜、花椒煸炒片刻，加入肉汤、料酒、盐、玉兰片、酱油、口蘑烧沸，再改用文火炖至兔肉熟烂，盛入盆内，拣去葱、姜、花椒，加味精、芝麻油即成。佐餐食用，吃肉，吃蘑菇，喝汤。

【功效】益脾胃，清肺化痰。

【适应证】适用于糖尿病患者养生食用。

48. 玉米须炖蚌肉

【原料】玉米须 50 克，蚌肉 200 克，精盐、黄酒、花椒、精制植物油、葱段、生姜片各适量。

【制作及用法】将玉米须去杂洗净，蚌肉洗净，一同放入锅中，加入精盐、黄酒、花椒、植物油、葱段、生姜片和适量清水，旺火烧沸后转用文火炖至蚌肉熟烂入味，拣去玉米须、葱、生姜，调好口味即成。佐餐食用。

【功效】清热滋阴，健脑益智。

【适应证】适用于糖尿病患者养生食用。

49. 杞子豆腐炖鱼头

【原料】枸杞子 30 克，白扁豆 30 克，鲤鱼头（或花鲢头）1 个，豆腐 250 克，鲜汤 800 克。

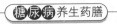

【制作及用法】将枸杞子、白扁豆分别拣杂，洗净，并且用温水浸泡1个小时。将鱼头去鳃，洗净，放入碗中，将酱油、黄酒、精盐各适量，抹在鱼头上，腌制30分钟，用清水冲洗一下，移入大蒸碗内，放入切成小块的豆腐、葱花、生姜末，并将浸泡的枸杞子、白扁豆分散放入蒸碗内，加鲜汤，上笼屉蒸30分钟，待鱼头、白扁豆熟烂，取出，加味精适量，调味即成。

【功效】滋补肝肾，健脾益胃，止渴降糖。

【适应证】适用于各种类型的糖尿病患者养生食用。

50. 黄精山药炖猪肘

【原料】黄精15克，山药30克，猪肘1只（重约500克），鲜汤2000克，黄酒、葱花、生姜末、精盐、酱油、味精、五香粉各适量。

【制作及用法】将黄精、山药洗净，并用温水润透，分别切成片，放入碗中。将猪肘刮去残毛，洗净，放入沸水锅中焯透，取出，剔去骨头，待用。取一大碗，加黄酒、葱花、生姜末、精盐、酱油，拌匀，将猪肘放入，揉抹均匀，腌制30分钟。汤锅上火，加入鲜汤，将腌制的猪肘放入，加黄精、山药片，用旺火煮沸，再改用文火煨炖1个小时，待猪肘透烂，加精盐、味精、五香粉各适量，再煮至沸即成。佐餐食用。

【功效】滋阴补血，止渴降糖。

【适应证】适用于各型糖尿病患者养生食用。

51. 莲子松子炖豆腐

【原料】豆腐250克，熟松子仁、熟核桃仁、泡软的莲子各30克，熟火腿25克，植物油、酱油、精盐、白糖、味精、鲜汤各适量。

【制作及用法】将豆腐洗净，切成方块，放入沸水锅中煮开，捞出沥干水分。熟火腿切成碎末，松子仁、莲子切成两半。熟核桃仁切成碎末。锅中加入植物油，烧至四五成热时，放入白糖，炒至糖呈微红色时，即可下入酱油、鲜汤、精盐、莲子、松子仁、核桃仁、火腿末和豆腐块，烧沸后改用文火炖大约5分钟，加入味精搅匀。佐餐食用。

【功效】补虚强身，扶正祛邪。

【适应证】适用于糖尿病合并身体虚弱者养生保健食用。

52. 银耳莲子炖海参

【原料】银耳 10 克，莲子 100 克，猪瘦肉、海参各 85 克，精盐、味精各适量。

【制作及用法】先将银耳泡开，洗净，摘成小朵。猪瘦肉洗净，切丝。莲子洗净，海参浸软，洗净，切丝。把全部用料一齐放入炖盅内，加开水适量，炖盅加盖，文火隔水炖 1 个小时，加精盐、味精调味即可。佐餐食用。

【功效】补益气血，强身抗邪。

【适应证】适用于糖尿病合并气血不足、记忆力减退者减退者养生食用。

53. 百合莲子炖猪肉

【原料】莲子 30 克，百合 25 克，猪瘦肉 250 克，料酒、精盐、味精、葱段、姜片、熟猪油、肉汤各适量。

【制作及用法】将莲子用热水浸泡，去膜皮，去心。将百合去杂，洗净，猪肉洗净，下沸水锅中，焯去血水，捞出，洗净，切块。锅中加熟猪油，烧热，放葱、姜煸香，下入肉块煸炒，烹入料酒，注入肉汤，加入精盐、味精、莲子、百合，旺火烧沸，撇去浮沫，小火烧至猪瘦肉熟烂，拣去葱、姜，放入味精，即可出锅。佐餐食用。

【功效】强身健体，滋补五脏。

【适应证】适用于糖尿病合并体质瘦弱、脏虚损者养生食用。

54. 莲子参杞炖猪肾

【原料】党参、杞子、药各 15 克，鸡内金 5 克，猪肾 1 对，莲子 100 克，精盐、味精各适量。

【制作及用法】将上述 4 种中药用纱布包好。将猪肾洗净，剖开，除去筋膜，切片。药包、猪肾、莲子一同入锅，加水适量，炖熟，除去药包，用精盐、味精调味。分 2 次，1 天吃完。

【功效】补气，滋阴，壮阳，生精。

【适应证】适用于糖尿病合并气血虚弱、性功能减少者养生食用。

55. 苦瓜炖文蛤

【原料】苦瓜 350 克，文蛤 500 克，精盐、黄酒、大蒜泥、生姜汁、芝麻油各适量。

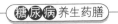

【制作及用法】将苦瓜洗净去瓤，放入沸水锅中焯透，捞出浸入凉水，待浸出苦味后切片。将文蛤洗净，放入锅中煮至文蛤张口，捞出去壳，去内脏，下油锅炸，加生姜汁、黄酒、精盐拌匀。将苦瓜片铺在锅底，将蛤肉放在上面，加入生姜汁、黄酒、精盐、大蒜泥、适量清水，炖至蛤肉熟透入味，淋上芝麻油，出锅即成。佐餐食用，量随意。

【功效】清心明目，健脑益智。

【适应证】适用于糖尿病合并动脉硬化症患者养生食用。

二、煲菜类养生药膳

（一）概述

所谓煲菜类养生药膳是指以肉、鱼、菇、蛋、鸡、鸭，富含膳食纤维的蔬菜，具有抗衰老作用的中草药等为原料，经过焖、煨、熬等烹调工艺，再加入生姜、葱段、料酒（或绍酒）、精盐等烹制成的美味佳肴。这类养生药膳对人体具有良好的滋补强身作用。它既最大限度地保留了食物中的营养成分，又便于消化吸收，非常适合体质虚弱的老年糖尿病患者养生保健食用。

（二）煲菜类养生药膳食疗方

1. 玉竹煲兔肉

【原料】玉竹30克，香菇45克，兔肉180克，西芹60克，火腿肉60克，绍酒10克，精盐3克，生姜4克，葱段10克。

【制作及用法】先将玉竹洗净，切成2厘米长的段；西芹洗净，切成3厘米长的段；香菇发透，洗净去蒂，一切两半；火腿肉切薄片；姜榨成汁，葱切段；兔肉切成3厘米长、2厘米宽的块。煲锅内放入兔肉、玉竹、西芹、火腿、香菇、姜汁、葱、绍酒，加入鸡汤600克，先用旺火煮沸，放入盐，用文火煲1小时即成。当菜佐餐，适量食用。

【功效】补阴润肺，生津止渴。

【适应证】适用于燥热伤肺型糖尿病患者养生食用。

2. 黄精煲乌鸡

【原料】黄精25克，乌鸡1只（大约1100克），绍酒10克，葱10克，姜 5 克，精盐 3 克。

【制作及用法】先把黄精洗净，切片；乌鸡宰杀，去毛及内脏，葱切段，姜拍松。将鸡放入炖锅内，再把黄精、葱、姜放入鸡腹内，盐和绍酒抹在鸡身上，加水 1800 毫升。再炖锅置旺火上烧沸，再用文火炖 45 分钟即成。当菜佐餐，适量食用。

【功效】养阴润肺，生津止渴。

【适应证】适用于燥热伤肺型糖尿病患者养生食用。

3. 五味子煲仔鸡

【原料】五味子 15 克，鸡肉 250 克，绍酒 10 克，葱 12 克，生姜 6 克，精盐 3 克，香菇 30 克，植物油 60 克。

【制作及用法】先把香菇发透，一切两半，五味子洗净，鸡肉洗净，切成 3 厘米见方的块。姜拍松，葱切段。炒勺置中火上，加入植物油 60 克，把葱、姜放入爆香，下入鸡块，炒变色，加入绍酒、盐，加入上汤 350 克，中火烧沸，小火煲半小时即成。当菜佐餐，适量食用。

【功效】补肺宁心，益气生津。

【适应证】适用于燥热伤肺型糖尿病患者养生食用。

4. 参竹煲老鸭

【原料】沙参 50 克，玉竹 50 克，老鸭 1 只（去毛，洗净）。

【制作及用法】将以上 3 种原料一起放入瓦煲内加水，小火焖煮 1 小时以上，调味后即可。当菜佐餐，吃鸭肉饮汤。

【功效】养阴润肺，降低血糖。

【适应证】适用于燥热伤肺型糖尿病患者养生食用。

5. 冬藕煲兔肉

【原料】天冬 30 克，鲜藕 250 克，兔肉 250 克，绍酒 10 克，姜 5 克，葱节 12 克，精盐 5 克，胡椒粉 2 克。

【制作及用法】把天冬洗净，切片，鲜藕洗净切成 1 厘米厚的块；兔肉洗净切成 2 厘米见方的块；将姜拍松，葱切段。把素油 60 克放入炒勺内加热，再放入葱、姜煸香，加入兔肉炒变色，加水 800 毫升，加入绍酒、盐，用中火烧沸，再用文火煲至汤浓稠时即成。当菜佐餐，适量食用。

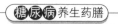

【功效】清热生津，滋阴补肺。

【适应证】适用于燥热伤肺型糖尿病患者养生食用。

6. 黄精煲兔肉

【原料】黄精25克，麦门冬25克，兔肉250克，火腿肉60克，香菇25克，葱花、姜末、黄酒、精盐、味精、五香粉各适量。

【制作及用法】先将黄精、麦门冬分别洗净，切成片，备用。再将兔肉洗净，切成小块。将火腿肉洗净，切成薄片。香菇用温水发透，洗净，切成两半，与兔肉块、火腿肉片、黄精和麦门冬片同放入煲锅内，加适量清汤（或鸡汤），再加清水、黄酒、葱花、姜末等调料，先用大火煮沸，再改用文火煨煲1小时，待兔肉酥烂，加适量精盐、味精、五香粉，再煮至沸即成。当菜佐餐，适量服食，当日吃完。

【功效】润肺生津，除烦止渴，降低血糖。

【适应证】适用于燥热伤肺型糖尿病患者养生食用。

7. 淮山杞子煲苦瓜

【原料】淮山药30克，枸杞子25克，苦瓜150克，葱12克，生姜6克，精盐3克，酱油12克，猪瘦肉60克，味精2克，鸡汤500毫升，素油60克。

【制作及用法】先把淮山药洗净切片；枸杞子洗净去杂质；苦瓜去瓤，切3厘米见方块；瘦肉洗净，切3厘米见方的块，葱切段，姜切丝。把锅置中火上，加入素油，烧六成熟时加入猪肉，炒变色，下入苦瓜、淮山药片、枸杞子、葱段、姜丝、盐、酱油、鸡汤，用文火煲至汤稠。起锅前加入味精拌匀即成。当菜佐餐，适量食用。

【功效】养阴清胃。

【适应证】适用于胃燥津伤型糖尿病患者养生食用。

8. 猪胰煲山药

【原料】山药60克，猪胰1个。

【制作及用法】先将山药、猪胰洗净，一起放入锅中，加水适量，煎煮2次，每次半小时，加入适量食盐调味即成。当菜佐餐，吃猪胰、山药，饮汤。

【功效】养阴益肾，降低血糖。

【适应证】适用于肾阴亏虚型糖尿病患者养生食用。

9. 黄精玉竹煲猪胰

【原料】黄精 30 克，玉竹 25 克，猪胰 1 具。将猪胰刮去油膜，洗净，切成片，放入砂锅，加水适量，先用旺火煮沸，烹入黄酒，再改用文火煨煮半小时，加黄精、玉竹片，继续煨煲半小时，加葱花、姜末、五香粉、精盐、味精，拌和均匀即成。

【制作及用法】先将黄精、玉竹分别洗净，切成片，盛入碗中。当菜佐餐，吃猪胰，喝汤，嚼食黄精、玉竹。

【功效】生津止渴，滋阴补虚，降低血糖。

【适应证】适用于肾阴亏虚型糖尿病患者养生食用。

10. 山药杞子煲苦瓜

【原料】山药 30 克，枸杞子 30 克，苦瓜 180 克，猪瘦肉 120 克。

【制作及用法】先将苦瓜洗净，去蒂及瓤、籽后，切成小块，备用。再将枸杞子、山药分别洗净，山药切成片，盛入碗中。猪肉洗净，切成片，入植物油锅，中火煸炒，加葱花、姜末，猪肉变色出香后，加苦瓜片、山药片、枸杞子以及清汤适量，旺火煮沸，加料酒适量，改用中火煨煲半小时，待肉片熟烂，加精盐、味精、五香粉各少许，拌匀即成。当菜佐餐，适量服食。

【功效】止消渴，降血糖，益肺补肾。

【适应证】适用于阴阳两虚、肾阴亏虚型糖尿病患者养生食用。

11. 山药麦冬煲丝瓜

【原料】丝瓜 150 克，山药 20 克，麦门冬 20 克，猪瘦肉 60 克，葱花、姜末、植物油、料酒、精盐、味精、五香粉、鲜汤各适量。

【制作及用法】先将丝瓜洗净，去蒂及瓤、籽后，切成小条备用。将山药、麦门冬分别洗净，山药切成片，盛入碗中。猪肉洗净，切成片。锅内加入植物油，待热，加葱花、姜末煸炒出香后，下猪肉炒至变色，再加丝瓜条、山药片、麦门冬及鲜汤适量，大火煮沸，加料酒适量，改用中火煨煲 30 分钟，待肉片熟烂，加精盐、味精、五香粉各少许，拌匀即成。当菜佐餐，适量服食。

【功效】益脾补肾，止消渴，降血糖。

【适应证】适用于阴阳两虚型糖尿病患者养生食用。

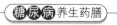

12. 莲子核桃煲兔肉

【原料】莲子50克，核桃仁30克，兔肉250克，西芹150克，姜、葱、精盐各少许，植物油、鸡汤各适量。

【制作及用法】兔肉洗净，切成3厘米见方的块。西芹洗净，切4厘米的段。姜洗净，切片。葱切段。炒锅置于武火上烧热，放入植物油，六成热时，下入姜、葱炒香，放入兔肉、莲子、核桃仁、西芹、精盐炒匀，加入鸡汤，用武火烧沸，再用文火煲40分钟即成。每日1次，佐餐食用，分2次吃完。

【功效】补心肾，益气血。

【适应证】适用于糖尿病合并体虚乏力、记忆力减退、头昏失眠者养生食用。

13. 沙参冬菇煲兔肉

【原料】南沙参20克，冬菇30克，兔肉120克，绍酒10克，植物油60克，鸡汤350毫升，酱油10克，精盐5克，大葱10克，生姜5克，马蹄50克。

【制作及用法】先把南沙参润透切片；把冬菇发透洗净，切成片状；把兔肉洗净，切成2厘米见方的块；把马蹄洗净，去皮，一切两半；把大葱切段，生姜切片。把炒锅置于中火上，加入植物油，烧至六成热时下入兔肉、绍酒、酱油、葱、盐、姜，翻炒片刻，加入马蹄、南沙参、冬菇，加入鸡汤，用文火煲至汤浓稠熟透即成。每日佐餐1次，每次吃兔肉30~60克。

【功效】益气补血，滋阴润肺。

【适应证】适用于糖尿病患者养生食用。

14. 山药枸杞煲鸡

【原料】山药30克，枸杞子25克，胡萝卜150克，西芹150克，仔鸡肉120克，大葱10克，大蒜10克，植物油60克，生姜10克，精盐5克，鸡汤500毫升。

【制作及用法】先把鸡肉洗净，切成2.5厘米见方的块；把山药去皮切片；把枸杞子洗净，去杂质；再将胡萝卜去根、顶，洗净；切成3厘米见方的块；把西芹切成2厘米长的段；把生姜切丝，大葱切段，大蒜去皮切片。把炒锅置于中火上，加入植物油，烧至六成热时，把鸡肉块投入滑透，用漏勺捞起，沥去油。把锅内加油10克，将葱、姜下锅煸香，投入滑过的鸡肉、山药、枸杞、胡萝卜、西芹、大蒜、精盐炒匀，加入鸡汤，用文火煲30分钟即成。每日吃一次，每次吃鸡肉60克。

【功效】益肾气，补脾胃。

【适应证】适用于糖尿病患者养生食用。

15. 玉米须煲蚌肉

【原料】玉米须30克，蚌肉150克。

【制作及用法】将上述原料一起放入砂锅中，加水适量，用文火熬煮成汤。吃蚌肉，喝汤，每3日一次。

【功效】生津止渴，清热滋阴。

【适应证】适用于肾阴亏虚型糖尿病并发高血压患者养生食用。

16. 金樱子煲鲫鱼

【原料】金樱子30克，鲫鱼1条。

【制作及用法】先将鲫鱼去肠留鳞，再与金樱子一起加入清水煲汤，用油、盐调味后食用。吃鱼喝汤。

【功效】健脾固肾，养阴止渴。

【适应证】适用于阴阳两虚型糖尿病并发高血压患者养生食用。

17. 山药玉竹煲鸽肉

【原料】鸽肉180克，虾米50克，山药150克，玉竹、黄精各30克，调料适量。

【制作及用法】先按常法将鸽肉、虾米、山药、玉竹、黄精同煮，待鸽肉熟烂后，再调味后食用。佐餐食用。

【功效】补钙，降血糖。

【适应证】适用于糖尿病并发骨质疏松症患者养生食用。

18. 兔肉煲山药

【原料】兔肉450克，山药120克，田螺肉60克，紫菜30克，调料适量。

【制作及用法】先将兔肉洗净，切块，将田螺肉洗净，紫菜用凉水浸泡，与山药、兔肉和田螺肉一起放入锅中煮至兔肉熟烂，再加入调料即可食用。

佐餐食用，饮汤吃肉。

【功效】补钙，降低血糖。

【适应证】适用于糖尿病合并骨质疏松症患者养生食用。

19. 萝卜煲鲍鱼

【原料】新鲜萝卜350克，干鲍鱼30克。

【制作及用法】先将干鲍鱼泡发，鲜萝卜去皮，置砂锅于火上，放入清水、鲍鱼及萝卜，共同煲汤服食。佐餐食用，吃菜，吃鱼肉，喝汤。

【功效】滋阴清热，宽中止渴。

【适应证】适用于糖尿病患者养生食用。

第 七 章
糖尿病患者凉拌菜类养生药膳

一、概述

所谓凉拌菜类养生药膳是指主料采用生的或凉的熟料，在切成丝、片、丁、末等形状后再配以各种调味品后制成的药膳菜肴。制作凉拌菜的主要调味品有酱油、醋、香油、辣椒油、大蒜泥、芥末、白糖、味精、盐、生抽等。

凉拌菜大多是由生鲜蔬菜调制而成，而生吃蔬菜可最大限度地保留蔬菜中的营养，有防癌抗癌和预防多种疾病的作用。对于2型糖尿病患者来讲，在日常生活中经常食用凉拌菜有助于增强体质，预防癌症等，更有益于延年益寿，带病长寿。

二、凉拌菜类养生药膳食疗方

下列凉拌菜既有利于降低血糖，又有利于养生保健，值得糖尿病患者在日常生活中选用。

1. 凉拌鱼腥草

【原料】鱼腥草80克，葱段10克，芝麻油5克，酱油10克，精盐1克，味精1克。

【制作及用法】先把鱼腥草去黄叶、须根，洗净，用盐腌制半小时。葱切花，把腌制好的鱼腥草放入碟内，加入葱花、酱油、芝麻油、味精，拌匀即成。当菜佐餐，随意食用。

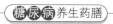

【功效】清肺解毒。

【适应证】适用于燥热伤肺型糖尿病患者食用。

2. 芹菜拌苦瓜

【原料】新鲜芹菜350克，苦瓜2个（大约220克）。

【制作及用法】将芹菜去根、叶，洗净，放入沸水锅中焯一下，取出，切成2厘米长的小段，码入盘碗内，备用，将苦瓜用清水反复洗净外表皮，剖开，去籽，切成薄片入沸水锅中焯一下，捞出，沥去水分，铺放在芹菜段上。另取一碗，放入适量精盐、味精、芝麻油、酱油、香醋、五香粉，拌和成调味汁液，浇在苦瓜片上，用筷子拌匀即成。当菜佐餐，适量服食。

【功效】清热解毒，生津止渴，降低血糖。

【适应证】适用于胃燥津伤型糖尿病患者食用。

3. 黄瓜拌魔芋

【原料】魔芋350克，黄瓜350克。

【制作及用法】将黄瓜用清水反复洗净，用沸水冲洗黄瓜表面，剖开后去籽，切成薄片，放入大碗中，加适量精盐，腌制片刻，取出，码放在盘或碗中，加酱油、味精、蒜泥、葱花、姜末等，拌和，备用。再将魔芋煮熟，晾凉后切成细丝，放入盘或碗中，拌和后即可。当菜佐餐，适量服食，当日吃完。

【功效】除热解毒，利水止渴，降低血糖。

【适应证】适用于胃燥津伤、燥热伤肺型糖尿病患者。

4. 薏苡仁拌绿豆芽

【原料】薏苡仁20克，绿豆芽350克，葱段10克，芝麻油10克，味精2克，醋3克。

【制作及用法】把薏苡仁去杂质洗净，用碗盛好，放入蒸笼内蒸45分钟，待用。绿豆芽放沸水锅内焯熟，捞起沥干水分，待用。把薏苡仁、绿豆芽放入盆内，加入醋、盐、葱花、芝麻油，拌匀即成。当菜佐餐，适量食用。

【功效】生津止渴，滋阴养胃。

【适应证】适用于胃燥津伤型糖尿病患者养生之用。

5. 大蒜泥拌黄瓜

【原料】紫皮大蒜头 80 克，青嫩黄瓜 350 克。

【制作及用法】先将紫皮大蒜掰开，除去外皮，洗净后放入温开水中浸泡 10 分钟，切碎，剁成大蒜泥，备用。黄瓜用温开水浸泡片刻，反复洗净外表皮，再用沸水烫后去两端，连皮剖开，切片，加少许精盐抓渍片刻，滤去多余的渍液，放入大碗中，加红糖、味精、香醋、芝麻油等作料，调入大蒜泥，拌和均匀即成。当菜佐餐，或作小菜。当日吃完。

【功效】清胃解毒，降低血糖。

【适应证】适用于胃燥津伤型糖尿病患者养生之用。

6. 香椿拌豆腐

【原料】嫩豆腐 600 克，鲜嫩香椿 80 克。

【制作及用法】先将豆腐用清水漂洗干净，切成大块，放入沸水锅中烧煮片刻，捞出，沥干水，晾凉，再切成黄豆大的块，装盘，备用。将嫩香椿洗干净，入沸水锅中焯一下，捞出，切成细末，放入碗内，加精盐、味精、芝麻油、葱花、姜末等作料，拌和均匀，铺放在豆腐上，食用前拌匀即成。当菜佐餐，适量服食。

【功效】清热生津，滋阴明目，降低血糖。

【适应证】适用于胃燥津伤型糖尿病患者食用。

7. 凉拌香干海带丝

【原料】泡发好的海带 450 克，香干 200 克。

【制作及用法】先将泡发好的海带洗净，入沸水锅中焯透，捞出，切成 3 厘米长的细丝，码放在盘碗内，待用。再将香干洗净，入沸水锅中焯一下，捞出，每块香干剖成三片，细切成丝，分别放在海带丝上，加葱花、姜末、精盐、味精、酱油、少许红糖，拌和均匀，淋入芝麻油即成。当菜佐餐，适量服食。

【功效】清热除烦，生津止渴，降低血糖。

【适应证】适用于胃燥津伤型糖尿病患者养生之用。

8. 凉拌枸杞叶胡萝卜丝

【原料】胡萝卜 450 克，枸杞叶 10 克，甘草 2 克。

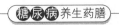

【制作及用法】先将甘草洗净后晒干或烘干，研成极细末，备用。将枸杞叶拣去杂质，洗净，切碎，盛入碗中，待用。胡萝卜用清水反复洗净，切成细丝，放入温开水中泡软，取出，挤干水分，用姜丝拌和，装盘，上面撒入枸杞叶。另取小碗 1 只，加适量酱油、精盐、味精、红糖、芝麻油，再加甘草细末，拌和均匀，浇在枸杞叶、胡萝卜丝上，用筷子搅匀即成。当菜佐餐，适量服食，当日吃完。

【功效】补肾养血，明目降糖。

【适应证】适用于肾阴亏虚型糖尿病患者食用。

9. 蒜茸蕹菜

【原料】蕹菜 650 克，大蒜头 60 克。

【制作及用法】先将蕹菜洗净，放入沸水锅焯汤 3 分钟，捞出，沥去水分，切成 2 厘米长的小段，码入盘碗中，备用。将大蒜头掰开，剥去外包皮，切碎，剁成糊状，放入碗中，加精盐、味精、酱油、芝麻油、香醋，拌匀成蒜泥香汁，铺浇在蕹菜段上，拌和均匀即成。当菜佐餐，随意服食，当日吃完。

【功效】清热解毒，益气健脾，降血糖。

【适应证】适用于阴阳两虚型糖尿病患者食用。

10. 蒜茸拌黄瓜

【原料】嫩黄瓜 800 克，大蒜头 60 克。

【制作及用法】先将嫩黄瓜用清水反复洗净外表皮，放入沸水锅内烫一下，捞出，用刀顺剖为两半，连瓜瓤斜切成片，码放入盘碗内，待用。大蒜剥去外皮，切碎，捣成蒜茸，放入碗中，加精盐、酱油、味精、香油、葱花、姜末，调和成汁液，倒入盛放黄瓜的盘中，拌匀即成。当菜佐餐，适量服食，当日吃完。

【功效】清热解毒，祛脂减肥，润燥降糖。

【适应证】适用于燥热伤肺型糖尿病患者养生康复之用。

11. 凉拌鲜芦笋

【原料】新鲜芦笋 350 克。

【制作及用法】将芦笋洗净后切成丝，放入沸水锅中焯 3 分钟，捞出，晾干，码入盘中，加入适量葱花、姜末、红糖、精盐、味精，拌和均匀，淋入芝麻油即成。当菜佐餐，适量服食。

【功效】益气补虚，宁心解烦，止渴降糖。

【适应证】适用于阴虚阳浮型糖尿病患者养生之用。

12. 糖醋萝卜

【原料】小水萝卜350克，糖50克，醋25克，盐5克。

【制作及用法】将小水萝卜洗净，去头，去根，切片，放入盐腌10分钟，腌好后，用手挤去水分，食用时拌入糖醋即成。佐餐食用。

【功效】养阴清热。

【适应证】适用于糖尿病合并肥胖症患者养生之用。

13. 清拌苦瓜

【原料】苦瓜350克，辣油、芝麻油各15克，味精、蒜瓣、盐各适量。

【制作及用法】先将苦瓜洗净，去籽，去老皮，切成细丝，在沸水中烫一下，捞出用凉开水浸凉，捞出。将盐、辣油、芝麻油、蒜（捣成泥）、味精放在一起，调匀，倒在苦瓜丝上拌匀即成。佐餐食用。

【功效】保健强身，清热降糖。

【适应证】适用于糖尿病患者养生食用。

14. 拌茄泥

【原料】茄子450克，芝麻酱25克，盐5克，芝麻10克，大蒜泥10克，酱油10克。

【制作及用法】先将茄子洗净，削皮，切成两半，装在碗或盆内，上蒸笼蒸烂，取出略凉后，放上酱油、芝麻、大蒜泥、盐、芝麻酱，拌匀即可食用。

【功效】清热解毒，活血化瘀。

【适应证】适用于糖尿病患者养生之用。

15. 拌番茄

【原料】番茄350克，白糖12克。

【制作及用法】先将番茄用沸水烫一下，去皮，去籽，切成片，装入盘或碗中，加入白糖，食用时拌匀即成，佐餐食用。

【功效】清热解毒，凉血平肝，生津止渴。

【适应证】适用于治疗糖尿病合并肝炎或高血压的患者养生之用。

16. 拌莴苣片

【原料】莴苣450克，酱油15克，芝麻油5克，醋5克，盐4克。

【制作及用法】先将莴苣去叶，去皮，切成斜片，用盐腌制15分钟左右，取出，沥去盐水，放在碗内或盆内。再将酱油、芝麻油、醋合在一起，浇在莴苣上，拌匀即可食用。佐餐食用。

【功效】营养丰富，清热降脂。

【适应证】适用于糖尿病合并肥胖症患者食用。

17. 麻酱拌菠菜

【原料】菠菜350克，芝麻酱10克，酱油25克，芝麻油5克，芥末2克，盐、醋各少许。

【制作及用法】先将菠菜拣去老叶，洗净，放在沸水中烫熟后取出，沥去水分，切成3厘米长的段，装在盘内。在菠菜上面浇上芝麻酱、酱油、芝麻油，并放上精盐及烤熟的芥末，在吃时再加醋拌匀即成。佐餐食用。

【功效】滋补肝肾，润燥滑肠。

【适应证】适用于糖尿病合并高血压患者养生之用。

18. 薏苡仁大蒜拌茄子

【原料】薏苡仁30克，大蒜15克，茄子350克，醋6克，盐5克，酱油10克，味精6克，葱10克，芝麻油10克。

【制作及用法】先把薏苡仁上笼蒸熟，茄子洗净，切成两半；大蒜去皮，捣碎，葱切花。把茄子放入蒸盆内，上蒸笼蒸半小时。出笼，加入葱花、酱油、醋、盐、薏苡仁、大蒜泥、芝麻油、味精，拌匀即成。佐餐食用。

【功效】除湿健脾，清热和胃。

【适应证】适用于糖尿病患者养生之用。

19. 芝麻油凉拌芹菠菜

【原料】新鲜芹菜350克，新鲜菠菜350克，芝麻油、精盐、味精各适量。

【制作及用法】先将芹菜、菠菜去老叶及根，再将芹菜去叶，洗净切段，再放入沸水中烫5分钟，捞出，放入小盆中，加适量精盐、味精、芝麻油拌匀即成。每日三餐佐餐食用。

【功效】滋阴清热，平肝息风。

【适应证】适用于治疗糖尿病伴有大便秘结、口渴、头晕症状者。

20. 凉拌双耳

【原料】水发黑木耳 200 克，水发银耳 200 克，精盐、味精、芝麻油、胡椒粉各适量。

【制作及用法】先将黑木耳、银耳用开水泡发，除去杂质，洗净，盛入汤盆中，再加入精盐、味精、胡椒粉、芝麻油拌匀即成。每日佐餐食用。

【功效】益气养阴，滋阴补肾。

【适应证】适用于糖尿病患者伴随心烦失眠、神疲乏力、腰膝酸软症状者。

21. 蒜泥海蜇拌萝卜丝

【原料】紫皮大蒜头 3 个，白萝卜 450 克，海蜇 30 克。

【制作及用法】先将大蒜头掰成瓣，去皮，洗净后切碎，剁成蒜泥糊。将海蜇放入温水中浸泡片刻，捞出洗净，切成细丝。将白萝卜洗净外表皮，用温开水冲一下，连皮剖片，切成细丝，加精盐少许，腌制片刻，待入味后滗去过量的汁水，码入盆中，加海蜇丝，并将大蒜泥铺放在海蜇丝上，加味精、酱油、葱花、姜末、麻油，搅拌均匀即成。当菜佐食，当日吃完。

【功效】清热解毒，补虚降糖，生津止渴。

【适应证】适用于阴阳两虚型糖尿病患者养生饮服。

22. 芹菜拌腐竹

【原料】新鲜芹菜 350 克，水发腐竹 150 克，精盐、酱油、香醋、味精、芝麻油适量。

【制作及用法】先将芹菜除去老叶，洗净，放入沸水中焯一下，捞出，用冷开水冲凉后切段，装盘备用。将水发腐竹放入沸水锅中焯一下，捞出，沥干水分后切成小段，码在芹菜上，淋下事先用精盐、酱油、香醋、味精等对好的汁液，再滴入少许芝麻油，拌匀即成。当菜佐餐，随意服食。

【功效】平肝降压，清热降脂。

【适应证】适用于 2 型糖尿病并发高血压患者养生饮服。

23. 凉拌油菜

【原料】嫩油菜 800 克。

【制作及用法】先将鲜嫩油菜梗、叶分开，洗净后，切成 3 厘米长的段，沥干水，入滚水中煮熟，捞出沥水装盘，用芝麻油、精盐拌食。佐餐食用。

【功效】宽肠通便，降血糖，降血脂。

【适应证】适用于糖尿病伴有便秘者养生食用。

24. 苦瓜拌海米

【原料】苦瓜 600 克，海米 180 克，豆豉 120 克，香菜 50 克，调料适量。

【制作及用法】先将海米用温水浸泡 1 个小时并剁成细末，再将苦瓜、香菜洗净切成小段；将苦瓜对剖，去瓤、籽，切成细丝。用沸水氽过备用；然后将苦瓜、海米一起放入碗内，再放入豆豉拌匀。将锅烧热，放入拌好的苦瓜、海米，再放入精盐、味精、大蒜泥、花椒油、香醋，并放入少量沸水，煮沸搅匀，即成。佐餐食用。

【功效】降血糖，降血压，降血脂。

【适应证】适用于 2 型糖尿病合并高血压或高脂血压的患者养生食用。

25. 凉拌萝卜片

【原料】小水红萝卜 350 克，香醋 30 克，精盐 4 克。

【制作及用法】先将小水红萝卜洗净，去头，去根，切片，放入盐腌 15 分钟，腌好后，用手挤去水分，食用时拌入香醋即可。佐餐食用。

【功效】清热，通便，排毒。

【适应证】适用于糖尿病患者养生食用。

26. 鸭肉拌三鲜

【原料】烤鸭脯肉 350 克，冬笋 150 克，黄瓜 150 克，胡萝卜 120 克，味精 3 克，酱油 10 克，醋 10 克，芝麻油 10 克。

【制作及用法】先将烤鸭肉切成火柴棍粗细的条，放入盘内。再将冬笋、胡萝卜、黄瓜分别去根、蒂、老皮，切成细丝，放入盘内鸭肉丝上。再将酱油、香油、醋、味精共同放入碗内，搅拌均匀，食用时浇在鸭脯肉丝上即成。佐餐食用。

【功效】健脾补气，清热止渴。

【适应证】适用于糖尿病患者养生饮用。

27. 薏苡仁黄瓜拌海蜇

【原料】薏苡仁 30 克，黄瓜 350 克，海蜇 80 克，芝麻油 10 克，味精 3 克，酱油 6 克，精盐 3 克，生姜 3 克，大葱 10 克，绍酒 10 克。

【制作及用法】先将薏苡仁洗净，去泥沙，煮熟，待用。再将海蜇洗净，用清水浸泡 3 日，海蜇浸透后，再洗净，切成丝状，放入沸水锅中焯透，再用凉水散开，沥干水分。再将黄瓜去皮去籽，切成 3 厘米长、1 厘米宽的条，用盐浸渍，除去水分。然后把黄瓜、海蜇、葱、姜、绍酒、酱油、芝麻油、味精一起拌匀即成。当菜佐餐，适量食用。

【功效】滋阴润肺，清热降糖。

【适应证】适用于中医辨证为燥热伤肺型糖尿病患者养生食用。

28. 姜丝菠菜

【原料】菠菜 450 克，鲜嫩生姜 25 克，精盐 3 克，酱油 5 克，芝麻油 6 克，花椒油 2 克，食醋、味精各适量。

【制作及用法】先将菠菜摘去黄叶，洗净，切成 3 厘米长的段。再将鲜嫩生姜洗净去皮，切成细丝。在炒锅内加清水烧沸，放入菠菜段略焯，捞出沥净水分，轻挤一下，装在盘中抖散晾凉，加入生姜丝、精盐、味精、食醋、酱油拌匀，再淋上芝麻油，花椒油即成。佐餐食用。

【功效】养血通便。

【适应证】适用于糖尿病患者养生食用。

29. 枸杞子拌豆腐

【原料】新鲜嫩豆腐 600 克，新鲜枸杞 100 克，精盐、味精、酱油、芝麻油、白糖各适量。

【制作及用法】先将豆腐切成小丁，放入沸水中烫一下捞出，沥干水分。再将枸杞洗净，也放入沸水中烫一下捞出，并用刀切碎。再将烫过的豆腐、枸杞、精盐、味精、酱油、白糖、芝麻油拌匀即成。佐餐食用，量随意。

【功效】滋补肝肾，祛瘀降压。

【适应证】适用于糖尿病合并高血压者养生食用。

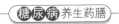

30. 大蒜泥芝麻酱拌黄瓜

【原料】紫皮大蒜头 60 克，青嫩黄瓜 350 克，芝麻酱 25 克，精盐、味精、香醋、芝麻油各适量。

【制作及用法】先将紫皮大蒜瓣开，除去外皮，洗净后放入温水浸泡 25 分钟，切碎，剁成大蒜泥，备用。再将黄瓜用温水浸泡片刻，反复洗净外表皮，再用沸水烫后去两端，连皮剖开切片，加少许精盐，抓渍片刻，滤去多余的渍液，放入大碗中，加入芝麻酱、味精、香醋、芝麻油等作料，调入大蒜泥，拌和均匀即成。佐餐食用，量随意。

【功效】清热利湿，解毒降糖。

【适应证】适用于糖尿病合并高脂血症患者养生食用。

31. 凉拌胡萝卜丝

【原料】胡萝卜 350 克，香菜 10 克，生姜丝、酱油、白糖、精盐、味精、芝麻油各适量。

【制作及用法】先将胡萝卜洗净，切成细丝，晾干待用。再将香菜去杂，洗净，切碎。将胡萝卜丝放在温开水中泡软，取出，挤干水分，用姜丝拌和装盘，上面撕入香菜。另取小碗，放入酱油、白糖、精盐、味精、芝麻油，调和均匀，浇在胡萝卜丝上即成。佐餐食用，量随意。

【功效】明目降压，祛脂降糖。

【适应证】适用于糖尿病合并高脂血症或高血症的患者养生食用。

32. 熟豆腐拌黄瓜丝

【原料】豆腐 600 克，黄瓜 500 克，香菜末、芝麻油、酱油、香醋、精盐、味精、大蒜泥、辣椒油、芝麻酱、芥末各适量。

【制作及用法】先将豆腐投入沸水中煮透，捞出冲凉，切成 3 厘米长、0.5 厘米厚的条。将黄瓜切成细丝。再将豆腐条、黄瓜丝和香菜末装入大汤盆里，加入芝麻油、酱油及其他调料，拌匀即成。佐餐食用，量随意。

【功效】清热生津，健脾和胃。

【适应证】适用于糖尿病合并高脂血症患者养生食用。

33. 白菜心拌豆腐干

【原料】豆腐干 350 克，大白菜心 350 克，蚕豆酱 15 克，甜面酱 10 克，大葱、花椒油各适量，食用碱少许。

【制作及用法】先将大白菜心切成细丝，装在深盘中。再将豆腐干切成3厘米长的丝，放入沸水中，加少许碱，略煮几沸，捞出用凉水过一下，控净水分，码在大白菜心丝上。将大葱切成细丝。香菜洗净，切成末，共同撒在豆腐干丝上。将蚕豆酱、甜面酱、花椒油拌匀，浇在白菜豆腐干丝上即成。佐餐食用，量随意。

【功效】清热解毒，消食降脂。

【适应证】适用于糖尿病合并高脂血症者养生食用。

34. 苦瓜拌马兰头

【原料】苦瓜350克，鲜马兰250克，精盐、香醋、味精、白糖各适量。

【制作及用法】将苦瓜放入清水中，反复洗净其外表皮，剖开后，去瓤及籽，洗净，切成薄片，放入碗中，加少许精盐抓揉均匀，腌制片刻，待用。再将鲜马兰头择洗干净，放入沸水锅中烫一下，捞出，码齐后放入盘内，并将苦瓜腌制水沥去，再把苦瓜片均匀放在马兰头上，另将香醋、精盐、味精、白糖等调拌均匀的汁液淋在苦瓜上，拌匀即成。佐餐食用，量随意。

【功效】清热化湿，促进食欲。

【适应证】适用于糖尿病并发慢性肝炎者养生食用。

35. 黄瓜拌腐竹

【原料】水发腐竹350克，黄瓜350克，花椒油、精盐、葱花、味精、生姜丝各适量。

【制作及用法】先将水发腐竹切成2.5厘米长的段，用沸水烫一下，将黄瓜洗净，去蒂，切成象眼片。将腐竹段放入盘内，黄瓜片放在腐竹上面，加上生姜丝、葱花、花椒油、精盐、味精，拌匀即成。佐餐食用，量随意。

【功效】清热生津，补虚降糖，解毒利尿。

【适应证】适用于糖尿病并发慢性气管炎患者养生食用。

36. 虾仁拌豆腐

【原料】豆腐600克，鲜虾仁120克，香菜末30克，芝麻油、芝麻酱、精盐、味精各适量。

【制作及用法】先将豆腐放入沸水锅中焯一下，切成条。将虾仁蒸熟，切

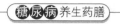

碎。再将豆腐条码在盘内，上面放虾仁，加入精盐、味精、芝麻酱、芝麻油，撒上香菜末，拌匀即成。佐餐食用，量随意。

【功效】清热解毒，益气壮阳。

【适应证】适用于糖尿病并发性欲减退，阳痿早泄者养生食用。

37. 大蒜黄瓜拌豆腐

【原料】大蒜 50 克，黄瓜 250 克，豆腐 250 克，香菜 25 克，精盐、味精、醋、芝麻油各适量。

【制作及用法】先将豆腐用沸水烫过后用水冲一下，沥干水分，切成小块。将黄瓜洗净，切成片；大蒜剥去皮，剁成碎末；再将香菜洗净，切段。然后将豆腐块、黄瓜片、大蒜末及香菜段一起放入容器中，再加入精盐、味精、醋、芝麻油各适量，拌匀即成。佐餐食用。

【功效】补充钙质，降低血糖。

【适应证】适用于中老年糖尿病并发骨质疏松症患者补钙养生食用。

第八章
糖尿病患者主食类养生药膳

一、概述

所谓主食类养生药膳是以稻米、糯米、小麦、面粉、玉米面、黄豆面等米面主粮为基本原料，加入一定量的其他食物或药物，经加工而制成的米饭、面食糕点等。药膳主食所选用的中药一般多为性味平和并且具有补益作用的药食两用之品。常用的糖尿病患者主食类养生药膳如下所述。

二、主食类养生药膳食疗方

下列主食可作为糖尿病患者养生，延年益寿之用。

1. 南瓜薏苡仁米饭

【原料】南瓜 350 克，薏苡仁 50 克，大米 80 克。

【制作及用法】先把南瓜洗净，去皮，切成颗粒；薏苡仁洗净，去杂质，大米淘洗干净。把大米、薏苡仁、南瓜同放电饭煲（或锅内），如常规煲成米饭即成。当主食使用。

【功效】补中益气，健脾利湿。

【适应证】可作为糖尿病主食食用。

2. 薏苡仁鸡蛋焗米饭

【原料】薏苡仁 30 克，鸡蛋 1 个，大米 200 克，葱花、酱油、盐、味精、菜油各适量。

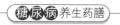

【制作及用法】先把薏苡仁、大米淘洗干净，如常规放入电饭煲内焖熟。再把鸡蛋打入碗内，用酱油、盐、味精、葱花、熟菜油搅匀，倒在已焖熟的薏苡仁饭上，再焖5分钟即成。当正餐主食为宜，每日吃一次。

【功效】健脾益气，清利湿热，补气补血。

【适应证】适用于糖尿病患者养生康复食用。

3. 玉米面发糕

【原料】新玉米面550克，发酵面50克，食用碱4克，熟猪油10克。

【制作及用法】在玉米面、发酵面中放适量清水，和成团，发酵。再将发酵后的玉米面团加入碱，加熟猪油，再反复揉匀后，用湿布盖好，饧约1小时。将饧好的面再反复揉搓，整块地放入蒸锅内铺平，用旺火沸水大汽蒸大约25分钟，取出面团，晾凉，用刀切成菱形或方形块即成。此糕做主食食用或做零食均可。

【功效】调中开胃，益肺宁心，利尿。

【适应证】适用于糖尿病伴发高血压、肝炎等患者。

4. 益寿饺子

【原料】豆粉350克，面粉250克，西红柿350克，豆腐500克，枸杞子80克，冬瓜子30克，芝麻油50克，葱末10克，姜末15克，精盐3克，花椒面1克。

【制作及用法】先将豆腐投入沸水中煮透，去掉豆腥味，捞出沥干水分，抓碎成馅，加入切碎的西红柿、枸杞子、去皮冬瓜仁、葱末、姜末、精盐、花椒面、芝麻油；搅拌均匀。然后将面粉和豆粉和匀制成饺子皮，包好馅，煮熟即成。当主食食用。

【功效】营养丰富，强身健体。

【适应证】适用于糖尿病患者经常食用。

5. 枸杞桂圆饭

【原料】枸杞子15克，桂圆肉15克，大米120克，淮山药30克，五味子15克。

【制作及用法】将大米淘洗干净；枸杞子洗净，去杂质；桂圆肉切小颗粒；五味子洗净，淮山药去皮洗净，切小颗粒。再将大米、桂圆粒、五味子、淮山药粒、枸杞子同放电饭煲内，加适量清水，如煲米饭一样，煲熟即成。作主食用，每日 1 次。

【功效】补脾肾，止渴除烦，健脾养胃。

【适应证】适用于糖尿病患者养生保健食用。

6. 豆蔻茯苓馒头

【原料】白豆蔻 15 克，茯苓 30 克，面粉 600 克，发酵粉 8 克。

【制作及用法】先把豆蔻去核，烘干打成细粉；茯苓烘干，也打成细粉。再把面粉、豆蔻粉、茯苓粉、发酵粉和匀，加入适量水，揉成面团，用洁湿布盖好，放在稍暖处，使其发酵。经过几个小时，面粉发酵好后，如常规制成 30 克 1 个的馒头，摆在屉上，离开间隔，上蒸笼蒸 25 分钟即成。作主餐食用。每次吃 1～2 个。

【功效】补脾肾，除烦热。

【适应证】适用于糖尿病患者养生保健之用。

7. 山药饭

【原料】淮山药 10 克，鸡蛋 1 只，盐 5 克，米饭 50 克，葱花 5 克，植物油适量。

【制作及用法】先把淮山药去皮煮熟，切成小颗粒，放入碗内；把鸡蛋也打入盛山药的碗内，再放葱花、盐，拌和均匀。把炒勺置中为上，放入植物油，烧至六成熟时，再把山药、鸡蛋倒入锅内煎炒，随即把米饭也倒入锅内共炒至香，即成。作主食，每日食 1 次。

【功效】补脾胃，益气血。

【适应证】适用于糖尿病患者养生保健之用。

8. 麦麸饼

【原料】麦麸和粗制麦粉适量，鸡蛋 1 只，猪瘦肉 120 克，蔬菜（可任选），油、盐适量。

【制作及用法】先将猪肉洗净，剁成肉茸；蔬菜剁碎，加入麦麸，麦粉及鸡蛋，用油、盐调味，拌匀，做成数个饼团。煎锅内加入油，将饼团分别煎至两面呈金黄色，内部熟透，出锅即成。作主食吃，中餐、晚餐食用为宜。

【功效】除热，止渴，利尿，益胃，除烦，降血糖。

【适应证】适用于各型糖尿病患者养生康复之用。

9. 黄精面

【原料】黄精 15 克，菜心 50 克，豆腐干 50 克，生姜 5 克，葱 10 克，大蒜 10 克，盐 6 克，酱油 10 克，挂面 100 克，植物油 60 克，鸡汤 350 毫升（或上汤）。

【制作及用法】先将黄精洗净，切成小颗粒；豆腐干切成小颗粒；菜心洗净，切成小颗粒；大蒜去皮，切片；葱切花，姜切丝。炒锅放在中火上，加入植物油，烧至六成热时，把大蒜、葱、姜下锅，煸出香味，加入鸡汤或上汤，投入黄精粒、豆腐干粒、菜心粒，用文火煮 25 分钟，盛出放入大碗中。锅置武火上，加清水 1000 毫升，烧沸，把挂面下入煮至熟透，捞起放入碗内，再将豆腐干粒、黄精粒、菜心粒及盐、酱油全部倒在挂面上，拌匀即成。每日吃 1 次，可作早、晚主食服用。

【功效】滋阴补血，营养丰富。

【适应证】适用于糖尿病患者食用。

10. 菟丝饼子

【原料】菟丝子 12 克，鸡蛋 1 只，葱花 32 克，植物油 30 克，盐 8 克，面粉 250 克。

【制作及用法】先把菟丝子研成细粉，同面粉、鸡蛋、盐、葱花拌匀，加适量水调成稠状。炒锅置武火上，加入植物油，油烧至六成热时，用中火烧，把菟丝子面粉用勺制成饼状，放入锅内，再把两面煎成黄色，即成。作主食吃，每日吃 1 次。

【功效】滋补肝肾。

【适应证】适用于糖尿病患者食用。

11. 茯苓饼

【原料】茯苓粉 150 克，米粉 150 克，植物油适量。

【制作及用法】先将茯苓粉、米粉加水适量，合在一起，调成糊状，用小火，在平锅放油烙成薄饼即成。作主食，适量食用。

【功效】利水渗湿，健脾补中。

【适应证】适用于糖尿病患者食用。

12. 莜麦面条

【原料】莜麦面粉 120 克，猪肉丝 60 克，菠菜叶 100 克，酱油 20 克，芝麻油 10 克，姜末、葱花、精盐各少许，植物油适量。

【制作及用法】用水调面粉成面团，用擀面棍擀成大薄片，片上撒一层干面，将面片卷起，切成面条。锅内上油烧热，先煸葱、姜，再下肉丝，炒熟加水，煮开后放入切好的面条，并放入菠菜叶，待面条煮熟后，加入酱油、盐、芝麻油即成，当主食食用。

【功效】滋阴清热，泻火润燥。

【适应证】适用于治疗糖尿病合并高血压患者。

13. 芹菜饺子

【原料】芹菜 600 克，猪瘦肉 600 克，熟豆油、葱末、姜末、盐各适量，酱油、芝麻油各少许，面粉 6200 克。

【制作及用法】先将芹菜去根，洗净，剁成碎末，肉洗净，剁成泥，加上熟豆油、盐、葱末、姜末、酱油、芝麻油拌成饺子馅。面粉用温水和匀，放置 20 分钟后，揪成适量的剂，用擀面棍压成面皮，将馅放入皮内，包成饺子。锅内加水适量，烧开后，下入饺子煮熟即成。作主食食用。

【适应证】适用于糖尿病患者养生食用。

14. 猪肉茴香馅饺

【原料】面粉 100 克，芝麻油 10 克，猪五花肉 60 克，黄酱 5 克，茴香 150 克，葱末、姜末、盐、酱油各适量。

【制作及用法】先用水把面粉调成面团，放置半小时用。再把面团分成 10 份，擀成圆饼形的饺子皮。再把肉剁成泥，加入芝麻油、葱末、姜末、盐、酱油、黄酱等调味品。再把茴香洗净，沥去水剁碎，与肉泥调匀，即成饺子馅料。用饺子皮包好馅料，下沸水锅中煮，水沸后加点冷水，反复几次，至饺子熟时，捞出即成。作中餐食用，量适量。

【功效】健胃调中，下气宽中。

【适应证】适用于肥胖型糖尿病患者食用。

15. 山药汤圆

【原料】生山药 250 克，猪肉 200 克，糯米面 300 克，盐少许。

【制作及用法】先将猪肉洗净，剔去筋脉，洗净后，剁成肉末。再把山药洗净，去皮，放入蒸碗中上笼屉蒸熟。再将山药放入大碗中，捣烂，然后加入猪肉末及盐，一起搅拌均匀，做成馅。用糯米粉，加入清水适量，和面揉和好，做成小剂子，压平。加上馅做成汤圆，放入锅内蒸熟即可食用。每日吃 2 次，当点心食用。

【功效】滋补肾阴，滋养肝血。

【适应证】适用于身体虚弱的糖尿病患者食用。

16. 葛粉汤圆

【原料】葛粉 600 克，百果馅 400 克。

【制作及用法】先把葛粉碾碎成末，用细筛筛一遍，放在盘中。再把百草馅心搓成一只只小丸子（直径 1 厘米），放在盘中先滚上一层葛粉，后用筛子筛出丸子，放在漏勺内，然后放入温水锅中一浸，捞出。再放入葛粉内滚一滚，如此反复多次后，即可滚成葛粉汤圆的生坯。锅内注入水（大约 600克），烧沸，再将葛粉汤圆放入沸水锅中煮熟，待起浮起时捞出即成。可作主食吃。

【功效】清热生津。

【适应证】适用于糖尿病患者食用。

17. 八宝饭

【原料】白扁豆 50 克，薏苡仁 50 克，猪肉 10 克，莲子肉 50 克，核桃肉 50 克，龙眼肉 50 克，红枣 200 克，糖青梅 20 克，糯米 400 克，白糖 10 克。

【制作及用法】先将白扁豆、薏苡仁、莲子肉（去心）先用温水泡发后，入沸水锅中煮熟。将红枣洗净，用水泡发，再将核桃仁用文火炒熟；糯米淘净，放在盆中加水上笼蒸熟。取大碗一个，内涂猪肉，碗底摆好糖青梅、龙眼肉、枣、核桃仁、莲子、白扁豆、薏苡仁，最后放熟糯米饭，再上笼蒸大约 20 分钟，然后把饭扣在大圆盘中，再用白糖加水熬汁，浇在饭上即成。当主食，每日食用 1~2 次。

【功效】健脾益气，清利湿热，健脾养胃。

【适应证】适用于老年人及体弱、浮肿的糖尿病患者。

18. 兔肉馄饨

【原料】兔肉 200 克，面粉 500 克，鸡蛋 100 克，豆粉 50 克，盐 6 克，味精 2 克，葱末 30 克，香菜段少许。

【制作及用法】先将兔肉去筋、骨，洗净，剁成细末，放入豆粉、味精、葱末、鸡蛋、食盐，调匀成馅料。再将面粉放入盆内，加水适量。和好，揉成面团，用擀面杖擀成薄片，切成 3 厘米见方。再将兔肉做成的馅，用面片包成馄饨。锅内加水适量，置武火上烧开，将生馄饨放入锅内煮开后，3 分钟即成。作主食食用，量适量。

【功效】补中益气，凉血解毒。

【适应证】适用于消瘦的糖尿病患者食用。

19. 山药包子

【原料】面粉 700 克，红橘饼 100 克，茯苓 100 克，苏打 10 克，蜜钱瓜条 100 克，熟猪油 160 克，山药粉 200 克，发酵面 100 克。

【制作及用法】将山药粉、茯苓粉放入大碗内，加清水调成糊状发胀后，入笼内蒸大约 30 分钟后取出。再与面粉、发酵粉和清水和在一起，反复揉成面团，用湿纱布盖上，待其发酵大约 2 小时后，再加入苏打干面团中反复揉匀，再用纱布盖上大约 20 分钟后，搓成长条，做成 50 个面剂，撒上面粉。再将红橘饼、瓜条切成 4 粒。再与熟猪油揉成馅心，分成 100 份。然后将面剂按成直径 7 厘米的圆皮，中间稍厚，加入馅心，做成包子，入笼置旺火沸水上蒸大约 15 分钟即可出笼食用。作主食常食，量适量。

【功效】益脾胃，补气阴，除烦渴。

【适应证】适用于脾胃虚弱所致的糖尿病患者。

20. 绿豆糕

【原料】绿豆粉 1600 克，白糖 50 克，芝麻油 600 克，面粉 200 克，豆沙 400 克，玫瑰花屑或桂花屑 3.0 克。

【制作及用法】先把绿豆粉、白糖、面粉、芝麻油 500 克掺和在一起拌匀，即成为糕粉。取木板模型，先在模中撒些玫瑰花屑（或桂花屑），再放入糕粉压实后，敲出压成的糕坯放在铁皮盘中。如制夹心绿豆糕，可在糕粉放入模中一半时加入豆沙馅，再加糕粉盖满压实即可成夹馅绿豆糕坯。把制成

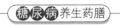

的糕胚连铁皮盘放入蒸笼内，隔水蒸大约15分钟，待糕质发松不粘手时即好，待糕冷却后，把芝麻油100克逐个滴在糕面上即成。作点心，每天吃几块。

【功效】清热解毒，解暑生津。

【适应证】适用于糖尿病患者养生康复之用。

21. 豆腐包子

【原料】面粉1000克，豆腐1000克，葱30克，姜20克，盐10克，五香粉4克，辣椒油10克，芝麻油20克。

【制作及用法】先将揉和发酵的面，加上面粉揉匀，搓成长条，按25克一个，揪成面剂。将嫩豆腐冲洗干净，切成四方块，上笼用大火蒸大约45分钟，出笼晾凉后，切成豆子大小的丁，放在盆内。再将大葱切成碎粒，生姜切成细末，放入豆腐丁盆内，放盐、五香粉和芝麻油搅拌均匀，成馅。面剂擀成皮，放馅做成包子，然后上笼蒸大约10分钟即成。作主食食用，量适量。

【功效】益气和胃，生津润燥，清热解毒，降低血糖。

【适应证】适用于糖尿病患者养生保健之用。

22. 鸡粒慈菇饼

【原料】去皮慈菇250克，面粉250克，糯米粉500克，盐15克，猪肉50克，鸡肉25克，瘦猪肉100克，肥猪肉25克，叉烧肉75克，净竹笋100克，水发冬菇25克，酱油15克，糖10克，香油5克，味精2.5克，胡椒粉0.5克，料酒5克，淀粉5克，高汤100克，植物油1000克（用于油炸，实耗75克）。

【制作及用法】水发冬菇、竹笋下沸水锅中汆一下，捞出，去根和老皮，叉烧肉、鸡肉、瘦肉、肥肉均分别切成细粒；将鸡肉粒、猪肉粒放入碗内，用水淀粉少许拌匀。锅上火，加少许油，将鸡肉、猪肉粒下锅炒散，加入冬菇、竹笋、叉烧肉，略烧几下，烹入料酒，加入高汤、盐、酱油、糖、香油、味精、胡椒粉，待烧透后用水淀粉勾芡。慈菇洗净，上笼蒸熟取出，擀成碎末后，放入锅内，加适量清水和盐（10克），糖（5克），烧滚后，将糯米和面粉倒入锅内搅匀，离火倒在案板上，揉匀，分成20份。用手将面皮压扁，放入馅 30 克，再按平成饼，下入沸油锅中炸熟，至外皮呈金黄色时捞起即成，作主食常食，每次量适量。

【功效】清热化痰，消积，解毒。

【适应证】适用于糖尿病患者养生之用。

23. 粟米芝麻糕

【原料】陈粟米 350 克，黄豆粉 280 克，黑芝麻 80 克。

【制作及用法】先将陈粟米洗净，晒干或烘干，研磨成细粉，与黄豆粉拌和均匀，用温水揉合好，并加适量碱水搓揉在粟米黄豆粉中，备用。再将屉布铺放在长方形蒸盘内，并将揉和好的粟米黄豆粉面平铺在盘内，表面展平，撒上黑芝麻，淋入芝麻油，上笼用大火蒸半小时，待蜂糕熟后取出，切成菱角状即成。当主食食用，量适量。

【功效】清热除烦，补肾止渴，降低血糖。

【适应证】适用于肾阴亏虚型糖尿病患者养生之用。

24. 黑芝麻麦麸鸡蛋饼

【原料】麦麸 300 克，粗麦粉 100 克，黑芝麻粉 100 克，鸡蛋 2 只。

【制作及用法】先将鸡蛋磕入碗中，按顺时针方向连续搅打 30 次，备用。再将麦麸、粗麦粉、黑芝麻粉混合均匀，加适量清水，边搅拌，边调入鸡蛋汁，并加植物油、麻油、葱花、姜末、精盐、味精，和匀后或做成馅饼蒸熟，或下入平底油锅中煎成小圆饼。早晚餐当主食食用。

【功效】滋阴补肾，清热降火，降低血糖。

【适应证】适用于阴虚阳浮型糖尿病患者食用。

25. 莜麦苡仁饼

【原料】莜麦面 300 克，粗麦粉 200 克，天花粉 20 克，薏苡仁 60 克，植物油、麻油、葱花、姜末、精盐、味精各适量。

【制作及用法】先将天花粉、薏苡仁洗净，晒干或烘干，共研成粗粉，再与莜麦面、粗麦粉充分拌和均匀，放入盆中，加适量清水，调拌成糊状，加适量植物油、麻油、葱花、姜末精盐、味精等，拌和均匀，备用。平底煎锅置大火上，加适量植物油，中火烧至六成热时用小勺将莜麦花粉薏苡仁糊逐个煎成质润松脆的圆饼即成。早、中、晚餐时作主食食用。

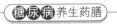

【功效】清热解毒，补虚健脾，降脂降糖。

【适应证】适用于中老年糖尿病患者养生之用。

26. 山药鸡蛋面

【原料】山药粉 300 克，面粉 600 克，豆粉 40 克，鸡蛋 2 个。

【制作及用法】先将山药粉、面粉、豆粉放入盆中，鸡蛋调匀后倒入盆中，加适量精盐和清水，揉成面团，擀成薄面皮，切成面条。炒锅上火，放入清水、麻油、葱段、生姜片，煮沸，将面条下锅，煮熟为度，加精盐、味精，调味即成。当面点主食，适量食用。

【功效】健脾养阴，益肾固精。

【适应证】适用于肾阴亏虚型糖尿病患者养生之用。

27. 黑芝麻山药降糖糕

【原料】黑芝麻 250 克，山药 100 克，植物油 100 克，薏苡仁 50 克，葛根粉、黄精、黄芪、天花粉各 25 克。

【制作及用法】将黑芝麻、薏苡仁、黄精、山药分别洗净，晒干或烘干，共研成细粉，与葛根粉充分拌和均匀成糕粉，备用。再将黄芪、天花粉分别洗净，放入砂锅，加水浓煎 2 次，每次半小时，合并 2 次煎液，盛入碗中，待用。再将糕粉倒在案板上，用煎汁调和均匀。若量不够加清水适量揉捏，加植物油，使成糕泥状，搓匀成棍棒式长条，切割成 20 个剂子，用定型压模制成花色糕点，上笼，用大火蒸 20 分钟，即成。当糕点，分数次服食。

【功效】滋补肝肾，生津润燥，止渴降糖。

【适应证】适用于肾阴亏虚型糖尿病患者。

28. 花粉南瓜杞子饭

【原料】天花粉 15 克，南瓜 250 克，枸杞子 30 克，粳米 100 克。

【制作及用法】先将天花粉洗净，晒干或烘干，研成极细末，备用。再将枸杞子拣杂后，洗净；南瓜洗净，去外皮，切成 1 厘米见方的颗粒，放入碗中。粳米淘净，与枸杞子、南瓜丁、天花粉细末同放入电饭煲内，加煮沸的沸水适量，搅拌均匀，煲熟即成。当主食服食。量适量。

【功效】清热生津，补肾明目，降血糖。

【适应证】适用于肾阴亏虚型糖尿病患者食用。

29. 红枣鸽肉饭

【原料】肥鸽肉250克，淮山药80克，糯米250克，黄芪25克，水发香菇60克，党参25克，绍酒15克，红枣10枚，酱油30克，生姜5克，味精2克，芝麻油30克。

【制作及用法】先将党参、黄芪、淮山药洗净，入砂罐中加水煎取药汁。鸽肉切成薄片。红枣去核，冬菇切成薄片，姜切成薄片。鸽肉片放入碗内，加入绍酒、姜片、酱油5克腌制15分钟。将糯米洗净，入锅加清水煮沸后加入药汁、鸽肉片、冬菇片、红枣放于饭面上加盖，用文火焖熟，将酱油、味精、芝麻油调成味汁即可食用。当主餐，适量食用。

【功效】滋阴补肾，益气补中。

【适应证】适用于肾阴亏虚型糖尿病患者食用。

30. 山药饼

【原料】山药100克，莜麦面200克，鸡蛋2个。

【制作及用法】先将山药研成细粉，与莜麦面充分拌和均匀，打入鸡蛋，搅拌揉和，加入葱花、姜末、精盐、味精、芝麻油各少许，和成面团，在加植物油的平锅上，中火煎成薄饼。早、晚餐分别食用。

【功效】益气养阴，降低血糖。

【适应证】适用于治疗肾阴亏虚型糖尿病患者。

31. 黄精莜麦面

【原料】黄精15克，香干50克，莜麦面120克。

【制作及用法】先将黄精、香干分别洗净，切成绿豆样的小颗粒，备用。炒锅置火上，加植物油，大火烧至六成热，投入葱花、姜末，炒出香，加黄精、香干小颗粒，熘炒片刻，加鸡汤（或清汤）300～400毫升，并加适量酱油、大蒜末、精盐、味精，拌和均匀，盛入大碗内，作汤料。烧锅置火上，加清水煮沸，下莜麦挂面，大火煨煮片刻，适时加些清水，拌和，待挂面煮至熟透，捞起，放入汤料碗内，拌和均匀即成。早、晚分别食用。

【功效】滋阴补血，止渴降糖。

【适应证】适用于胃燥津伤型糖尿病患者养生食用。

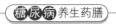

32. 天门冬烧卖

【原料】猪肉 450 克，天门冬 40 克，鸡蛋 1 个，面粉 600 克，嫩笋 2 只，洋葱 2 个，藕粉 60 克。

【制作及用法】先做烧卖皮子。将面粉倒在面上堆成山型，把山顶弄凹，打一个鸡蛋仅将蛋白放入山凹（蛋黄留作馅用），然后加入淡盐水，一边揉面，一边加水，面以揉成耳垂同等硬软为度。这样揉和成一个大面团。面粉调好后，再搓成长条，酌量大小一个一个地切开。将藕粉用纱布包扎起来，提着在面板上轻轻一击，让面板上撒满粉，使揉好的面团放上不一致与板粘住。然后把面团压平，用擀面棒将其擀薄后，叠成三层再将其擀薄，又叠成三层再擀，如此做 3～4 回后，将已相当薄的面皮压成纸样薄为止。这样做成的面皮有韧劲，包成烧卖上笼蒸时不易破。再把薄皮重叠起来，切成每张 8～9 厘米见方的烧麦皮。将猪肉、笋、洋葱以及事先洗净、浸泡 1 小时至柔软膨胀的天门冬分别剁碎，然后将一个蛋和另一个蛋黄，再加酱油、盐、糖、麻油等搅拌均匀即成。包法是把面皮放于左手，取适量的肉馅放在面皮中央，左手一收拢，面皮的边就拢到一起来了，再将其稍拢紧一些，就成一个烧卖了。包齐上笼蒸 20～30 分钟，皮透明时就熟了。吃时随意蘸酱油、醋等调味料。当主食，适量食用。

【功效】补益气血，滋阴润肺。

【适应证】适用于燥热伤肺型糖尿病患者养生之用。

33. 牛奶焖半饭

【原料】牛奶 500 克，大米 500 克，水 800 克。

【制作及用法】先将牛奶，水与大米同时放在锅内，用中火焖煮至沸，然后用文火再进行焖煮半小时，米熟即可。每天吃一次，以午餐为宜，每次吃得不可太饱。

【功效】补虚羸，益肺胃，生津液，润大肠。

【适应证】适用于糖尿病合并便秘者养生食用。

34. 麸肉汤圆

【原料】小麦麸 100 克，猪瘦肉 150 克，黑芝麻粉 120 克，糯米粉 130 克。

【制作及用法】先将小麦麸炒黄，与剁成糜糊的猪肉混匀，加入适量葱花、姜末、黄酒、芝麻油、精盐、味精，拌和成馅，盛入碗中，备用。再将黑芝麻粉、糯米粉混合均匀，加适量清水，揉搓成软面，分为26份，与肉馅包成汤圆。食用前煮熟即可。早、中、晚餐当主食食用。

【功效】补肾健脾，止渴降糖。

【适应证】适用于肾阴亏虚型糖尿病患者养生食用。

35. 海参猪肉饼

【原料】干海参450克，猪瘦肉650克，香菇30克，鸡蛋2枚，精盐、酱油、豆粉、淀粉、芝麻油、植物油各适量。

【制作及用法】将海参、香菇用温水泡发，洗净，切碎。猪瘦肉剁烂，加豆粉、精盐、打散的鸡蛋，拌匀后分作3份，做成肉饼，蘸以干豆粉。锅内放植物油烧至四五成热，放入肉饼，两面炸至呈金黄色捞出。锅内放植物油少许烧热，下海参、香菇略煸一下，放入炸过的肉饼同焖，当水干时，加入芝麻油，再用少许酱油和湿淀粉调成味汁倒入焖即成。当菜佐餐，适量适用。

【功效】养阴降脂，降低血糖。

【适应证】适用于糖尿病患者养生食用。

36. 清香枸杞饺

【原料】面粉150克，嫩枸杞叶尖150克，冬笋80克，鲜虾仁150克，枸杞子60克，猪油、精盐、味精、料酒、白糖、淀粉各适量。

【制作及用法】先将嫩枸杞叶尖、冬笋分别洗净，剁成末。鲜虾仁冲洗干净，沥干水，剁成蓉。枸杞子洗净，用温水泡透，捞出沥水。炒锅上大火，加入猪肉（40克）烧热，加入嫩枸杞叶尖末、冬笋末，略煸，再加入虾蓉煸炒，然后依次加入料酒、精盐、白糖、味精、湿淀粉，炒匀，迅速出锅晾凉，即成为馅料。面粉放入盆里，加猪油（10克），再加80℃左右的热水烫面，拌匀，和成热水面团，揉匀放在案板上摊开晾凉，再揉匀揉透，饧面片刻，再稍揉几下，搓成长条，分成20个小剂，压扁，再擀成中间稍厚的圆形面皮。将馅料包入面皮里，顶部留3个小孔洞，将泡好的枸杞子放入孔洞中，成品字形饺子生坯。饺子生坯摆入小蒸笼中，用旺火沸水蒸3～5分钟至熟即成。当主食食用。

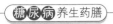

【功效】滋补肝肾，清热明目。

【适应证】适用于糖尿病养生食用。

37. 小米蜂糕

【原料】陈粟米 250 克，黄豆粉 150 克，黑芝麻、芝麻油各适量。

【制作及用法】先将陈粟米拣杂，淘洗干净，晒干或烘干，研磨成细粉，与黄豆粉拌和均匀，用温水揉和好，并加适量碱水搓揉在粟米黄豆粉中，备用。将屉布铺放在长方形蒸盘内，将揉和好的粟米黄豆粉面平铺在盘内，表面展平，撒上适量黑芝麻，淋入芝麻油后，上笼用旺火蒸半小时，待蜂糕熟后，取出，切成菱角状即成。当点心食用。

【功效】清热除烦，补虚止渴，降糖消渴。

【适应证】适用于各种类型的糖尿病患者养生食用。

38. 莲子核桃蒸蛋糕

【原料】莲子 60 克，核桃仁 50 克，葡萄干 30 克，鸡蛋 200 克，面粉 200 克，黄油、白糖、蜂蜜、苏打粉各适量。

【制作及用法】莲子泡发，捣烂。核桃仁打碎。鸡蛋磕入碗中待用。鸡蛋、黄油、白糖、蜂蜜、面粉、苏打粉混全揉匀，置容器中摊平，将莲子、核桃仁、葡萄干均匀撒于表面，上火蒸 20 分钟即成。分次食用。

【功效】养血补脑，增智安神。

【适应证】适用于糖尿病合并失眠、血虚者养生食用。

39. 胡萝卜木耳糕

【原料】胡萝卜 600 克，面粉 280 克，木耳 60 克，蜂蜜 150 毫升，葡萄干、核桃仁各 100 克，植物油 120 毫升，鸡蛋清 3 个，白糖适量。

【制作及用法】先将胡萝卜洗净，切碎。木耳泡发，择洗干净，切碎。葡萄干洗净，切碎。核桃仁用热水浸泡，去外皮，切碎。将胡萝卜、木耳、核桃仁、葡萄干与面粉一起放入盆内，加植物油、蛋清、蜂蜜、白糖、水和匀呈糊状，放入烤盘，在 350℃的烤炉中烤 40 分钟即可。作主食，随意食用。

【功效】健脾消滞，扶正抗癌。

【适应证】适用于糖尿病合并癌症患者养生食用。

40. 木耳多彩水晶糕

【原料】枸杞子 60 克，鲜豌豆粒、核桃仁各 50 克，水发木耳、胡萝卜、莲藕、芹菜各 60 克，琼脂 5 克，精盐、味精、香油各适量。

【制作及用法】水发木耳择洗干净，撕成小片。芹菜去老茎及叶，洗净，切段。将莲藕洗净，去皮，切成薄片。胡萝卜洗净，切成黄豆大小的丁。用沸水将豌豆、核桃仁煮熟。藕片、胡萝卜丁、芹菜用沸水焯熟。将琼脂洗净，切短，用清水浸软，放入味精、精盐，加水煮沸，放入莲藕片、萝卜丁、芹菜、枸杞子、豌豆、核桃仁、木耳煮沸，拌匀后倒入涂有少许香油的碟中，晾凉后放入冰箱凝固，切片即成。当点心食用。

【功效】补肝益肾，抗癌防癌。

【适应证】适用于糖尿病合并癌症或肝肾虚亏者养生食用。

41. 鸡蛋乌鸡面

【原料】鸡蛋 2 个，乌鸡肉 150 克，精盐、味精、芝麻油、面粉各适量。

【制作及用法】先将乌鸡肉洗净，剁成碎馅，加水适量，搅匀，蒸熟成羹。将鸡蛋打入盆内，加入适量清水和面粉，做成面条，放入沸水中煮熟，加入精盐、味精、乌鸡肉羹及芝麻油。早、晚空腹食用。

【功效】健脾开胃，益气养颜。

【适应证】适用于糖尿病合并气血虚弱者养生食用。

42. 乌鸡蒸包

【原料】猪肉、乌鸡肉各 250 克，洋葱、芹菜各 350 克，鸡蛋 2 个，葱白、生姜、植物油、精盐、白糖、味精、酱油、花椒、芝麻油、面粉、发酵粉各适量。

【制作及用法】先将花椒用沸水浸泡制成花椒水；将洋葱、芹菜分别洗净，剁碎；将鸡蛋液打入碗内，搅打均匀，下入热油锅中，炒熟，铲碎；将猪肉、乌鸡肉剁碎；葱白、生姜剁成末。向猪肉、乌鸡肉中加入葱末、姜末、精盐、花椒水、味精、白糖、酱油、芝麻油，向一个方向搅打成肉蓉，放入鸡蛋液、洋葱、芹菜，拌匀作馅。面粉加温水及发酵粉适量，和成面团，1 小时后揉匀，擀成皮，包入馅，做成小包子，入笼蒸熟后即可。当主食食用。

【功效】润肺止咳，滋润皮肤。

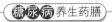

【适应证】适用于糖尿病合并慢性支气管炎患者养生食用。

43. 乌鸡豆腐包子

【原料】面粉、豆腐各 600 克，乌鸡肉 350 克，葱、姜、精盐、五香粉、发酵粉、芝麻油各适量。

【制作及用法】先将面粉用发酵粉按常规方法发好面，揉匀，搓成长条，按 25 克 1 个揪成面剂；嫩豆腐冲洗干净，切成小块，上笼用旺火蒸 25 分钟，出笼晾凉后切成豆粒大小的丁，放在盆内；将葱洗净，切成末；将姜洗净，去皮，切成碎末；将乌鸡肉剁成肉泥。将葱末、姜末、乌鸡肉泥放入豆腐丁内，再放精盐、五香粉、芝麻油拌匀即成馅。擀面皮，包入馅，上笼蒸大约 15 分钟即可。当主食食用。

【功效】益气和胃，清热解毒，生津润燥。

【适应证】适用于糖尿病合并目赤、便秘者养生食用。

44. 乌鸡肉二冬饺

【原料】面粉 500 克，冬瓜 850 克，乌鸡肉 180 克，水发香菇 60 克，植物油、芝麻油、葱末、姜末、水淀粉、精盐、味精各适量。

【制作及用法】将冬瓜去皮、籽、瓤，洗净，切成块，放入沸水锅中焯至六成熟，捞起，切成小丁；乌鸡肉，香菇分别洗净，均切成丁。炒锅置火上，放植物油烧热，放入乌鸡丁、冬瓜丁、精盐、姜末、葱末（一少半）、味精，煸炒熟，加水淀粉勾成浓糊状，放入盆中，再放香菇、葱末、味精、芝麻油，拌匀成馅。面粉用温水和成面团，搓成条，分成小剂，擀成直径为 8 厘米的圆形面皮，放上馅，包成月牙形饺子，放笼屉中蒸 5 分钟即可。当主食食用。

【功效】清热，解毒。

【适应证】适用于糖尿病合并烦闷、暑热者养生食用。

45. 带鱼汁乌鸡肉面

【原料】带鱼 600 克，乌鸡肉 500 克，鲜汤 1800 毫升，面条 600 克，精盐、味精、料酒、胡椒、淀粉、葱、姜、熟猪油、猪骨（或鸡爪）、水淀粉各适量。

【制作及用法】将带鱼去鳞、鳃，把竹筷插入鱼鳃部，将肠绞出，洗净，沥干，切成块；乌鸡肉洗净，切成小块；葱、姜分别洗净，少量制成葱、姜汁，将剩余的姜拍松，葱切成段。锅烧热，放入熟猪油，烧至六成热时，放入碎姜、葱段，煸炒几下，随即将带鱼下锅，炒成鱼松状时，取出，装入布袋，扎紧袋口，仍投回锅中，加入乌鸡肉块、猪骨（或鸡爪），加入料酒，加冷鲜汤，用旺火烧沸后改用文火炖至乌鸡肉熟烂，此时鱼肉已全部溶化在汤中，去掉纱布袋，汤大约 1000 毫升，加入精盐、料酒、姜汁、葱汁、胡椒、味精，烧沸后用水淀粉勾芡即成带鱼乌鸡肉汁，分盛 5 碗。视食量把面条下入沸水锅中（锅中加精盐少许）煮熟，捞出，装在有带鱼汁的碗中即成。

【功效】滋补强身。

【适应证】适用于糖尿病合并体虚患者养生食用。

46. 桂圆乌鸡长寿面

【原料】桂圆肉 6 克，乌鸡肉 80 克，（墨鱼 1 条）卤蛋半个，香菇 3 朵，胡萝卜 1 个，嫩笋半个，面条 250 克，姜、葱、熟猪油、酱油、料酒、鸡汤各适量。

【制作及用法】先将桂圆肉洗净，用热水泡开；墨鱼去肠足，在沸水中烫一下，取出，切片；乌鸡肉、胡萝卜、嫩笋分别洗净，均切成片；香菇泡软后，切丝。起油锅，先将胡萝卜下锅炒，然后加笋及乌鸡肉片共炒，随即放入鸡汤，将姜挤汁放入，并加入墨鱼片、香菇丝、酱油、料酒，盖锅煮开，放葱略煮成汤卤备用。取另一锅把面条下好，盛入碗内，再倒入备用的汤卤及泡软的桂圆肉，加上卤蛋即成。当正餐食用，每日 1 次。

【功效】养心益智，补虚强身。

【适应证】适用于心脾虚损、失眠健忘、气血不足、体虚力弱等病症。

47. 砂锅乌鸡面

【原料】净乌鸡 1 只，拉面 600 克，油菜心 250 克，陈皮 15 克，干红辣椒、大蒜、姜、葱、白糖、料酒、酱油、豆瓣酱、植物油、大料、桂皮、精盐、味精各适量。

【制作及用法】先将净乌鸡切成块，放入冷水锅中氽透，捞出，洗去血沫；油菜心洗净，切成两半；葱洗净，切成段，姜洗净，去皮，拍松。炒锅上火，放入植物油烧热，放入葱段、姜、蒜、陈皮、干辣椒炒出香味后，下乌鸡肉块煸炒，加料酒、酱油、精盐共炒，然后放入高汤或清水适量，放入大料、桂皮、生姜、白糖、豆瓣酱烧沸，盛入大号砂锅内，用文火煨至肉烂，入味精搅匀。每次据食量取出面条放入沸水锅中煮熟，捞出，与熟油菜心搅拌即可。当主食食用。

【功效】补中益气，温肾补阳。

【适应证】适用于脾肾气虚、胸腹胀满、水肿、腰膝酸软等。

48. 乌鸡蒸包

【原料】猪肉、乌鸡肉各 200 克，洋葱、芹菜各 350 克，鸡蛋 2 个，葱白、生姜、植物油、精盐、白糖、味精、酱油、花椒、香油、面粉、发酵粉各适量。

【制作及用法】将花椒用开水浸泡制成花椒水；将洋葱、芹菜分别洗净，剁碎；将鸡蛋液打入碗内，搅打均匀，下入热油锅中，炒熟，铲碎；将猪肉、乌鸡肉剁碎；葱白、生姜剁成末。向猪肉、乌鸡肉中加入葱末、姜末、精盐、花椒水、味精、白糖、酱油、香油，向一个方向搅打成肉蓉，放入鸡蛋液、洋葱、芹菜，拌匀作馅。面粉加温水及发酵粉适量，和成面团，1 小时后揉匀，擀成皮，包入馅，做成小包子，入笼蒸熟后即可。当主食食用。

【功效】润肺止咳，滋润皮肤。

【适应证】适用于糖尿病伴发皮肤粗糙者养生食用。

49. 沙参乌鸡面

【原料】面粉 1250 克，鸡蛋 1 个，乌鸡 1 只，猪蹄 750 克，沙参 25 克，白胡椒、生姜、葱白、酱油、味精、精盐各适量。

【制作及用法】将沙参洗净，入砂锅内，加水煎煮，取汁，晾凉。面粉内加入沙参汁，再加入适量清水，将鸡蛋液打入面中，拌匀，揉好，擀成面条。将乌鸡宰杀后，去净毛，剖腹，去内脏，洗净；猪蹄洗净，去残毛；姜洗净，去皮，拍松；葱剥洗干净，大部分切成段，少量切碎。将姜、葱段与胡椒一起用纱布包扎好。锅内放水适量，将乌鸡、猪蹄及纱布包下，大火烧开后，撇去浮沫，用中火炖至鸡和猪蹄熟到可脱骨时捞出，滤出头汤，放在微火上煨熬。乌鸡肉、猪蹄全部剥去骨；取另一锅，放入适量清水，加入鸡骨、猪蹄骨和纱布包，再熬二遍汤。将熟乌鸡肉，猪蹄肉用刀切成 1～2 厘米见方的肉丁，放入头汤中，煨烂。碗内先放酱油、精盐、二汤；面条入沸水锅内煮熟，每碗按 100 克的分量捞入碗中，再将乌鸡肉、猪蹄肉连汤舀在面上，放味精，撒葱花。当主食食用。

【功效】补中益肺。

【适应证】适用于糖尿病合并肺癌或肺结核的患者养生食用。

50. 天冬乌鸡烧麦

【原料】天冬 40 克，乌鸡肉 450 克，面粉 600 克，鸡蛋 4 个，洋葱 2 个，嫩笋 2 只，酱油、精盐、香油各适量。

【制作及用法】将面粉堆入案板上，顶部打入 1 个鸡蛋，然后用淡盐水和面，揉至面团软硬适度，揪成小面团，擀成薄片，切成烧麦皮；将天冬用温水浸泡软；将乌鸡肉、笋、洋葱、天冬剁碎，搅入鸡蛋液、酱油、精盐、香油即成馅。将面皮放在左手上，取馅适量放中央，左手收拢，稍按压即成 1 个烧麦，包完后入笼蒸 30 分钟至面皮透明即可。当主食食用。

【功效】润肺养阴，清热止咳。

【适应证】适用于糖尿病合并干咳少痰、口渴咽干等病症者养生食用。

51. 莲子山药面

【原料】莲子、山药粉各 60 克，面粉 160 克，鸡蛋 1 个，黑豆粉 30 克，精盐、味精、熟猪油各适量。

【制作及用法】先将莲子洗净入锅，加水煮熟。山药粉、面粉、黑豆粉共同放入盆中，打入鸡蛋，加水及精盐少许，揉成面团，擀成面片，切成面条。莲子锅烧沸，下面条煮熟，放入精盐、味精、熟猪油即成。当主食，每日 1 次，连食 3～4 周。

【功效】宁心神，养阴血，补脾肾。

【适应证】适用于糖尿病合并心神不宁、阴血不足者养生食用。

52. 洋葱猪肉蒸饺

【原料】洋葱 350 克，面粉 600 克，猪肉末 250 克，芝麻油 60 克，酱油 25 克，精盐、味精、花椒、大茴香、生姜末各适量。

【制作及用法】先将泡花椒、大茴香的水分 3 次搅入肉末内，待搅至浓稠时，分 2 次打入酱油，加入生姜末、精盐、味精、芝麻油调匀，最后将切碎

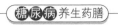

的洋葱花拌入肉馅内。再将面粉 150 克用沸水搅烫，揉匀。另将面粉 350 克用清水和制，上案板将烫面团揉好。然后搓成长条，切成 50 个剂子，按扁后擀成圆皮。将馅心抹在圆皮上，包挤成月牙形，放入笼内，用旺火蒸 10 分钟即成。作主食食用。

【功效】降血糖，降血脂，降血压。

【适应证】适用于糖尿病合并高脂血症或冠心病或高血压的患者养生食用。

53. 玉米南瓜饼

【原料】玉米面 350 克，南瓜 600 克，精盐、葱花、精制植物油各适量。

【制作及用法】先将南瓜去皮、瓤，洗净后切成细丝，放入盆内，加入玉米面、葱花、精盐和适量水，拌匀成稀糊状。在平底锅内放入少许油烧热，用勺盛糊入锅内，摊成饼，烙至色黄，翻过来再烙，出锅即成。作主食，量随意。

【功效】益气健脾，解毒降糖。

【适应证】适用于糖尿病合并肝硬化者养生食用。

54. 粟米赤小豆饭

【原料】粟米 120 克，大米、赤小豆各 60 克。

【制作及用法】先将大米、粟米、赤小豆分别洗净。再将赤小豆煮至八成熟，捞出，掺在大米、粟米中，置饭盒内，再加入清水（高出米面大约 1 厘米），盖上盖，用旺火蒸熟即成。作主食，量随意。

【功效】健脾养血，消肿解毒。

【适应证】适用于糖尿病患者养生食用。

55. 荞麦牛肉蒸饺

【原料】荞麦面粉 600 克，牛肉 250 克，萝卜 600 克，精盐、味精、麻油、胡椒粉各适量。

【制作及用法】先将萝卜洗净，切去顶、根，剁成碎末。再将牛肉剔去筋膜，洗净，剁成肉蓉，放入盆里，加入精盐和适量水，边加边顺着一个方向搅动，拌成稠糊状，再放入萝卜末、麻油、味精、胡椒粉，搅拌均匀即成馅料。将荞麦面粉放入盆中，加入开水烫面，拌匀晾凉，和成面团，揉匀揉透，盖上湿布，饧面片刻，在案板上再稍揉几下，搓成长条，揪成小面剂，压扁，擀成中间稍厚的圆形面皮。再将馅料包入面皮里，包成月牙形饺子生坯，然后摆入笼中，用旺火烧沸水蒸熟即成。作主食，量随意。

【功效】益气健脾，补虚强筋。

【适应证】适用于糖尿病体质虚弱者养生食用。

56. 丝瓜油面筋

【原料】丝瓜600克，油面筋16个，精制植物油、素汤、麻油、湿淀粉、精盐、味精各适量。

【制作及用法】先将丝瓜削去青皮，洗净后剖成两半，挖去籽，切成片。每个面筋切成两半。置炒锅于火上，放入适量植物油烧至八成热，倒入丝瓜片煸炒几下，加入精盐和素汤，放入油面筋，烧沸后再烧片刻，即用湿淀粉勾芡，淋上芝麻油，炒匀，出锅装盘即成。佐餐食用，量随意。

【功效】清热化痰，生津止渴。

【适应证】适用于糖尿病合并高脂血症患者养生食用。

57. 燕麦五香饼

【原料】燕麦粒600克，精制植物油、精盐、味精、五香粉各适量。

【制作及用法】先将燕麦粒放入铁锅中炒至香熟，磨成细粉，放入盆内，加入精盐、味精、五香粉混合均匀，倒入沸水，和成面团，切成小块，制成圆饼，备用。再将平底锅烧热后刷上一些植物油，放入燕麦圆饼，烙至两面呈金黄色即成。当点心食用，量随意。

【功效】补益肝脾，降糖降脂。

【适应证】适用于糖尿病合并高脂血症的患者养生食用。

58. 杞子花粉南瓜饭

【原料】枸杞子30克，天花粉30克，南瓜250克，粳米120克。

【制作及用法】先将天花粉洗净，晒干或烘干，研成极细末，备用，再将枸杞子拣杂后，洗净，南瓜洗净，去外皮，切成1厘米见方的颗粒，放入碗中。再将粳米淘净，与枸杞子、南瓜丁、天花粉细末一起放入电饭煲内，加煮沸的沸水适量，搅拌均匀，煲熟即成。随早、中、晚三餐，当主食服食，并且控制当日的主食摄入量。

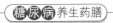

【功效】清热生津，补肾明目，降低血糖。

【适应证】适用于糖尿病合并肾虚者养生食用。

59. 枣泥松糕

【原料】糯米粉、大米粉、红枣各 600 克，豆沙 450 克，猪板油、熟猪油各 120 克。

【制作及用法】先将红枣洗净，放入锅内，加水煮烂后，除去外皮、枣核，捣成枣泥，枣汤留用。将猪板油剁成碎末。将枣泥、豆沙、熟猪油和猪板油末放入盆内，用热枣汤拌匀，再加入糯米粉和大米粉，用力搅拌均匀，即为糕泥坯。将一个大瓷碗擦干，碗内抹上一层熟猪油，再倒入拌匀的糕泥，铺成 2 厘米厚左右，用手抹平，上屉用旺火蒸 50 分钟即熟，取出晾凉后切成菱形块即成。当点心食用。

【功效】养血健脾，利湿降糖。

【适应证】适用于糖尿病患者养生食用。

60. 山药饼

【原料】山药 200 克，莜麦面 350 克，鸡蛋 3 枚。

【制作及用法】先将山药研成细粉，与莜麦面充分拌和均匀，打入鸡蛋，搅拌揉和，再加入葱花、生姜末、精盐、味精、芝麻油各少许，和成面团，在加植物油的平锅上，用中火煎成薄饼。早、晚餐分别食用，服食时减少主食摄入量。

【功效】益气养阴，降低血糖。

【适应证】适用于糖尿病患者养生食用。

61. 黄精莜麦面

【原料】黄精 25 克，香干 80 克，莜麦面 150 克。

【制作及用法】先将黄精、香干分别洗净，切成绿豆样的小颗粒，备用。炒锅置火上，加植物油，旺火烧至六成热，投入葱花、生姜末，炒出香味，加黄精、香干小颗粒，熘炒片刻，加鸡汤（或清汤）300～400 毫升，并加适量酱油、大蒜末、精盐、味精，拌和均匀，盛入大碗内，作汤料。烧锅置火上，加清水煮沸，下入莜麦挂面，旺火煨煮片刻，适时加些清水，拌和，待挂面煮至熟透，捞起，放入汤料碗内，搅和均匀即成。早、晚餐分别食用。

【功效】滋阴补血，止渴降糖。

【适应证】适用于胃燥津伤型糖尿病患者养生食用。

62. 荠菜水饺

【原料】荠菜 1500 克，面粉 800 克，虾皮 30 克。

【制作及用法】先将荠菜去杂质，洗净切碎，放入盆中，加入虾皮、精盐、味精、酱油、葱花、芝麻油，拌匀成馅，将面粉用水和成软硬适度的面团，切成小面剂，擀成饺子皮，包馅成饺，下沸水锅中煮熟，捞出装碗。随量服食，当主食食用。

【功效】清热解毒，止血降压。

【适应证】适用于糖尿病合并高血压患者养生食用。

63. 燕麦天花粉薏苡仁饼

【原料】燕麦面 800 克，粗麦粉 300 克，天花粉 250 克，薏苡仁 80 克，精制植物油、芝麻油、葱花、生姜末、精盐、味精各适量。

【制作及用法】先将天花粉、薏苡仁除去杂质，洗净，烘干；一起研成粗粉，与燕麦面、粗麦粉充分拌和均匀，放入盆中，加清水适量，调拌成糊状，拌和均匀，备用。再将平底煎锅置于旺火上，加适量植物油，用中火烧至六成热时，用小勺逐勺将燕麦天花粉薏苡仁糊倒入锅内，煎成质润松脆的小圆饼即成。作主食，量随意。

【功效】补虚健脾，降脂降糖。

【适应证】适用于糖尿病并发脂肪肝、肥胖症的患者养生食用。

64. 黑木耳豆面饼

【原料】黑木耳 40 克，黄豆 350 克，面粉 350 克，红枣 250 克。

【制作及用法】先将黑木耳洗净，加水泡发，用文火煮熟烂，备用。将黄豆炒熟，磨成粉备用。将红枣洗净，加水泡涨后，置于锅内，加水适量，用武火煮沸后改用文火炖至熟烂，用筷子剔除皮、核，备用，将红枣糊、黑白耳羹、黄豆粉一并与面粉和匀，制成饼，在平底锅上烙熟即成。当主食，适量食用。

【功效】健脾利湿，消脂减肥。

【适应证】适用于糖尿病合并肥胖症者养生食用。

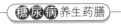

65. 绿豆芽饼

【原料】 面粉 1200 克，绿豆芽 1200 克，水粉条、净竹笋、菠菜各 250 克，芝麻油、味精、精盐、食用碱各适量。

【制作及用法】 先将绿豆芽去根须和豆皮，用沸水烫一下，放在凉水中过凉，捞出切 2～3 刀，挤去水分。把水粉条剁碎。菠菜摘洗干净，用沸水焯过，剁碎，将净竹笋切碎，备用。把绿豆芽、水粉条、菠菜和竹笋放入盆内，加入精盐、味精和芝麻油拌匀成馅。再把部分面粉加水和成面，发酵，将余下的面粉加碱水和成面团，然后将两种面团揉在一起。将面团揉匀后，搓成条，揪成 100 个剂子，一一擀成薄片，每两片中间包上馅，周围捏上花边，逐个做好后，上屉蒸 15 分钟即成。作主食，量随意。

【功效】 清热消暑，解毒利尿。

【适应证】 适用于糖尿病合并慢性肠炎、溃疡性结肠炎患者养生食用。

66. 鸡丝炒面

【原料】 面条 350 克，鸡脯肉、猪里脊肉、鲜蘑菇各 80 克，精制植物油、葱丝、姜丝、黄酒、精盐、味精、芝麻油、鲜汤、湿淀粉各适量。

【制作及用法】 先将面条入沸水锅中煮熟，捞出，投入凉水中过凉，沥干水分，放干屉布上晾干备用。将鸡脯肉、里脊肉、鲜蘑菇分别切成丝。再把肉丝放入碗内，加黄酒、湿淀粉挂浆。再将鲜蘑菇用沸水烫一下，沥干。置炒锅于火上，放油烧热，再下入肉丝滑散，盛出备用。锅留底油，放入葱丝、姜丝煸出香味，加滑好的肉丝、鲜蘑菇丝翻炒，再放入精盐、黄酒、鲜汤，烧沸后下熟面条，颠翻均匀，炒透，撒入味精，再淋上芝麻油，出锅装盘即成。当主食，量随意。

【功效】 补精填髓，滋阴止渴。

【适应证】 适用于糖尿病合并慢性气管炎患者养生食用。

67. 羊肉二豆面

【原料】 黄豆粉 600 克，绿豆粉 900 克，羊肉 1200 克，酱油、精盐、葱段、生姜块、花椒、大茴香，香菜，酸菜各适量。

【制作及用法】 先将绿豆粉和黄豆粉混匀，加水和成硬面团，制成细面条。再将羊肉洗净，切成小块，放入沸水锅中焯至半熟捞出，去掉锅中原汤杂物。将酱油、精盐、葱段、生姜块、花椒、大茴香及焯过的羊肉块放入锅内,加适量水,用文火炖至肉熟烂为止。再置锅于火上,放水适量烧沸,下入面条,煮熟后捞出装碗,浇上羊肉汤,放入炖好的羊肉、香菜末、酸菜丝及葱花即可。作主食,量随意。

【功效】健脾开胃,温肾助阳,解毒利尿。

【适应证】适用于糖尿病并发性功能减退者养生食用。

68. 香菇芦笋面

【原料】鲜香菇 80 克,鲜芦笋 60 克,干扁面条 120 克,青鱼肉 120 克,葱花、生姜末、大蒜蓉、精盐、味精、芝麻油各适量。

【制作及用法】先将鲜香菇、鲜芦笋分别择洗干净,香菇去蒂后切成小片,鲜芦笋切成段,同入沸水锅中焯一下,捞出,盛入碗中,备用。将青鱼肉洗净,切成薄片,入沸水锅中焯透,捞出,待用。另用大碗,加葱花、生姜末、蒜蓉、精盐、味精、芝麻油等作料,拌和均匀,待用。汤锅中加适量清水,旺火煮沸后,放入青鱼片,煨煮片刻,待鱼肉熟烂,捞出放入调料碗中,加鲜汤拌和均匀。在汤锅中下入面条,煮熟,再加入香菇片、芦笋段,稍煮,即可将面条、香菇、芦笋盛入碗中,翻匀,并将青鱼片翻盖在面条上即成。作主食,量随意。

【功效】滋补健身,养胃抗癌。

【适应证】适用于糖尿病合并癌症患者养生食用。

69. 鲜肉粽子

【原料】糯米 1200 克,猪腿瘦肉 600 克,猪肥膘 200 克,净粽叶、酱油、精盐、料酒、葱末、生姜末各适量。

【制作及用法】先将糯米洗净,加适量酱油、精盐、白糖拌匀,晾 3~4 小时。再把猪腿瘦肉、猪肥膘洗净,将猪瘦肉、猪肥膘切成小方块,然后用酱油、料酒、葱末、生姜末拌匀,腌 1 小时。再用净粽叶包扎糯米及肉丁,入锅煮 3~4 小时,再用文火焖 2~3 小时即可食用。作主食,量随意。

【功效】益气固表,补益肝肾。

【适应证】适用于糖尿病患者养生食用。

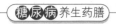

70. 双瓜馅饼

【原料】南瓜 350 克，嫩丝瓜 350 克，葱 30 克，食盐 10 克，味精 3 克，花生油 30 克，面粉 850 克。

【制作及用法】先取面粉 700 克加水和成面坯，稍放待面醒后备用，另用清水将两种瓜菜洗净，削去外皮切成细丝放进调馅盆内，加 6 克食盐拌匀，挤出水分，剁碎后再放进盆内，并加入葱末、食盐、味精、花生油搅拌均匀制成馅料备用；将醒好的面揉成团，再分为 10 个小剂子，将面剂按扁，擀成直径为 15 厘米的圆薄皮，将菜馅均匀地摊在面片的半片上；折过另半片空白面片覆盖在菜馅上，压实菜饼的周边，用平底锅以慢火烙熟即可。每餐 200～400 克，作主食，食用。

【功效】止渴充饥，降低血糖。

【适应证】适用于 2 型糖尿病患者养生食用。

71. 南瓜团子

【原料】糯米粉 600 克，南瓜 600 克，赤小豆 250 克，白糖、糖桂花、调和油各适量。

【制作及用法】先将南瓜去籽去皮，洗净切成小块，放入锅内，加水适量，烧至极烂，去渣留水备用。再将赤小豆去除杂质，洗净，放在锅内加水煮烂，去皮取沙，沥出水制成豆沙。砂锅内放入调和油，烧热后放入少量白糖化开，再倒入豆沙炒匀制成豆沙馅备用。再用煮南瓜的汁和糯米粉，揉匀擀平，切成小块，包豆沙汤团，下入沸水锅中煮熟，出锅装碗即可。作主食，食用。

【功效】降糖降压，降脂润肤。

【适应证】适用于糖尿病合并高血压者养生食用。

72. 山药粉馒头

【原料】山药粉 350 克，小麦面粉 450 克，荞麦面 300 克，薏苡仁粉 100 克，发酵粉 10 克。

【制作及用法】先用温水溶化发酵粉，将山药粉、小麦面粉、荞麦面粉、薏苡仁粉混合在一起，充分混匀后和发酵粉一起加水适量，和成面坯，充分揉匀后，做成 20 个馒头待用。另取蒸笼，铺上屉布，逐个码上馒头，将笼屉置于蒸锅上，用旺火蒸 30 分钟即可。每餐 150～250 克，作主食，食用。

【功效】止渴，降糖，益气健脾。

【适应证】适用于 2 型糖尿病患者养生食用。

73. 黑芝麻消渴糊

【原料】黑芝麻 600 克，陈粟米 600 克，薏苡仁、枸杞、天花粉各 200 克，天门冬、麦门冬各 80 克，西洋参 20 克。

【制作及用法】先将黑芝麻、陈粟米、薏苡仁、天花粉分别去杂，淘洗干净，晒干或烘干，用文火或微火炒熟，以使其微焦，呈微黄为优，共研成细粉，备用。再将枸杞、天门冬、麦门冬、西洋参分别洗干净，晒干或烘干，共研为细粉，与黑芝麻粉、陈粟米粉入罐，密封收贮待用。每次 30 克，每日 2 次，食用方法为每次将 30 克粉面放入大碗中，用刚煮沸的沸水冲调成糊，温热食之

【功效】生津止渴，补益肝肾，降糖降压。

【适应证】适用于糖尿病合并高血压者养生食用。

第 九 章
糖尿病患者汁饮类养生药膳

（一）概述

汁类养生药膳是以新鲜水果或新鲜蔬菜为原料，利用果菜机搅碎榨汁，直接饮用的一类养生药膳。这类药膳能够最大限度地保留水果或新鲜蔬菜中的天然营养成分，既有良好的养生保健作用，又具有防癌抗癌和预防多种疾病的作用，是糖尿病患者带病长寿、养生保健、增强体质不可缺少的营养药膳。

（二）汁类养生药膳食疗方

1. 苹果芹菜柠檬汁

【原料】苹果1个，柠檬1个，粗茎芹菜30克，细茎芹菜60克。

【制作及用法】先将苹果洗净去皮，再与洗净的粗、细芹菜一起放入果菜机中搅碎榨汁，然后加入柠檬汁，搅匀即成。每日早、晚2次空腹饮用。

【功效】降糖降压，固齿护齿。

【适应证】适用于2型糖尿病患者养生食用。

2. 白萝卜二瓜汁

【原料】白萝卜500克，苦瓜350克，黄瓜150克，精盐2克。

【制作及用法】先将白萝卜洗净，刨成丝，将苦瓜、黄瓜洗净，切成片，一起用纱布包起来，挤压成汁。在汁中加入2克盐，搅匀，待精盐溶化即成。

每日早、晚 2 次饮用。

【功效】清胃生津，化痰止渴。

【适应证】适用于胃燥津伤型糖尿病患者养生饮用。

3. 枸杞叶洋葱汁

【原料】枸杞叶 120 克，芹菜 150 克，胡萝卜 100 克，洋葱 60 克，凉开水 180 毫升。

【制作及用法】先将枸杞叶洗净，再将洋葱剥衣，去皮后洗净，切成丝。再将胡萝卜洗净，切片。将芹菜洗净，去根，切碎。然后将所有材料一起放入捣榨汁机中，搅打成汁。每日早、晚 2 次分别饮用。

【功效】滋阴清热，生津润燥。

【适应证】适用于阴阳两虚型糖尿病患者养生饮用。

4. 复才蕹菜汁

【原料】新鲜蕹菜 350 克，麦冬 30 克，天冬 30 克。

【制作及用法】先将新鲜蕹菜洗净，放入温开水中浸泡 30 分钟，将茎叶切碎，连同浸泡液一起放入家用绞汁机中，快速压榨取汁，备用。再将麦冬、天冬分别拣去杂质后洗净，切成片。放入砂锅中，加水浓煎 2 次，每次 30 分钟，过滤取汁，合并 2 次滤汁，与新鲜蕹菜汁液充分混匀，入锅，微火煮沸即成。每日早、晚 2 次分别饮用。

【功效】清热生津，止渴解毒。

【适应证】适用于燥热伤肺型糖尿病患者养生饮用。

5. 胡萝卜汁

【原料】胡萝卜 250 克，人参粉 3 克，冷开水适量。

【制作及用法】先将胡萝卜洗净，用沸水泡一下，切成小片，放入榨汁机中，加少量凉开水，搅打 3 分钟，加入人参粉，搅匀即成。当饮料饮用，3 日饮完。

【功效】益气健脾，养阴生津。

【适应证】适用于阴阳两虚型糖尿病患者饮用。

6. 荸荠汁

【原料】鲜荸荠 600 克。

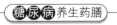

【制作及用法】先将荸荠洗净后削去外皮，捣烂取汁即可。每日一剂，分2次服。

【功效】清热生津，养阴止渴。

【适应证】适用于糖尿病患者养生饮用。

7. 白萝卜苦瓜汁

【原料】白萝卜600克，苦瓜350克，精盐2克。

【制作及用法】先将白萝卜洗净，刨成丝，苦瓜洗净，切成片，一同用纱布包起来，挤压出汁。在汁中加入2克盐，搅匀，待精盐溶化即成。上、下午分别饮服。

【功效】清胃生津，化痰止渴。

【适应证】适用于胃燥津伤型糖尿病患者养生保健饮用。

8. 生地豆浆柚子汁

【原料】新鲜生地黄40克，豆浆500毫升，柚子2只。

【制作及用法】先将柚子剥去外皮，取瓤瓣，去籽后切碎，再与洗净的新鲜生地黄一起放入家用绞汁机中，快速绞榨取汁，用洁净纱布过滤，收取滤汁，备用。然后将豆浆放入锅中，用文火煮沸，随即调入柚汁拌匀即成。早、晚分别饮用。

【功效】生津止渴，补肾降糖。

【适应证】适用于肾阴亏虚型糖尿病患者养生饮服。

9. 番茄山药汁

【原料】番茄200克，鲜山药200克。

【制作及用法】先将鲜山药去皮，洗净。番茄洗净后用开水泡一下，剥去皮，与鲜山药一起投入家用绞汁机内，打碎成汁，煮沸后饮用。一日3次饮服。

【功效】清热生津，滋肾健胃。

【适应证】适用于肾阴亏虚型糖尿病患者养生饮用。

10. 胚芽豆奶汁

【原料】豆浆350毫升，天花粉30克，枸杞子30克，小麦胚芽60克。

【制作及用法】先将天花粉洗净，晒干或烘干，研成极细末，备用。再将枸杞子洗净后放入砂锅，加水浓煎 2 次，每次 30 分钟，合并 2 次煎汁，浓缩至 150 毫升，待用。将豆浆放入锅中煮沸后冷却，加小麦胚芽，搅拌均匀，再加入枸杞子浓缩汁及天花粉末，大火煮沸，再改用文火煨煮 15 分钟即成。早、晚两次分别服用。

【功效】清热解毒，止渴降糖。

【适应证】适用于肾阴亏虚型糖尿病患者养生饮服。

11. 胡萝卜汁

【原料】胡萝卜 250 克，人参粉 3 克，冷开水适量。

【制作及用法】先将胡萝卜洗净，用沸水泡一下，切成小片，投入捣搅机中，加少量冷开水，搅打 2 分钟，加入人参粉，搅匀即成。当饮料，一日 3 次饮用。

【功效】养阴生津，益气健脾。

【适应证】适用于阴阳两虚型糖尿病患者养生饮服。

12. 洋葱芹菜枸杞叶汁

【原料】洋葱 80 克，胡萝卜 150 克，芹菜 120 克，枸杞叶 150 克，冷开水 100 毫升。

【制作及用法】先将枸杞叶洗净，再将洋葱剥去衣，皮后洗净，切丝。胡萝卜洗净，切片；芹菜洗净，去根，切碎；再将所有材料一起放入捣搅机中，搅打成汁。上、下午分别服用。

【功效】滋阴清热，生津润燥。

【适应证】适用于阴阳两虚型糖尿病患者养生饮服。

13. 芹菜玉竹番茄汁

【原料】芹菜 250 克，番茄 250 克，鲜玉竹 80 克，柠檬汁、精盐适量，小冰块 2 块。

【制作及用法】先将芹菜去根，黄叶后洗净，切碎再用冷开水浸泡片刻，将番茄剥去皮，切成小块。洗净的鲜玉竹与番茄、芹菜一起投入捣搅机中打成汁，用洁净的纱布过滤。把滤液倒入玻璃杯中，加入适量的柠檬汁和精盐，用长柄匙调匀。饮服时，加入 2 块小冰块。当饮料，频饮，当日饮完。

【功效】滋阴清热，生津止渴。

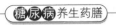

【适应证】适用于阴虚阳浮型糖尿病患者养生饮服。

14. 鸭梨蜜汁

【原料】鸭梨 500 克，蜂蜜 35 克，冰糖 10 克。

【制作及用法】先将鸭梨洗净削皮后切成两片，去梨核，切成小块，放入碗内，入笼屉蒸 5 分钟左右，倒入盘中。再加入少许凉白开水和蜂蜜、冰糖。拌匀后即可。吃梨饮汁，不拘量。

【功效】滋阴清热，润肺止咳。

【适应证】适用于秋季糖尿病患者养生饮用。

15. 洋葱地黄牛奶汁

【原料】洋葱 250 克，生地黄 200 克，新鲜牛奶 180 毫升。

【制作及用法】先将洋葱洗净，除去根皮，切碎，捣烂，备用。再将生地黄洗净，切碎，捣烂，与捣烂的洋葱一起放入家用绞汁机中，快速绞榨取汁，盛入大碗中。锅置火上，加入新鲜牛奶，文火煮至将沸时，兑入洋葱、生地黄汁液，充分混匀，再煮至沸，即成。早、晚两次分别饮服。

【功效】清热生津，滋阴降糖。

【适应证】适用于中老年阴阳两虚型糖尿病患者养生饮用。

16. 菠萝汁

【原料】菠萝 1 个。

【制作及用法】先将菠萝削皮挖"眼"，用淡盐水浸泡后，切成小碎片，捣烂，用纱布包住压榨取汁液。然后用凉白开水冲服。

【功效】生津止渴，清热除烦。

【适应证】适用于糖尿病患者养生饮用。

17. 猕猴桃汁

【原料】猕猴桃 500 克，冰糖适量。

【制作及用法】先将成熟的猕猴桃洗净，去皮，用洁净纱布挤压榨汁，加入冰糖，再倒入冷开水搅匀成汁。每次饮 100 毫升，每日 2 次饮用。

【功效】生津止渴，清热通淋。

【适应证】适用于热伤津液型糖尿病患者养生饮用。

18. 西瓜皮茅根汁

【原料】西瓜皮 60 克，白茅根 30 克。

【制作及用法】先将西瓜皮、白茅根洗净后放入砂锅中，加水适量，煮 20 分钟，取出汁液。每日 1 剂，分 2～3 次代茶饮用。

【功效】清热解暑，利尿消肿。

【适应证】适用于糖尿病合并肾炎水肿等病症者养生食用。

二、饮类养生药膳

（一）概述

饮是一种像饮茶一样的中医传统保健治病方法，具有制作简单，使用方便之特点。一般是用中药作为原料，经沸水冲泡或用鲜果蔬榨汁而制成的专供饮用的液体。

所谓饮剂（又称沸水泡药）：是药物（中药）经沸水浸泡去渣所得的药液味薄气清的液体剂型。

饮类养生药膳服用方便，药效肯定，深受患者欢迎。

（二）饮类养生药膳食疗方

1. 李子饮

【原料】鲜熟李子适量。

【制作及用法】先将李子去核，果肉切碎，用纱布绞汁。每次饮 5～10 毫升，每天 3 次饮用。

【功效】清热生津，滋阴补肾。

【适应证】适用于糖尿病合并高血压的患者养生饮用。

2. 葛根饮

【原料】粉葛根 30 克，麦冬 30 克，牛奶 60 克。

【制作及用法】先将葛根、麦冬洗净，用 100 毫升水煎煮 30 分钟，滤出汁液，再加入 100 毫升水，煎煮 30 分钟，再去除葛根和麦冬。然后把药液与牛奶搅匀，置中火上烧沸即成。每日早、晚 2 次饮用。

【功效】滋阴益胃，生津止渴。

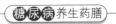糖尿病养生药膳

【适应证】适用于胃燥津伤型糖尿病患者养生饮用。

3. 地骨皮玉米须饮

【原料】地骨皮 30 克，玉米须 60 克。

【制作及用法】先将地骨皮洗净，与玉米须一起放入砂锅中，加水适量，煎成浓汁（大约 500 毫升）即成。每日 2 次，每次 250 毫升温服。

【功效】养阴清热，降低血糖。

【适应证】适用于燥热伤肺型糖尿病患者养生饮用。

4. 梨汁饮

【原料】鸭梨 450 克，蜂蜜 25 克，冰糖 10 克。

【制作及用法】先将鸭梨洗净削皮后切成两片，去梨核，切成小块，放入碗内，入笼屉蒸 5 分钟左右，倒入盘中。再加入少许凉白开水和蜂蜜、冰糖。拌匀后即可。吃梨喝汁，不拘量。

【功效】滋阴清热，润肺止咳。

【适应证】适用于糖尿病患者秋季养生饮服。

5. 大枣蚕茧饮

【原料】大枣 50 克，蚕茧 8 个。

【制作及用法】先将上述 2 味中药洗净，放在锅内，加水适量，煮熟即可。每天 1 剂，吃枣，喝汤。

【功效】健脾益肾，理气降糖。

【适应证】适用于糖尿病患者养生饮服。

6. 降糖饮

【原料】太子参 20 克，黄精 15 克，生黄芪、生地黄各 30 克，天花粉 15 克。

【制作及用法】先将以上中药用凉水冲洗干净后放入砂锅中，加水大约 800 毫升，浸泡 30 分钟，用文火煮 30 分钟，得药液为头煎，加水大约 600 毫升，煮沸 40 分钟得药液为二煎。再将头煎、二煎药液混合在一起。每日 1 剂，分早、中、晚 3 次饮用。

【功效】益气养阴，生津止渴

【适应证】适用于 2 型糖尿病患者养生饮用。

7. 山药饮

【原料】山药 150 克。

【制作及用法】先将山药洗净，去皮，切成薄片，放入砂锅内，加水适量，先用武火煎沸后再改为文火煮烂。取汁饮用，并吃山药，趁温服用。

【功效】健脾补肺，补虚滋肾。

【适应证】适用于糖尿病患者养生保健饮服。

8. 绿豆饮

【原料】绿豆 200 克。

【制作及用法】先将绿豆洗净，置于砂锅内，加水适量，武火煮 10～15 分钟，改文火煮至绿豆熟烂。放凉后饮汤，吃豆。

【功效】清热解暑。

【适应证】适用于糖尿病患者夏季养生饮服。

9. 麦冬芦根饮

【原料】麦冬 100 克，芦根 150 克。

【制作及用法】先将麦冬、芦根用冷水冲洗后放入锅内，加水 1000 毫升，浸泡 30 分钟。将锅置火上，旺火烧沸后再改用文火煎半小时，得滤液为头煎；再加水 800 毫升，烧沸后再改用文火煮 30 分钟，得药液为二煎；将 2 次药液混合后即可饮服。每次 250 毫升，每日 3 次，口服。

【功效】养阴清热，生津止渴。

【适应证】适用于糖尿病患者养生保健饮用。

10. 双花饮

【原料】银花 50 克，菊花 50 克，生山楂 30 克。

【制作及用法】先将菊花，银花，山楂洗干净，放在锅内。在锅内加水 1000 毫升，先用武火烧沸，再用文火煎 30 分钟，起锅滤出药液为头煎。药渣加水 800 毫升，武火煮沸后再改用文火煎 30 分钟，得药液为二煎。将头煎、二煎药液混合备用。每日 1 剂，分 3 次饮用。

【功效】清热明目，消暑降脂。

【适应证】适用于糖尿病患者养生饮用。

11. 葛根花粉饮

【原料】葛根 30 克，天花粉 20 克，鲜牛奶 200 毫升。

【制作及用法】先将葛根，天花粉分别洗净，切片后，同入砂锅，加水浓煎 2 次，每次 30 分钟，合并 2 次煎汁，浓缩至 60 毫升，备用。牛奶放入炖锅，中火煮沸，即倒入药汁，充分混合均匀，再煮至沸即成。每日早晨空腹饮用。

【功效】滋阴补肾，降糖降压。

【适应证】适用于肾阴亏虚型糖尿病患者养生饮服。

12. 黄连山药饮

【原料】黄连 15 克，山药 250 克。

【制作及用法】先将黄连洗净，晒干或烘干，切成薄片，放入纱布袋中，扎口，备用。再将山药洗净，除去须根，连皮切成薄片，与黄连药袋同时放入砂锅中，加水适量，大火煮沸后，改用文火煨煮 30 分钟，取出药袋，即成。早、晚两次分别服用。

【功效】清热解毒，益气滋阴，降低血糖。

【适应证】适用于燥热伤肺型糖尿病患者养生饮服。

13. 人参生地黄饮

【原料】生晒参 3 克，生地黄 30 克。

【制作及用法】先将生晒参洗净，晒干或烘干，研成细粉备用。将生地黄洗净，晒干后，切成片，放入砂锅中，加水适量，中火煎成稠汁大约 600 毫升。每日 2 次，每次以 300 毫升生地黄煎汁冲服 1.5 克生晒参粉，当日吃完。

【功效】益气温阳，养阴清热，降低血糖。

14. 藕汁饮

【原料】鲜藕 1500 克

【制作及用法】先将鲜藕洗净，切碎。用洁净纱布包好，榨汁。代茶饮用，不拘量。

【功效】生津止渴。

【适应证】适用于 2 型糖尿病患者养生饮服。

15. 五汁饮

【原料】鲜藕 200 克，鲜苇根 100 克，麦冬 100 克，梨、荸荠各 200 克。

【制作及用法】将以上 5 味分别洗净，切碎，用纱布绞汁，混合均匀，即可。随意饮用，不拘量。

【功效】生津止渴，养阴降糖。

【适应证】适用于糖尿病患者养生饮服。

16. 三蜂饮

【原料】蜂花粉 500 克，蜂王浆 1200 克，35% 蜂胶酊 1500 克。

【制作及用法】先将蜂胶酊与蜂花粉混合，浸泡 3 天后服用。每次服 5 克，每日服 3 次，每日另服蜂王浆 10 克。

【功效】益气养阴，降糖止渴。

【适应证】适用于 2 型糖尿病患者养生饮服。

17. 蜂胶饮

【原料】蜂胶 60 克，食用白酒 600 毫升。

【制作及用法】先将蜂胶冷冻粉碎后浸泡于白酒中，隔日振摇数次，避光放置 10 天后，用滤纸过滤。将滤液装入棕色瓶中置于阴凉干燥处保存。用时取蜂胶液 3～5 滴，加入半杯温开水中送服，每日 3 次。30 日为 1 个疗程。

【功效】降血糖，抗疲劳。

【适应证】适用于 2 型糖尿病患者养生饮服。

18. 仙人掌芹菜饮

【原料】鲜芹菜 120 克，仙人掌 100 克。

【制作及用法】先将新鲜芹菜连叶洗干净，煎汤；仙人掌去皮洗净绞汁。待芹菜汁煎好后，在锅内去渣存汁，再将仙人掌汁倒入再煮沸即可。代茶饮用，一日数次，不拘量。

【功效】平肝凉血，降低血糖。

【适应证】适用于糖尿病合并高脂血症的患者养生饮服。

19. 豌豆大枣饮

【原料】青豌豆 150 克，大枣 60 克。

【制作及用法】先将以上 2 味洗净，一起放入锅内，加水适量，煮熟即

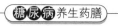

可。每天1剂，分2次饮服。

【功效】健脾养胃，和中降糖。

【适应证】适用于糖尿病患者养生饮服。

20. 韭黄大枣饮

【原料】鲜韭黄150克，大枣60克，鲜蛤蜊肉120克。

【制作及用法】先将以上3种原料清洗干净，一起放入锅内，加水适量，煮熟即可。每日1剂，分3次饮服。

【功效】健脾暖胃，降糖护胰。

【适应证】适用于糖尿病患者养生饮服。

21. 蜂胶木香饮

【原料】新鲜蜂胶25克，食用白酒75克，土大黄、青木香皮各少量。

【制作及用法】先将方中新鲜蜂胶等4味一起浸泡14天，过滤除渣得复方蜂胶酒精浸提液。口服，每次10克，每日2次。

【功效】降血糖，降血压。

【适应证】适用于糖尿病合并高血压的患者养生饮服。

22. 大黄绿豆饮

【原料】生大黄30克，绿豆300克，生甘草6克。

【制作及用法】先将绿豆、生大黄、生甘草洗净后放入锅内，加水大约1500毫升，泡1个小时后，将锅置于旺火上，烧沸后改用文火煎1个小时，得滤液大约1200毫升为头煎；再加水大约800毫升，用旺火烧沸后，改为文火煮50分钟得药液大约500毫升，为二煎；然后将头煎二煎药液混合饮用。每次150毫升，每日3次饮用。

【功效】益气养阴，生津止渴。

【适应证】适用于2型糖尿病患者养生饮服。

23. 麦门冬马奶饮

【原料】麦门冬15克，天门冬15克，马奶180克。

【制作及用法】先将麦门冬、天门冬分别洗净，备用。将马奶倒入奶锅，奶锅置火上，放入麦门冬、天门冬，中火烧沸后再改用微火，煮至沸即成。每日早晨空腹饮用。

【功效】清热解毒，生津止渴，降低血糖。

【适应证】适用于胃燥津伤型糖尿病患者养生饮服。

24. 番薯叶苦瓜饮

【原料】鲜嫩番薯叶（带柄）50克，苦瓜350克。

【制作及用法】先将番薯茎叶洗净，剪下叶柄，切成段。将番薯叶切碎成片状，备用。再将苦瓜洗净，切成薄片，放入植物油锅，用中火煸透，加适量清水，大火煮沸后加葱花、姜末。再改用文火煨煮30分钟，加番薯茎叶，拌和均匀，再继续煨煮10分钟，加少许精盐、味精，调味即成。佐餐浸汤，适量服食。

【功效】清胃解毒，补中和血，降低血糖。

【适应证】适用于胃燥津伤型糖尿病患者养生饮服。

25. 二皮玉米须饮

【原料】西瓜皮120克，冬瓜皮120克，玉米须60克，赤小豆50克。

【制作及用法】先将冬瓜皮、西瓜皮用温水清洗干净，切碎后一起放入碗中，备用。将玉米须漂洗后，盛入碗中，待用。再将赤小豆淘洗干净，放入砂锅，加足量水，大火煮沸后改用文火煨煮30分钟，待赤小豆呈烂熟状，加玉米须、冬瓜皮和西瓜皮碎片。继续煨煮20分钟，待赤小豆酥烂，用洁净纱布过滤，取滤汁放入大杯中即成。早、晚分别饮服。

【功效】生津止渴，清胃降糖。

【适应证】适用于胃燥津伤型糖尿病患者养生饮服。

26. 天花粉麦冬饮

【原料】天花粉、麦冬各15克，生石膏30克。

【制作及用法】先将生石膏打碎，入锅先煎煮20分钟，加入天花粉、麦冬再煎煮30分钟，去渣取汁即成。上、下午分别饮用。

【功效】养阴润燥，清热降火。

【适应证】适用于胃燥津伤型糖尿病患者养生饮服。

27. 枸胡饮

【原料】枸杞子40克，新鲜胡萝卜200克。

【制作及用法】先将胡萝卜用清水反复洗净外表皮，放入沸水中焯一下，

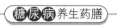

捞出，切碎。放入家用绞汁机中绞榨取汁，用洁净纱布过滤，盛入杯中，备用。再将枸杞子洗净后放入砂锅，加适量水，大火煮沸后再改用文火煨煮 30 分钟，调入胡萝卜汁液，煮至沸即成。当茶，早、晚饮服。

【功效】补益心肾，润燥降糖。

【适应证】适用于肾阴亏虚型糖尿病患者养生饮服。

28. 山药黄芪饮

【原料】生黄芪 50 克，新鲜山药 280 克。

【制作及用法】先将生黄芪洗净，晒干或烘干，研成极细末，备用。再将山药去皮，洗净，切碎，捣烂，放入砂锅，放足量清水，大火煮沸后调入黄芪细末，改用文火煨煮 30 分钟，过滤取汁，将滤渣回入砂锅，加水再煨煮 30 分钟，过滤取汁，合并 2 次滤汁，小火煮沸即成。上、下午分别饮服。

【功效】养阴生津，降低血糖。

【适应证】适用于肾阴亏虚型糖尿病患者养生饮服。

29. 扁豆葛根饮

【原料】白扁豆（炒）30 克，葛根粉 60 克，豆浆 250 毫升。

【制作及用法】先将白扁豆、葛根粉同入汤锅，加水煎煮 2 次，每次 30 分钟，过滤去渣，合并 2 次滤汁，与豆浆充分混合均匀，再回入汤锅，小火煨煮 10 分钟即成。早、晚分别服用。

【功效】滋阴平肝，止渴降糖，补脾益胃。

【适应证】适用于阴虚阳浮型糖尿病患者养生饮服。

30. 汉果双冬洋参饮

【原料】罗汉果 30 克，天门冬 20 克，麦门冬 20 克，西洋参 3 克。

【制作及用法】先将西洋参洗净，晒干或烘干，研成极细末，备用。再将罗汉果、天门冬、麦门冬分别洗净，切成饮片，一起放入砂锅，加水浓煎 2 次，每次 30 分钟，合并 2 次煎汁，残渣保留勿弃，盛入碗中，待用。将煎汁回入砂锅，视煎汁量补足水至 2500 毫升，调入西洋参细末，拌和均匀，再用文火煮沸即成。每次 800 毫升，每日 2 次饮服，或当茶，频频饮用。

【功效】清热解毒，滋阴生津，止渴降糖。

【适应证】适用于阴虚阳浮型糖尿病患者养生饮服。

31. 芪胰饮

【原料】生黄芪 15 克，山茱萸肉 15 克，生地黄 30 克，淮山药 30 克，生猪胰 60 克。

【制作及用法】先将生黄芪、生地黄、生山药、山茱萸肉放入砂罐中，加水适量，大火煮沸后，用文火慢煎 1 个小时，倒出药液，剩下的药渣再加入清水，煎后将药液倒出，将二次药液合并，生猪胰切碎，放入锅内，加药液煮熟即成。饮汤吃肉。

【功效】益气补肾，降低血糖。

【适应证】适用于肾阴亏虚型糖尿病患者养生饮服。

32. 山楂枸杞饮

【原料】山楂 40 克，枸杞子 60 克。

【制作及用法】先将山楂、枸杞子淘洗干净，再将山楂切成薄片，用沸水冲泡半小时即成。代茶饮用。

【功效】活血化瘀，滋补肝肾。

【适应证】适用于糖尿病并发气滞血瘀型冠心病患者养生食用。

33. 黄芩枸杞菊花饮

【原料】黄芩 15 克，枸杞子 30 克，菊花 12 克，红枣 5 枚。

【制作及用法】先将上述 4 味中药一起放入砂锅中，加水 1500 毫升，用旺火煮沸后，改用文火煮 30 分钟，即可。每日 1 剂，分 3 次口服。

【功效】养阴明目，利胆清热。

【适应证】适用于糖尿病并发胆囊炎患者养生饮服。

34. 洋葱生地牛奶饮

【原料】洋葱 350 克，生地黄 100 克，新鲜牛奶 250 毫升。

【制作及用法】先将洋葱洗净，除去根、皮，切碎，捣烂，备用。再将生地黄洗净、切碎、捣烂，再与捣烂的洋葱一起放入家用捣汁机中，快速绞榨取汁，盛入大碗中。将锅置火上，加入新鲜牛奶，用文火煮至将沸时，兑入洋葱、生地黄汁液，充分混匀，再煮至沸即成。每日早、晚餐饮用。

【功效】清热生津，降低血糖。

【适应证】适用于糖尿病并发高血压者养生饮服。

第 十 章
糖尿病患者养生茶疗验方

一、饮茶养生概述

茶叶是一种养生佳品，常饮对人体健康有益。茶叶中含有丰富的维生素，水溶性维生素和脂溶性维生素两大类都有。例如，水溶性维生素有维生素 B_1、维生素 B_2、维生素 PP、维生素 B_6、维生素 B_3（泛酸）、生物素（H）、维生素 C、维生素 P、叶酸及维生素 B_{12} 等；脂溶性维生素含有维生素 E、维生素 D、维生素 K、维生素 A 等。绿茶中维生素 C 的含量比韭菜高 9 倍，比香蕉高 10 倍，比白菜高 7 倍，比菠菜高 5 倍。

现代医学研究证明，茶叶中含有大约 400 种化学成分。主要有咖啡因、茶碱、胆碱、可可碱，黄嘌呤、黄酮类及苷类化合物、茶鞣质、儿茶素、酚类、醇类、酸类、酯类、芳香油化合物、碳水化合物、醛类、萜烯类、多种维生素、蛋白质和氨基酸。氨基酸包括半胱氨酸、谷氨酸、精氨酸、蛋氨酸等；另外，茶叶中还含有钙、磷、铁、氟、锰、碘、锌、钼、硒、铜、镁、锗等多种矿物质。

茶叶不仅是一种常用的大众饮料，而且还是一种防病治病、抗衰老、延年益寿的良药。茶叶作为日常饮料，对预防辐射损伤、提高人体抗辐射能力、增进人体健康都是有益的。常饮茶有补益之效，能够延年益寿、强身保健、抗衰老。饮茶不仅可以美容、解毒、解酒、助消化，还能够明目、抗癌、抗衰老、治疗糖尿病、预防心脑血管疾病等。

饮茶有益于人体健康，是由于其含有人体必需的化学成分，对某些疾病具有一定的疗效。每天饮茶摄入量虽少，但经常补充这些物质，是能对人体起到营养、保健作用的。茶叶中含有的微量元素锰、锌、硒、维生素 C、维生素 E、维生素 P 及茶多酚物质、能够清除自由基，抑制脂质过氧化。茶叶中含有的茶单宁物质，能够维持细胞正常代谢，抑制细胞突变和癌细胞增殖，茶叶中的脂多糖能够预防辐射损伤，改善和保护人体的造血功能。茶叶中含有的皂素、茶多酚能够提高微血管韧性、降低血脂、防止动脉粥样硬化、延缓机体衰老等。

所以，经常饮茶是一种养生益寿的好习惯，对糖尿病患者来讲，也具有一定的辅助降低血糖的功效，提倡糖尿病患者经常饮用。

二、糖尿病患者常用的降糖养生药茶验方

药茶，又叫茶剂，是将中草药（单味或复方）粉碎成粗粉或切割制成小段、细丝，与茶叶配伍使用。使用时，用沸水冲泡或加水稍煮沸后，像饮茶一样供人服用，以治疗疾病或保健养生。药茶疗法是我国人民在长期同疾病作斗争的过程中，不断实践，不断发展而逐步形成的一种独具特色的治疗方法。常用的降糖养生茶疗验方有如下几种。

1. 山药枸杞茶

【原料】枸杞子 30 克，怀山药 50 克。

【制作及用法】先把枸杞子、怀山药洗净，烘干或晒干，研成粗末，备用。再放入砂锅中，放入适量清水，大火煮沸后，再改用文火煨煮半小时，过滤取汁，合并 2 次滤汁，小火煮沸即成。上、下午分别服用。

【功效】滋阴、补肾、生津，降低血糖。

【适应证】适用于肾阴亏虚型糖尿病患者养生保健食用。

2. 绞股蓝茶

【原料】绞股蓝 15 克。

【制作及用法】每日 1 剂，将绞股蓝 15 克放入茶杯中，用沸水冲泡 15 分钟，即可饮用，每口 2～3 次。

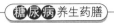

【功效】健脑乌发、延年益寿。

【适应证】适用于糖尿病患者养生益寿服用。

3. 灵芝茶

【原料】灵芝片 15 克。

【制作及用法】将上药切成薄片，每日 1 剂，用沸水冲泡代茶饮用。

【功效】补中益气、延年益寿。

【适应证】适用于中医辨证为气阴两虚型糖尿病患者养生保健食用。

4. 黄精茶

【原料】制黄精 30 克。

【制作及用法】将上药切片，浸泡在沸水里，大约 10 分钟以后，滤去渣，即可饮服，每日 1 剂，代茶饮用。

【功效】健身乌发、延年益寿。

【适应证】适用于糖尿病患者养生益寿经常饮用。

5. 麦冬二子茶

【原料】麦冬 30 克，五味子、枸杞子各 15 克。

【制作及用法】先将上述各药洗净，放入茶杯中，冲入沸水，焖泡 10 分钟，每日 1 剂，代茶饮用。

【功效】滋阴润肺、护心补肾、延年益寿。

【适应证】适用于糖尿病患者养生益寿饮用。

6. 菟丝子茶

【原料】菟丝子 30 克。

【制作及用法】先将菟丝子碾碎，用纱布包好，放入杯中，沸水冲泡。每日代茶饮服。

【功效】补肾益精。

【适应证】适用于中医辨证为肝肾阴虚型糖尿病患者养生保健。

7. 麦冬党参茶

【原料】麦门冬、党参、北沙参、玉竹，天花粉各 10 克，知母、乌梅各 6 克。

【制作及用法】将上述配料，研成粗末，再加绿茶末 50 克，煎茶水 1200

毫升，冷却。每日代茶频饮。

【功效】养阴润燥，生津止渴。

【适应证】适用于气阴两虚型糖尿病患者养生保健饮用。

8. 山药天花粉茶

【原料】山药 100 克，天花粉 100 克。

【制作及用法】先将山药、天花粉分别洗净，晒干或烘干，研成极细末，混合均匀，瓶装，密封，贮存备用。每日取 50 克，放入砂锅中，加适量清水，中火煎煮 15 分钟后，取汁，分数次饮用。

【功效】清热生津，补气健脾，降低血糖。

【适应证】适用于各型糖尿病患者养生保健饮用。

9. 绿豆银花茶

【原料】绿豆 30 克，生地黄 25 克，金银花 20 克。

【制作及用法】先将生地黄和金银花加水煎汤，去渣取汁，再加入绿豆用文火煎汤，待绿豆熟烂即成。当茶，频饮，一般每日饮用 2～3 次。

【功效】清热润燥，滋阴生津。

【适应证】适用于中医辨证为阴虚燥热型糖尿病患者养生保健饮用。

10. 玉竹麦麸茶

【原料】玉竹 30 克，麦麸 60 克，生甘草 3 克。

【制作及用法】先将玉竹洗净后切片，晒干或烘干，研成细末，与麦麸充分混匀，一分为二，放入绵纸袋中，挂线封口，备用。冲茶饮。将玉竹麦麸茶半袋放入杯中，用刚煮沸的白开水冲泡，加盖，焖 15 分钟后即可饮用。每日分 2～3 次饮用。

【功效】滋补肝肾，补益精血。

【适应证】适用于肾阴亏虚型糖尿病患者养生保健饮用。

11. 山药茶

【原料】山药 60 克。

【制作及用法】先将山药用水煎后，过滤取汁，代茶饮用。

【功效】补气养阴，生津止渴。

【适应证】适用于糖尿病患者养生保健饮用。

12. 石斛茶

【原料】新鲜石斛 30 克。

【制作及用法】先将新鲜石斛切片，用沸水冲泡代茶饮用，不拘次数。

【功效】生津清热，滋阴养胃。

【适应证】适用于糖尿病消渴多饮者养生保健饮用。

13. 三子茶

【原料】枸杞子 30 克，五味子 6 克，女贞子 15 克。

【制作及用法】将上述三味中药放入茶杯中，以沸水冲泡，盖上杯盖焖片刻，即可代茶饮用。

【功效】生津止渴，益气补阴。

【适应证】适用于糖尿病患者伴有多饮、多尿症状者养生保健饮用。

14. 山萸肉茶

【原料】生黄芪 30 克，山萸肉 15 克，五味子 10 克。

【制作及用法】将上述三味中药加入适量水煎汤，代茶饮用。

【功效】滋阴收敛。

【适应证】适用于糖尿病伴有自主神经病变者养生保健饮用。

15. 枸麦茶

【原料】枸杞子 15 克，麦冬 15 克。

【制作及用法】将上述两味中药用适量水煎或用沸水冲泡代茶饮用。

【功效】养阴补肾，通络明目。

【适应证】适用于糖尿病肝肾阴虚型养生饮用。

16. 菊花茶

【原料】决明子 10 克，槐花 6 克，菊花 6 克，龙井茶 3 克。

【制作及用法】先将上述 4 味放入茶杯中，用沸水冲泡开，代茶频饮。

【功效】清热明目，降压降糖。

【适应证】适用于糖尿病伴有高血压并发眼底出血者养生保健饮用。

17. 山楂葛根槐花茶

【原料】山楂 30 克，葛根 30 克，槐花 10 克，绿茶 3 克。

【制作及用法】先将上述 4 味中药加水适量，水煎沸 20 分钟后，放温代茶饮用。

【功效】清热生津，凉血降压，降脂降糖。

【适应证】适用于糖尿病合并高血压、高脂血症患者养生保健饮服。

18. 绞杞茶

【原料】绞股蓝 15 克，枸杞 15 克，绿茶 3 克。

【制作及用法】先将上述 3 味中药放入大号茶杯中，用刚煮沸的水冲泡，加盖，焖 15 分钟后当茶饮用。

【功效】滋补肝肾，降糖降压。

【适应证】适用于 2 型糖尿病伴有高脂血症或高血压者养生保健饮用。

19. 玉竹乌梅茶

【原料】玉竹、石斛、麦冬，北沙参各 9 克，大乌梅 5 枚。

【制作及用法】将上述五味中药加水适量，煎煮大约 30 分钟，每日 1 剂，分 3 次代茶饮用。

【功效】养阴润燥，生津止渴。

【适应证】适用于糖尿病上消、中消之烦渴、多饮者养生保健饮用。

20. 骨皮麦枣茶

【原料】麦冬 20 克，地骨皮 15 克，大枣 5 枚，绿茶 3 克。

【制作及用法】先将上述 4 味中药放入大茶杯中，用沸水冲泡，焖 15 分钟后，代茶饮用。

【功效】养阴生津，降低血糖。

【适应证】适用于糖尿病，证属燥热伤阴型养生保健饮用。

21. 罗汉果茶

【原料】罗汉果 15 克。

【制作及用法】先将罗汉果切成薄片，放入茶杯中，用沸水冲泡，闷 15 分钟后当茶饮用。

【功效】清肺止咳，降糖降压。

【适应证】适用于中医辨证为燥热伤肺型糖尿病患者或糖尿病合并高血压者养生保健饮用。

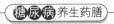

22. 黄精玉竹茶

【原料】黄精15克，玉竹10克，绿茶5克。

【制作及用法】先将黄精、玉竹洗净，晒干，切片，放入砂锅中，加水适量，水煎沸得汁大约600毫升加绿茶6克，代茶频饮。

【功效】益气养阴，生津降糖。

【适应证】适用于中医辨证属气阴两虚型糖尿病患者养生保健饮用。

23. 黄连麦冬茶

【原料】黄连3克，麦冬30克，绿茶3克。

【制作及用法】先将麦冬，黄连洗净后，放入茶杯中，再放入茶叶，用沸水冲泡，焖15分钟后当茶饮用。

【功效】滋阴清热，降低血糖。

【适应证】适用于中医辨证属燥热伤肺型或胃燥伤津型糖尿病患者养生保健饮用。

24. 二冬消渴茶

【原料】麦冬15克，天冬15克，绿茶3克。

【制作及用法】先将麦冬、天冬切成片，再与绿茶混合放入茶杯中，用沸水冲泡后，焖20分钟后当茶饮用。

【功效】养阴润肺，降低血糖。

【适应证】适用于中医辨证为阴虚肺燥型糖尿病患者养生保健饮用。

25. 黄芪茶

【原料】生黄芪30～60克，大枣15克。

【制作及用法】先将上述2味中药加水煎煮半个小时后饮服，可以反复煎泡代茶饮用。每日1剂，分数次饮服，可以连续饮服1周～3个月不等。

【功效】益气健脾，固表止汗。

【适应证】适用于糖尿病患者养生饮服。

26. 人参须茶

【原料】人参须6克，乌梅6克，冰糖适量。

【制作及用法】将上药用沸水冲泡，代茶常饮。

【功效】补虚强身，生津止渴，延年益寿。

【适应证】适用于糖尿病患者养生饮服。

27. 参杞茶

【原料】党参 9 克，枸杞子 10 克。

【制作及用法】先将党参、枸杞子放入小锅内，倒入清水，煮沸后，既可饮用。每日 1 剂，代茶频饮。

【功效】益气，健脾、补肾、抗衰老。

【适应证】适用于糖尿病患者养生饮用。

28. 灵芝延寿茶

【原料】灵芝 120 克，人参 100 克，何首乌 50 克，枸杞子 60 克。

【制作及用法】先将灵芝、人参、何首乌、枸杞子切碎，研成粗粒。每次取 60 克，放入茶杯中，用沸水冲泡后分两次饮用。

【功效】益气补肾，延年益寿。

【适应证】适用于糖尿病患者养生饮用。

29. 枸杞茶

【原料】枸杞子 30 克，绿茶 6 克。

【制作及用法】先将枸杞子和绿茶放入保温杯中，用沸水冲泡，加盖焖泡 15 分钟，代茶频饮，1 日 1 剂，上、下午各饮 1 杯。

【功效】益精明目，延年益寿。

【适应证】适用于 2 型糖尿病患者养生益寿之用。

30. 灵芝补肾茶

【原料】灵芝 12 克，淫羊藿 9 克，刺五加 15 克，绿茶 3 克。

【制作及用法】每日 1 剂。先将上述中药一起放入茶杯中，用沸水冲泡，焖泡大约 15 分钟后，代茶饮用。

【功效】延年益寿，降低血糖。

【适应证】适用于 2 型糖尿病患者养生保健饮用。

31. 槐花枸杞茶

【原料】槐花 10 克，枸杞子 20 克，茉莉花茶 3 克。

【制作及用法】将上述三味放入保温杯中，以沸水冲泡，代茶频饮。

【功效】滋补肝肾，降压明目。

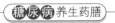

【适应证】适用于糖尿病养生益寿饮用。

32. 山楂葛根二花茶

【原料】槐花 10 克，白菊花 10 克，葛根 30 克，山楂 30 克，绿茶 3 克。

【制作及用法】先将上述 4 味中药加水适量，水煎沸大约 20 分钟后，放温代茶饮用。

【功效】清热生津，降糖降脂。

【适应证】适用于糖尿病合并高脂血症患者养生饮用。

33. 二黄绞玉茶

【原料】黄精 10 克，黄连 5 克，玉竹 15 克，绞股蓝 15 克，绿茶 3 克。

【制作及用法】先将前 4 味中药洗净，晒干、切片，放入砂锅中，加水适量，水煎沸 5 分钟，得药汁，大约 600 毫升，再加入绿茶 3 克，代茶频饮。

【功效】益气养阴，生津降糖。

【适应证】适用于中医辨证为气阴两虚型糖尿病患者养生益寿食用。

34. 葛粉天麦茶

【原料】葛根 30 克，天花粉 15 克，麦冬 15 克，乌梅 10 克，绿茶 3 克。

【制作及用法】先将乌梅砸碎，再与洗净切碎的葛根，天花粉、麦冬一起放入砂锅中，加清水适量，中火煎煮 30 分钟，过滤，去渣，取汁大约 1500 毫升即成。当茶，频频饮用，当日饮完。

【功效】生津止渴，降低血糖。

【适应证】适用于治疗中老年糖尿病患者，兼有抗衰老作用。

35. 黑芝麻茶

【原料】黑芝麻 30 克，绿茶 6 克。

【制作及用法】先将黑芝麻用微水炒熟，研碎，与茶叶混合均匀，分成 2 包。每次 1 包，用沸水冲泡，加盖焖 15 分钟，即可代茶频饮。

【功效】滋补肝肾，养血降压。

【适应证】适用于糖尿病合并高血压习惯性便秘的患者养生食用。

36. 玉米须茶

【原料】玉米须鲜品 120g（克）（或干品 60 克）。

【制作及用法】先将玉米须洗净，切成几段，放入纱布袋中，扎口，放入砂锅中，加清水 600 毫升，用文火煎成 350 毫升，备用。每日 1 剂，代茶频频饮用。

【功效】降低血糖，清热解毒，降低血压。

【适应证】适用于糖尿病合并高血压的患者养生保健饮用。

37. 山楂银菊茶

【原料】山楂 30 克，金银花 20 克，菊花 15 克，绿茶 3 克。

【制作及用法】先将上述 4 味中药用清水洗净，把山楂拍碎并同金银花、菊花一起放入紫砂杯中。每日 1 剂，用沸水冲入装入 4 味中药的紫砂杯中，泡焖 15 分钟后，代茶饮用。

【功效】清热平肝，降脂化瘀。

【适应证】适用于糖尿病并发高脂血症的患者养生保健饮用。

38. 陈皮荷叶茶

【原料】陈皮 12 克，干荷叶 60 克，山楂 60 克，薏苡仁 50 克，绿茶 20 克。

【制作及用法】先将上述 5 味中药烘干后，研成细末备用。每日 1 剂，将研成细末的中药粉混匀后，放入热水瓶中，用沸水浸泡后，代茶频饮。

【功效】理气化湿，降脂化浊。

【适应证】适用于糖尿病合并高脂血症的患者养生保健饮用。

39. 苦瓜茶

【原料】新鲜苦瓜 1 个，茶叶 60 克。

【制作及用法】先将苦瓜一剖为二，除去瓜瓤，塞进茶叶，再用细线扎合，挂通风处阴干。待苦瓜干后，外部用洁净纱布擦净，连同茶叶切碎，混合均匀。每次取 10 克，放入保温杯内，用沸水冲泡 30 分钟后即可饮用。当茶频饮，连续冲泡 3～5 次。

【功效】清热利尿，明目减肥。

【适应证】适用于糖尿病合并肥胖症的患者养生保健饮用。

40. 山楂二花茶

【原料】山楂 30 克，金银花 30 克，菊花 25 克。

【制作及用法】先将山楂、金银花、菊花择洗干净后晾干。再将以上 3 味

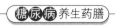

中药放入茶杯中，用沸水冲泡，加盖焖 10 分钟即可饮用。每日一剂，放入茶杯中，用沸水冲泡 5～10 分钟后饮用，每日饮 2～3 次。

【功效】清热生津，健脾化浊。

【适应证】适用于糖尿病合并冠心病的患者养生保健饮用。

41. 桑椹茶

【原料】桑椹 500 克。

【制作及用法】先将桑椹取半熟品，拣去杂质，用水洗净，晒干，早、晚各取 30 克，放入保温杯中，用沸水冲泡后，焖 15 分钟后，即成。代茶饮用。

【功效】滋阴平肝，活血化瘀。

【适应证】适用于糖尿病合并冠心病的患者养生保健饮用。

42. 茯连麦冬茶

【原料】远志 10 克，炒酸枣仁 25 克，莲子 10 克，知母 10 克，茯苓 15 克，五味子 10 克，麦冬 15 克。

【制作及用法】先将远志放入砂锅内，加水大约 1200 毫升，浸泡，煮 1 小时，去渣留汁。再将炒酸枣仁、莲子、知母、茯苓、五味子、麦冬放入锅内，加水大约 2000 毫升，加入远志液，将砂锅置文火上煮沸 15 分钟即成。代茶饮用，频频冲服。

【功效】养阴安神。

【适应证】适用于治疗糖尿病合并失眠者养生食用。

43. 西洋参赤小豆消渴茶

【原料】赤小豆 100 克，西洋参 6 克。

【制作及用法】先将西洋参洗净，晒干或烘干，研为细末，一分为二，装入绵纸袋中，挂线封口，备用。再将赤小豆去杂，淘洗干净后，放入砂锅中，加水适量，先旺火煮沸，再改用文火煨煮 1 小时，至赤小豆酥烂，汤呈浓稠状，晾凉后，一分为二。将西洋参细末袋放入杯中，以煮沸的赤小豆浓稠汤汁冲泡，加盖焖 15 分钟，即可饮用，每日 2 袋。

【功效】益气降糖，清热利尿。

【适应证】适用于糖尿病合并慢性肾炎的患者养生食用。

44. 胡萝卜枸杞子茶

【原料】新鲜胡萝卜300克,枸杞子60克。

【制作及用法】先将新鲜胡萝卜用清水反复洗净外表皮,放入沸水焯一下,捞出,切碎。放入绞汁机中,加适量凉开水绞榨取汁,用洁净纱布过滤,盛入杯中备用。再将枸杞子去杂,洗净后放入砂锅中,加水足量,先用旺火煮沸后,再改用文火煨煮30分钟,调入胡萝卜汁液,再煮至沸即成。每日早、晚餐分别饮用。

【功效】补肾明目,润燥降糖。

【适应证】适用于糖尿病并发夜盲症患者养生保健食用。

45. 苦参绿豆茶

【原料】茶叶30克,绿豆粉60克,苦参30g,甘草10克。

【制作及用法】先将苦参,甘草烘干后,制成细末备用。再将苦参粉、甘草粉、绿豆粉、茶叶拌匀,放入杯内。用沸水冲泡,焖10分钟,搅拌,即可饮用。每次6克,沸水冲泡10分钟,12天为1个疗程。

【功效】清热利湿。

【适应证】适用于糖尿病并发皮肤瘙痒症患者养生保健食用。

46. 莲花茶

【原料】莲花12克,灯心草15克,绿茶6克。

【制作及用法】取7月份含苞未放的莲花大花蕾或花,阴干备用。将灯心草切成细碎状,放入砂锅内,加水大约1200毫升,煮沸10分钟,去渣留液,趁热用灯心草药液泡莲花和茶。每日1剂,将莲花、绿茶放入杯中,用煮沸的灯心草水冲入杯中,焖10分钟即可饮用。10天为1个疗程。

【功效】清心除烦。

【适应证】适用于糖尿病合并甲状腺功能亢进症养生保健饮用。

47. 清热化湿茶

【原料】鲜芦根2根,竹茹10克,焦山楂15克,炒谷芽12克,橘红6克,霜桑叶12克。

【制作及用法】先将以上中药用清水洗净后,放入锅中,加水大约1500

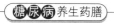

毫升，将锅置于火上，烧沸后，煎煮1个小时，即可。代茶饮服。每日1剂，15天为1个疗程。

【功效】清热化湿，清利头目。

【适应证】适用于糖尿病合并外阴炎患者养生饮服。

48. 鲜桑枝茶

【原料】新鲜桑枝30克。

【制作及用法】先将鲜桑枝洗干净后，切成薄片放入砂锅中，加水600毫升。再将砂锅置于火上，煎煮10分钟，倒入杯中饮用。每日1剂，代茶频饮，连饮2～3个月。

【功效】行气祛风。

【适应证】适用于糖尿病合并风湿性关节炎的患者养生食用。

49. 茯苓茶

【原料】茯苓30克，绿茶3克。

【制作及用法】先将茯苓、绿茶加水适量，煮沸后，代茶饮用。

【功效】益脾和胃，渗湿利水。

【适应证】适用于糖尿病合并胃癌、肝癌的患者养生饮服。

50. 陈栗米健脾茶

【原料】陈栗米500克，松仁、冬瓜仁、枣肉各120克，芝麻、大米、黄豆、赤小豆、绿豆、粗茶、核桃仁各250克，莜麦面1500克，干姜、花椒、小茴香各适量。

【制作及用法】先将陈栗米、大米、黄豆、赤小豆、绿豆炒熟，与拣净的粗茶、芝麻混合均匀，并研为细粉。将莜麦面炒熟，加干姜、花椒、小茴香共研成细粉末，与上述细粉混匀，入罐存放，备用。将松仁、冬瓜仁、枣肉、核桃仁分别切碎，捣成泥糊状为仁糊，备用。每日早、晚分别食用。食用时每次取3匙炒粉、1匙仁糊，同放入杯中，用沸水冲泡，加盖，焖15分钟，频频饮服。

【功效】滋补肝肾，润燥降糖。

【适应证】适用于糖尿病合并慢性肝炎的患者养生饮服。

51. 花粉降糖茶

【原料】天花粉 200 克，知母 120 克，黄精 100 克。

【制作及用法】先将上述中药加工制成粗末，每日 15～20 克，沸水冲泡，盖盖焖 15 分钟即成。每日代茶频饮，久服效果明显。

【功效】清热，生津，止渴。

【适应证】适用于中医辨证为肺胃燥热型糖尿病患者养生保健饮用。

52. 麦冬茶

【原料】麦冬、玉竹、天花粉、沙参、党参各 10 克，知母、乌梅各 6 克。

【制作及用法】先将以上诸药共同研为粗末，开水冲泡即可饮用。每日一剂，代茶频饮。

【功效】益气，生津，滋阴。

【适应证】适用于糖尿病合并慢性萎缩性胃炎患者养生保健食用。

53. 养胃生津茶

【原料】麦冬 15 克，生地黄 12 克，北沙参 12 克，玉竹 10 克。

【制作及用法】先将上述中药研成粗末，用水煎或者用沸水冲泡即可饮用。每日一剂，分 3～5 次饮服。

【功效】养胃生津。

【适应证】适用于糖尿病合并胃阴亏虚型胃炎患者养生饮服。

54. 麦冬生地茶

【原料】玄参 15 克，麦冬 15 克，生地黄 15 克，生黄芪 10 克，茶叶 10 克，

【制作及用法】先将麦冬、玄参、生地黄、茶叶放入砂锅内水煎，取汁即可饮用。每日 1 剂，分 3 次温服。

【功效】生津止渴。

【适应证】适用于气阴两虚型糖尿病患者养生保健饮服。

55. 参斛茶

【原料】五味子 5 克，石斛 20 克，太子参 15 克。

【制作及用法】将以上 3 味中药放入保温杯内，用沸水冲泡即可饮用。每日一剂，分 3～5 次频饮。

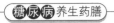

【功效】益气养阴，生津止渴。

【适应证】适用于气阴亏虚所致的糖尿病患者养生保健饮服。

56. 菟丝子茶

【原料】菟丝子15克，绿茶3克。

【制作及用法】先将菟丝子碾碎。用纱布包好，然后将菟丝子和茶叶一起放入茶杯中，沸水冲泡，代茶频饮。

【功效】补肾益精。

【适应证】适用于肝肾阴虚型糖尿病患者养生保健饮服。

57. 三冬消渴茶

【原料】冬瓜600克，麦冬、天冬各30克。

【制作及用法】先将麦冬、天冬分别洗净，切成片，备用。再将冬瓜洗净，分别将冬瓜肉、冬瓜皮、冬瓜瓤籽盛入碗中，再将冬瓜肉与其瓤放入捣汁机中，快速捣成匀浆汁，备用。再将冬瓜皮切成细丝，与冬瓜籽一起放入砂锅中，加水适量，先用旺火煮沸后，再加入麦冬、天冬片，改用文火煨煮45分钟，过滤取汁，去渣后，放入砂锅中，加水适量，煮沸，再调入冬瓜浆汁，用文火煨煮至沸即成。每日早、晚分别饮用。

【功效】生津止渴，清热除烦，降低血糖。

【适应证】适用于糖尿病患者养生保健饮用。

58. 麦冬乌梅茶

【原料】麦冬15克，乌梅6枚。

【制作及用法】先将麦冬、乌梅分别洗净，将麦冬切碎后与乌梅一起放入砂锅中，加水适量，先用中火煎煮30分钟，过滤，再取煎液大约2500毫升即成。当茶频饮，当日饮完。

【功效】生津止渴，养阴降糖。

【适应证】适用于燥热伤肺型糖尿病患者养生饮服。

59. 沙参二冬茶

【原料】沙参15克，天冬15克，麦冬10克，生地黄30克，生石膏30克，天花粉30克，黄芩15克，知母12克，玄参15克，葛根10克，五味子10克，石斛9克，普洱茶15克。

【制作及用法】把以上药物洗净，装入纱布袋中，与茶叶一起放入茶壶内，加水 1200 毫升。再把茶壶置于武火上烧沸，用文火蒸煮 15 分钟，滗出汁液，再加入清水 800 毫升，煎煮 10 分钟，滗出汁液，合并 2 次煎液，用纱布过滤即成。代茶，频频饮用，当日饮完。

【功效】清热生津，滋阴润肺。

【适应证】适用于燥热伤肺型糖尿病患者养生饮服。

60. 葛麦消渴茶

【原料】葛根 30 克，麦冬 30 克、五味子 15g、天花粉 15 克。

【制作及用法】先将葛根，麦冬、五味子、天花粉分别洗净、晒干或烘干，共研成粗末，一分为二，装入绵纸袋中，挂线封口，备用。冲茶饮，每日 2 次，每次 1 袋，放入杯中，用沸水冲泡，加盖，焖 15 分钟后，代茶频饮。一般每袋可连续冲泡 3～5 次，当日饮完。

【功效】生津止渴，降低血糖。

【适应证】适用于燥热伤肺型糖尿病患者养生饮服。

61. 黄柚乌龙茶

【原料】黄连 3 克，柚子 1 个，乌龙茶 60 克。

【制作及用法】在柚子收获的季节摘取新鲜柚子，再将柚子肉切成小块，晒干或烘干，再将它与乌龙茶拌匀即成。每日 1 次，每次取用 15 克，用沸水冲泡，加盖，焖 15 分钟即成。当茶饮服，一般可连续冲泡 3～5 次。

【功效】生津止渴，清胃除烦。

【适应证】适用于胃热津伤型糖尿病患者养生服用。

62. 枸杞子绞股蓝茶

【原料】绞股蓝 15 克，枸杞 15 克。

【制作及用法】先将枸杞、绞股蓝分别拣杂后洗净，晒干，放入大号茶杯中，用刚煮沸的水冲泡，加盖，焖 15 分钟即可饮用。当茶，频饮。一般可连续冲泡 3～5 次。

【功效】滋补肝肾，降血糖，降血压。

【适应证】适用于 2 型糖尿病合并高脂血症患者养生饮服。

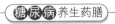

63. 枸杞菊花茶

【原料】枸杞子30克，白菊花6克。

【制作及用法】先将枸杞子洗净，与白菊花同入大茶杯中，用沸水冲泡，加盖，焖15分钟即成。每日1剂代茶饮，一剂可冲泡3～5次。

【功效】滋阴补肾，明目降糖。

【适应证】适用于糖尿病合并视力障碍者养生饮服。